Die Implementierung des Medikationsmanagements in Deutschland – Zielgruppen und Hürden aus der Perspektive relevanter Anspruchsgruppen unter Berücksichtigung ökonomischer Aspekte

Schriften zur Gesundheitsökonomie 26

Die Implementierung des Medikationsmanagements in Deutschland – Zielgruppen und Hürden aus der Perspektive relevanter Anspruchsgruppen unter Berücksichtigung ökonomischer Aspekte

Stefanie Hessemer

Hessemer, Stefanie

Universität Erlangen-Nürnberg
Lehrstuhl für Gesundheitsmanagement
Lange Gasse 20
90403 Nürnberg, Deutschland

Die Implementierung des Medikationsmanagements in Deutschland – Zielgruppen und Hürden aus der Perspektive relevanter Anspruchsgruppen unter Berücksichtigung ökonomischer Aspekte
Schriften zur Gesundheitsökonomie 26, HERZ, Burgdorf, 2016
Zugl. Erlangen, Nürnberg, Univ., Diss., 2016
Erstreferent: Prof. Dr. Oliver Schöffski, MPH; Zweitreferent: Prof. Dr. Martin Emmert; Promotionstermin: 19. April 2016
ISBN 978-3-936863-25-3

Herstellung: Books on Demand GmbH, Norderstedt

Die Implementierung des Medikationsmanagements in Deutschland – Zielgruppen und Hürden aus der Perspektive relevanter Anspruchsgruppen unter Berücksichtigung ökonomischer Aspekte

der Rechts- und Wirtschaftswissenschaftlichen Fakultät /

dem **Fachbereich Wirtschaftswissenschaften**

der Friedrich-Alexander-Universität Erlangen-Nürnberg

zur

Erlangung des Doktorgrades Dr. rer. pol.

vorgelegt von

Stefanie Hessemer

aus Hof

Als Dissertation genehmigt

von der Rechts- und Wirtschaftswissenschaftlichen Fakultät /

vom **Fachbereich Wirtschaftswissenschaften**

der Friedrich-Alexander-Universität Erlangen-Nürnberg

Tag der mündlichen Prüfung: 11.04.2016

Vorsitzender des Promotionsorgans: Professor Dr. Claus Schnabel

Gutachter: **Professor Dr. Oliver Schöffski**

Professor Dr. Martin Emmert

Inhaltsverzeichnis

Abbildungsverzeichnis

Tabellenverzeichnis

Abkürzungsverzeichnis

Abb.	Abbildung
ABDA	Bundesvereinigung Deutscher Apothekerverbände
ABP	arzneimittelbezogenes Problem
AMG	Gesetz über den Verkehr mit Arzneimitteln
AMPreisV	Arzneimittelpreisverordnung
ApoBetrO	Apothekenbetriebsordnung
ApoG	Gesetz über das Apothekenwesen
ARMIN	Arzneimittelinitiative Sachsen Thüringen
ATHINA	Arzneimitteltherapiesicherheit in Apotheken
AVWG	Arzneimittelverordnungs-Wirtschaftlichkeitsgesetz
BLAK	Bayerische Landesapothekerkammer
bzw.	beziehungsweise
CMR	comprehensive medication review
EDV	Elektronische Datenverarbeitung
et al.	et alii (und andere)
e. V.	eingetragener Verein
GKV	Gesetzliche Krankenversicherung
GMG	Gesetz zur Modernisierung der gesetzlichen Krankenversicherung
HMR	Home Medicines Review
Hrsg.	Herausgeber
KBV	Kassenärztliche Bundesvereinigung
MAP	medication-related action plan
Mio.	Millionen
MTM	Medication Therapy Management

MTR	medication therapy review
MUR	Medicines Use Review
NMS	New Medicine Service
o. J.	ohne Jahr
OTC	Over the counter
PCNE	Pharmaceutical care Network Europe
PKV	Private Krankenversicherung
PLZ	Postleitzahl
PMR	personal medication record
PRISMA	Preferred reporting items for systematic reviews and meta-analyses
PTA	Pharmazeutisch-Technischer Assistent
QUM	Quality Use of Medicines
S.	Seite
TMR	targeted medication review
UK	United Kingdom
URL	Uniform Resource Locator
USA	United States of America
vgl.	Vergleiche
WWW	World Wide Web
z. B.	zum Beispiel

1 Einleitung

1.1 Ausgangslage und Problemstellung

1.1.1 Die Bedeutung arzneimittelbezogener Probleme

Die Kenntnis der gesamten Medikation von Patienten ist für Ärzte, Apotheker, aber auch Patienten von entscheidender Bedeutung.[1] Dies ist jedoch nicht immer gegeben, da Ärzten und Apothekern häufig nicht bekannt ist welche Medikamente der Patient zusätzlich einnimmt. Dies erschwert die Identifikation möglicher arzneimittelbezogener Probleme, die mit der Arzneimitteltherapie verbunden sein können. Es kann zu Sicherheitslücken im Medikationsprozess kommen.[2]

Arzneimittelbezogene Probleme treten nach der Definition des Pharmaceutical Care Network Europe dann auf, wenn die Arzneimitteltherapie tatsächlich oder potenziell mit unerwünschten Folgen für die Gesundheit verbunden ist. Gründe für arzneimittelbezogene Probleme können Fehler in der Verschreibung oder Fehler bei der Verabreichung sein. Ein Medikationsfehler ist jedoch nicht zwingend auch mit einem arzneimittelbezogenen Problem verbunden. Zudem können arzneimittelbezogene Probleme auch ohne Medikationsfehler auftreten. Die arzneimittelbezogenen Probleme können dabei von Nebenwirkungen bis hin zu einer fehlenden Wirkung reichen. Die Ursachen können dabei im Zusammenhang mit der Auswahl eines Arzneimittels, der Darreichungsform, des Dosierungsschemas oder der Therapiedauer stehen. Weitere Ursachen können die falsche Anwendung des Arzneimittels durch den Patienten und das Patientenverhalten sein.[3]

Arzneimittelbezogene Probleme können sich als unerwünschte Arzneimittelwirkungen manifestieren. Ein großer Anteil von unerwünschten Arzneimittelereignissen wäre vermeidbar.[4] Unerwünschte Arzneimittelwirkungen werden definiert als eine merkliche gesundheitsschädliche oder unerwünschte Wirkung, die in Verbin-

---

1 Vgl. Deutsche Pharmazeutische Gesellschaft e. V. (2014).
2 Vgl. Deutsche Pharmazeutische Gesellschaft e. V. (2014).
3 Vgl. Pharmaceutical Care Network Europe (2010), S. 8.
4 Vgl. Lewinski, D., Wind, S., Belgardt, C., Plate, V., Behles, C., Schweim, H. G. (2010), S. 141.

dung mit der Anwendung eines Arzneimittels steht. Eine Anpassung des Verabreichungsschemas oder ein Absetzen des Arzneimittels kann daher erforderlich sein. Dabei muss zwischen unerwünschten Wirkungen und unerwünschten Ereignissen differenziert werden.[5] Ein unerwünschtes Ereignis tritt auf während ein Patient ein Arzneimittel einnimmt, muss aber nicht zwingend auf dieses zurückzuführen sein. Die unerwünschte Wirkung hingegen wird durch das Arzneimittel bedingt.[6]

Auch in Studien, die in Deutschland durchgeführt wurden, zeigt sich die Relevanz unerwünschter Arzneimittelwirkungen in Hinblick auf Krankenhauseinweisungen. Eine Studie von Dormann et al. aus dem Jahr 2003 untersucht Krankenhauseinweisungen, die auf unerwünschte Arzneimittelwirkungen zurückzuführen sind. Hierbei wurden nur die unerwünschten Arzneimittelwirkungen berücksichtigt, deren Kausalität als möglich, wahrscheinlich oder eindeutig eingestuft wurde. Insgesamt wurden in der Studie 915 Einweisungen beobachtet. In der Studie konnte gezeigt werden, dass 3,8% der Einweisungen in direkter Verbindung mit unerwünschten Arzneimittelwirkungen standen. Bei der Analyse unerwünschter Arzneimittelwirkungen ist es von besonderer Bedeutung zu ermitteln, welcher Anteil davon vermeidbar wäre. Diese Einteilung sollte dabei im Kontext klinischer Relevanz gesehen werden. Leichte unerwünschte Arzneimittelwirkungen werden dabei in vielen Fällen toleriert und erfordern meist kein ärztliches Eingreifen.[7]

In einer weiteren in Deutschland durchgeführten Studie von Schneeweis wurden innerhalb des Studienzeitraums von 30 Monaten 993 Patienten identifiziert, für die eine unerwünschte Arzneimittelwirkung als ein möglicher Grund für die Krankenhauseinweisung eingestuft wurde. Dies entspricht einem Anteil von 2,4% aller Einweisungen. Dabei konnte ein Anstieg in der Inzidenz mit einem höheren Alter beobachtet werden. Jährliche Kosten für Krankenhauseinweisungen in Verbindung mit Arzneimitteln wurden auf 400 Mio. Euro für 2002 geschätzt.[8]

---

5 Vgl. Edwards, I. R., Aronson, J. K. (2000), S. 1255.
6 Vgl. Edwards, I. R., Aronson, J. K. (2000), S. 1256.
7 Vgl. Dormann, H., Criegee-Rieck, M., Neubert, A., Egger, T., Geise, A., Krebs, S., Schneider, T., Levy, M., Hahn, E., Brune, K. (2003), S. 354-360.
8 Vgl. Schneeweiss, S., Hasford, J., Gottler, M., Hoffmann, A., Riethling, A. K., Avorn J. (2002), S. 285-286.

1.1.2 Relevanz von Arzneimittelgruppen im Zusammenhang mit vermeidbaren Krankenhauseinweisungen

Ein systematischer Review von Howard von 2006 analysiert vermeidbare Krankenhausweisungen im Zusammenhang mit unerwünschten Arzneimittelwirkungen. Die systematische Literaturrecherche ergab dabei, dass der Durchschnittswert für vermeidbare Krankenhauseinweisungen, die im Zusammenhang mit Arzneimitteln stehen, bei 3,73% lag. Ein höherer prozentualer Anteil vermeidbarer Krankenhauseinweisungen ergab sich bei Studien, die sich im Gegensatz zu den übrigen Studien auf Patienten mit 65 Jahren und älter konzentrierten und auch Krankenhauseinweisungen aufgrund von Problemen mit der Adhärenz der Patienten berücksichtigen.[9]

Bei der Analyse der Ursachen für Krankenhauseinweisungen im Zusammenhang mit Arzneimitteln zeigte sich, dass sich drei wesentliche Gruppen ergeben. Zum einen sind dies Einweisungen aufgrund von unerüwnschten Arzneimittelwirkungen und Übertherapie. Aber auch Einweisungen bedingt durch eine unzureichende Behandlung oder Therapietreue der Patienten stellen wesentliche Gruppen dar.[10]

1.1.3 Kosten unerwünschter Arzneimittelereignisse

Unerwünschte Arzneimittelereignisse können auch das Gesundheitswesen in einem nicht unerheblichen Ausmaß belasten.[11] Eine Studie von Stark, John und Leidl verdeutlicht die Relevanz unerwünschter Arzneimittelereignisse in Deutschland. Das Ziel ist dabei die Schätzung der Häufigkeit und der Kosten in Verbindung mit unerwünschten Arzneimittelereignissen im ambulanten Bereich. Daher wird ein Modell zur Simulation von Morbidität und Kosten in Verbindung mit unerwünschten Arzneimittelereignissen in Deutschland eingesetzt, dass Ergebnisse

---

[9] Vgl. Howard, R. L., Avery, A. J., Slavenburg, S., Royal, S., Pipe, G., Lucassen, P., Pirmohamed, M. (2007), S. 137-138.

[10] Vgl. Howard, R. L., Avery, A. J., Slavenburg, S., Royal, S., Pipe, G., Lucassen, P., Pirmohamed, M. (2007), S. 143.

[11] Vgl. Stark, G.R., John, J., Leidl, R. (2011), S. 8.

und Kosten in Verbindung mit arzneimittelbezogenen Problemen aus der Perspektive der Kostenträger beschreibt.[12]

Die Ergebnisse der Modellierung deuten darauf hin, dass ca. 2 Mio. unerwünschte Arzneimittelereignisse in der Bevölkerungsgruppe mit Personen älter als 20 Jahren, die Arzneimittel einnehmen, aufgetreten sind. Diese waren den Schätzungen zufolge mit Kosten von 816 Mio. Euro verbunden. Der höchste Anteil der Kosten in Verbindung mit unerwünschten Arzneimittelereignissen ist dabei mit 80% auf stationäre Kosten und Kosten im Bereich der Langzeitversorgung zurückzuführen. Diese Kosten werden der Studie zufolge jedoch mit 8% nur von einem kleinen Anteil der Patienten verursacht. Im Vergleich dazu machen die Kosten für Arztbesuche nur einen Anteil von 9% der gesamten Kosten für unerwünschte Arzneimittelereignisse aus. Diese werden jedoch von 70% aller Patienten verursacht, bei denen davon ausgegangen wird, dass ein unerwünschtes Arzneimittelereignis vorliegt. Die geschätzten Kosten von 816 Mio. Euro müssen dabei jedoch aufgrund zahlreicher Limitationen der Studie, besonders auch in Hinblick auf die verfügbaren Daten, vorsichtig interpretiert werden. Dennoch stellen unerwünschte Arzneimittelereignisse eine bedeutende Herausforderung in der Versorgung dar. Diese können teilweise vermeidbar sein. Ein Ansatz, um unerwünschte Arzneimittelereignisse zu reduzieren, kann eine verbesserte Kommunikation zwischen Ärzten, Apothekern und den Patienten sein.[13]

Hier setzt die vorliegende Arbeit an, da sich ein Forschungsbedarf zur Untersuchung von Konzepten für Deutschland, die eine möglichst hohe Sicherheit in der Arzneimitteltherapie für die Patienten sicherstellen können, ergibt.

1.2 Gang durch die Untersuchung

Die Arbeit gliedert sich in insgesamt neun Kapitel. An das einleitende erste Kapitel schließt sich das zweite Kapitel an, in dem Modelle wie Medikationsanalyse und Medikationsmanagement von ähnlichen Leistungsangeboten abgegrenzt werden. Internationale Erfahrungen werden berücksichtigt, um Faktoren, die für die

---

[12] Vgl. Stark, G.R., John, J., Leidl, R. (2011), S. 2-6.
[13] Vgl. Stark, G. R., John, J., Leidl, R. (2011), S. 6-8.

Implementierung von Leistungen wie Medikationsanalyse und Medikationsmanagement in Deutschland relevant sein können, zu identifizieren. Der Fokus liegt hierbei auf Australien, den USA und Großbritannien, da diese eine Vorreiterrolle in Hinblick auf Leistungen zur Überprüfung der Medikation einnehmen.

Das dritte Kapitel umfasst einen systematischen Literaturüberblick zu Zielgruppen und Hürden einer Implementierung aus der Perspektive relevanter Anspruchsgruppen und bildet damit die Grundlage für die empirischen Erhebungen. Der aktuelle Stand der Forschung zur Akzeptanz von Leistungen wie Medikationsanalyse und Medikationsmanagement aus der Perspektive unterschiedlicher Anspruchsgruppen in UK, den USA und Australien wird abgebildet. Die Ergebnisse werden zusammengefasst, um zentrale Hürden und Zielgruppen der Leistungen abzuleiten. Basierend auf den Ergebnissen wird eine dreiteilige empirische Erhebung durchgeführt.

Das vierte Kapitel stellt den ersten Teil der empirischen Erhebungen dar. Das Ziel ist es, durch eine Analyse der Perspektive der Apotheker als Anbieter der Leistung, Hürden und Zielgruppen bei der Implementierung der Leistung zu identifizieren. Der Schwerpunkt liegt hierbei auf der Untersuchung der erweiterten Medikationsanalyse. Im fünften Kapitel und damit zweiten Teil der empirischen Erhebung wird die Patientenperspektive näher beleuchtet. Im sechsten Kapitel folgt mit dem letzten Teil der empirischen Erhebung die Analyse eines Praxismodells. Das untersuchte Modell beinhaltet Komponenten der einfachen und der erweiterten Medikationsanalyse.

Die Diskussion der Ergebnisse erfolgt im siebten Kapitel mit einer Einordnung der Ergebnisse zu Hürden und Zielgruppen in Verbindung mit der Implementierung der Medikationsanalyse in die Ergebnisse der systematischen Literaturrecherche. Daran schließt sich die Ableitung von Implikationen für die Implementierung der Medikationsanalyse an. Die Arbeit schließt im neunten Kapitel mit einer Zusammenfassung der wesentlichen Ergebnisse ab und gibt einen Ausblick für Implementierungsentscheidungen. In Abbildung 1 werden die einzelnen Schritte der Arbeit visualisiert.

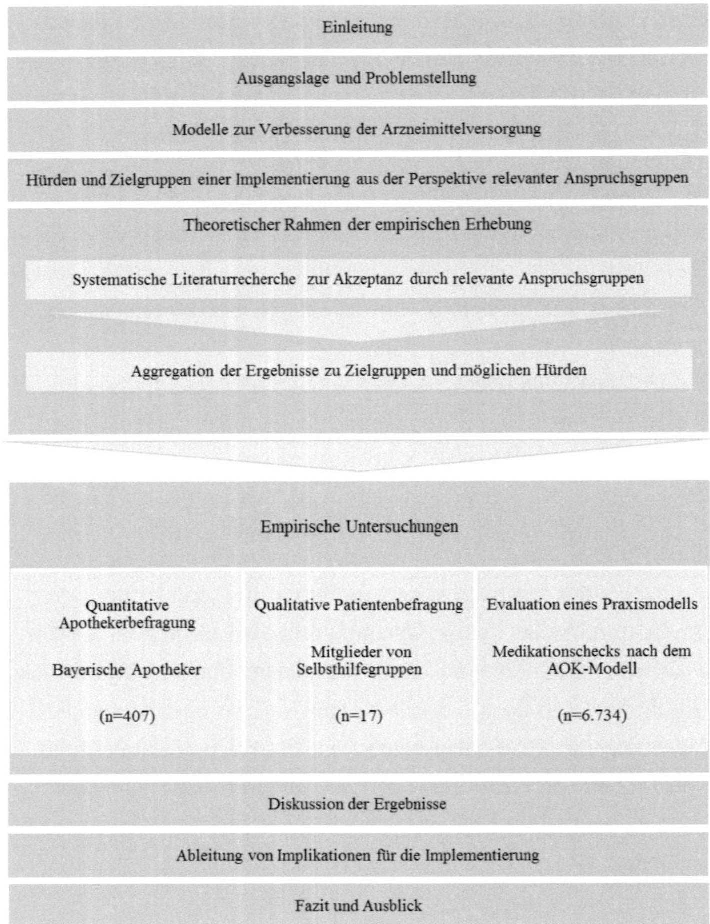

Abb. 1: Wesentliche Schritte der Arbeit[14]

[14] Quelle: Eigene Darstellung.

2 Modelle zur Verbesserung der Arzneimittelversorgung

2.1 Definition und Abgrenzung von unterschiedlichen Modellen

Eine wesentliche Grundlage auch im Hinblick auf ökonomische Aspekte einer Medikationsanalyse oder eines Medikationsmanagements ist eine klare Abgrenzung von Begriffen und bestehenden Leistungen der Apotheken. Dies zeigt sich auch aus den Erfahrungen, die in den USA gemacht werden konnten. Diese Überlegungen und klare Abgrenzungen zu anderen Leistungen von Apothekern sind daher ein erster Schritt für eine genauere Analyse der Modelle.[15]

Im Kontext des Medikationsmanagements besteht international und auch in Deutschland eine Vielfalt von Begriffen, die Medikationsanalyse, Medikationsmanagement und verwandte Modelle beschreiben. Bevor im weiteren Verlauf der Arbeit die bestehenden Modelle in den USA, Australien und Großbritannien ausführlicher vorgestellt werden, soll zunächst eine Begriffsabgrenzung zu verwandten Bereichen, wie der pharmazeutischen Betreuung erfolgen.

Der Ausgangspunkt ist dabei die Diskussion in den USA, als einem der Vorreiter in Hinblick auf das Medikationsmanagement, die bereits seit einigen Jahren besteht. In einer Veröffentlichung von McGivney et al. werden bereits 2007 die Begriffe Medication Therapy Management (MTM), Patientenberatung, Disease Management und pharmazeutische Betreuung voneinander abgegrenzt. Die Frage, inwiefern sich Programme wie ein Medication Therapy Management von den bestehenden Leistungen der Apotheke, Patientenberatung und pharmazeutischer Betreuung unterscheiden, ist nicht nur für die Apotheker relevant, sondern auch für Patienten, weitere Heilberufe und Kostenträger. Diese Frage ist insbesondere vor dem Hintergrund der Diskussion zur Honorierung der Leistungen relevant.[16]

---

15 Vgl. McGivney, M. S., Meyer, S. M., Duncan-Hewitt, W., Hall, D. L., Goode, J., Smith, R. E. (2007), S. 624.
16 Vgl. McGivney, M. S., Meyer, S. M., Duncan-Hewitt, W., Hall, D. L., Goode, J., Smith, R. E. (2007), S. 621.

In den USA wurde das Medication Therapy Management als eine Leistung zur Optimierung der Arzneimitteltherapie etabliert, die den Fokus auf den individuellen Patienten legt. Zielsetzungen eines MTM in den USA sind eine verbesserte Adhärenz der Patienten, ein besseres Verständnis für eine angemessene Arzneimittelanwendung und ein reduziertes Risiko für unerwünschte Arzneimittelereignisse.[17]

Ein Medication Therapy Management geht dabei über eine Patientenberatung hinaus, die mit der Abgabe eines einzelnen Produktes oder der Beratung und dem Management einer speziellen Erkrankung verbunden ist. Der Fokus des MTM liegt auf dem individuellen Patienten, um die Medikation zu optimieren, damit die therapeutischen Ziele bestmöglich erreicht werden können. Das Medication Therapy Management konzentriert sich dabei auf den Patienten, die Arzneimittelanwendung und die Bedürfnisse des Patienten in Hinblick auf die Arzneimittelanwendung. Darin eingebunden sind die Philosophie und Praxis der pharmazeutischen Betreuung. Dies beinhaltet, dass die Apotheke die Verantwortung für die arzneimittelbezogenen Bedürfnisse des Patienten übernimmt.[18]

Diese Überlegungen und klare Abgrenzungen zu anderen Leistungen von Apothekern sind insbesondere unter Berücksichtigung der Kostenperspektive relevant. Honoriert wird die Arzneimittelabgabe, die Beratung wird dabei erwartet, jedoch nicht einzeln erstattet. Der Apotheker erhält sein Honorar, unabhängig davon ob er dem Patienten eine Beratung angeboten hat. Programme wie MTM eröffnen dabei neue Möglichkeiten zur Umsatzerzielung. Das MTM kann als ein Rahmen für alle arzneimittelbezogenen Leistungskomponenten im Rahmen der Versorgung von Patienten betrachtet werden.[19] Diese Zusammenhänge werden in Abbildung 2 veranschaulicht.

---

[17] Vgl. American Pharmacists Association, National Association of Chain Drug Stores Foundation (2008), S. 343.

[18] Vgl. McGivney, M. S., Meyer, S. M., Duncan-Hewitt, W., Hall, D. L., Goode, J., Smith, R. B. (2007), S. 623-624.

[19] Vgl. McGivney, M. S., Meyer, S. M., Duncan-Hewitt, W., Hall, D. L., Goode, J., Smith, R. B. (2007), S. 624.

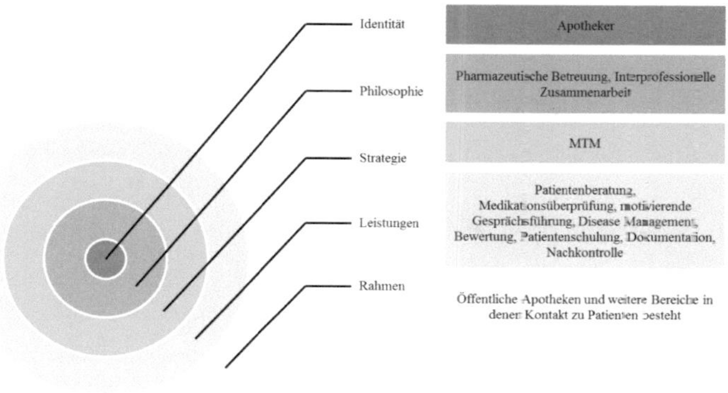

Abb. 2: Zusammenhang von MTM mit Disease Management, Patientenberatung und Pharmazeutischer Betreuung[20]

Dabei sind zahlreiche Schritte erforderlich, um ein MTM anzubieten. Diese umfassen die Patientenberatung, aber auch Dokumentation und letztlich auch eine interprofessionelle Zusammenarbeit mit weiteren Heilberufen. Im Gegensatz zu Programmen wie Patientenberatung, die eher arzneimittelspezifisch ist, und Disease Management, das eher auf eine spezielle Erkrankung ausgerichtet ist, kann MTM als ein ganzheitlicher Ansatz interpretiert werden, in dessen Mittelpunkt der Patient steht. Eine Gemeinsamkeit aller Leistungen ist jedoch die direkte Interaktion zwischen Patienten und Apothekern.[21]

Auch für Europa beschäftigt sich das europäische Netzwerk von Forschern im Bereich der pharmazeutischen Betreuung (Pharmaceutical care Network Europe, PCNE) mit der Definition relevanter Begriffe im Zusammenhang mit der pharmazeutischen Betreuung. Gemäß dem Pharmaceutical Care Network Europe wird die

---

[20] Quelle: Eigene Darstellung in Anlehnung an McGivney, M. S., Meyer, S. M., Duncan-Hewitt, W., Hall, D. L., Goode, J., Smith, R. B. (2007), S. 622.

[21] Vgl. McGivney, M. S., Meyer, S. M., Duncan-Hewitt, W., Hall, D. L. Goode, J., Smith, R. B. (2007), S. 624-625.

Überprüfung der Medikation (Medication review) als ein essentieller Bestandteil der pharmazeutischen Betreuung definiert.[22]

Das Pharmaceutical Care Network gibt 2014 mit einer Veröffentlichung von Allemann et al. eine Orientierung zur Abgrenzung der unterschiedlichen Begriffe. Ausgangspunkt ist, dass sich neben dem bereits etablierten Begriff der pharmazeutischen Betreuung in den letzten Jahren auch zahlreiche weitere Begriffe und Konzepte entwickelt haben. Hierzu zählen auch „Medicines Management", „Disease Management" oder „Medication Therapy Management". Das Ziel war es dabei, bestehende Definitionen, insbesondere für die pharmazeutische Betreuung zu prüfen.[23] Insbesondere die Unterschiede zwischen den unterschiedlichen Ländern und Sprachbarrieren erschweren die Argumentation auf gesundheitspolitischer Ebene. Pharmazeutische Betreuung wird hier definiert als der Beitrag des Apothekers zur Versorgung von Individuen um den Arzneimittelgebrauch zu optimieren, um dadurch die Auswirkungen auf die Gesundheit zu verbessern.[24]

Auch in Deutschland haben sich zahlreiche Begriffe etabliert, die ähnliche Dienstleistungen charakterisieren, auch hier ist eine klare Abgrenzung der Begriffe erschwert. Zwischen den einzelnen Dienstleistungen können große Unterschiede bestehen, insbesondere hinsichtlich den zugrundeliegenden Informationsquellen, dem Umfeld, in dem die Dienstleistung durchgeführt wird, aber auch den Anbietern. Es bestehen Unklarheiten hinsichtlich einer einheitlichen Begriffsdefinition und es fehlt ein allgemein gültiges, standardisiertes Vorgehen für die angebotenen Dienstleistungen.[25]

Ein Entwurf, um der auch in Deutschland bestehenden Unsicherheit bezüglich der Begrifflichkeiten, insbesondere auch in der Praxis zu begegnen, ist das von der Bundesvereinigung Deutscher Apothekerverbänder (ABDA) veröffentlichte Grundsatzpapier zur Medikationsanalyse und zum Medikationsmanagement. Der

---

22 Vgl. Pharmaceutical Care Network Europe (2016).

23 Vgl. Allemann, S., Foppe van Mil, J. W., Botermann, L., Berger, K., Griese, N., Hersberger, K. E. (2014), S. 545.

24 Vgl. Allemann, S., Foppe van Mil, J. W., Botermann, L., Berger, K., Griese, N., Hersberger, K. E. (2014), S. 551-552.

25 Vgl. Bundesvereinigung Deutscher Apothekerverbände (2014), S. 4.

Definitionsansatz der Bundesvereinigung Deutscher Apothekerverbände wurde im Juni 2014 veröffentlicht. Ausgangspunkt der Medikationsanalyse ist demnach eine strukturierte Überprüfung der gesamten Medikation eines Patienten, um bewerten zu können ob arzneimittelbezogene Probleme vorliegen. Hierbei kann zwischen der einfachen Medikationsanalyse (Typ 1) und den erweiterten Medikationsanalysen (Typ 2a und 2b) unterschieden werden. Die umfangreichste Form der Medikationsanalyse stellt Typ 3 dar. Diese unterscheiden sich in Hinblick auf die zur Verfügung stehenden Informationsquellen zur Medikation der Patienten und möglichen, zugrundeliegenden Erkrankungen.[26] Während die einfache Medikationsanalyse (Typ 1) auf den Medikationsdaten basiert, die in der Apotheke verfügbar sind, basieren die erweiterten Medikationsanalysen 2a und 2b auf mindestens zwei Informationsquellen.[27] Bei der einfachen Medikationsanalyse ist daher kein Patientengespräch vorgesehen, bei der erweiterten Medikationsanalyse vom Typ 2a ist dies hingegen ein wesentlicher Bestandteil. Der Zugang zu klinischen Daten ist die Voraussetzung sowohl für die erweitere Medikationsanalyse (Typ 2b), als auch für die umfassende Medikationsanalyse (Typ 3).[23] Bei der einfachen Medikationsanalyse werden daher vorwiegend Wechselwirkungen, Kontraindikationen, aber auch doppelte Verordnungen geprüft. Bei der erweiterten Medikationsanalyse können zusätzlich arzneimittelbezogene Probleme wie Schwierigkeiten bei der Anwendung oder eine mangelnde Therapietreue identifiziert werden.[29]

Eine reine Prüfung auf arzneimittelbezogene Probleme bei der Arzneimittelabgabe unter Berücksichtigung der Medikationsdaten der Apotheke wäre hingegen nicht als eine Medikationsanalyse anzusehen. Die Medikationsanalyse ist wiederum ein wesentlicher Bestandteil und der Ausgangspunkt für das Medikationsmanagement, die dann durch eine kontinuierliche Betreuung der Patienten ergänzt wird. Eine wesentliche Komponente ist hierbei eine interprofessionelle Zusam-

---

26 Vgl. Bundesvereinigung Deutscher Apothekerverbände (2014), S. 7-11.
27 Vgl. Bundesvereinigung Deutscher Apothekerverbände (2014), S. 12-13.
28 Vgl. Bundesvereinigung Deutscher Apothekerverbände (2014), S. 7-11.
29 Vgl. Bundesvereinigung Deutscher Apothekerverbände (2014), S. 12-13.

menarbeit. In Abhängigkeit von den jeweiligen Rahmenbedingungen wird ausgewählt, welcher Typ der Medikationsanalyse dem Medikationsmanagement zugrunde liegt.[30]

Das Medikationsmanagement wurde explizit in die Apothekenbetriebsordnung aufgenommen und zählt nach §1a (3) 6 zu den pharmazeutischen Tätigkeiten.[31] Bei einem Medikationsmanagement wird „die gesamte Medikation des Patienten, einschließlich der Selbstmedikation, wiederholt analysiert".[32] Ziele sind dabei „die Arzneimitteltherapiesicherheit und die Therapietreue zu verbessern, indem arzneimittelbezogene Probleme erkannt und gelöst werden".[33] Die Medikationsanalyse ist nicht nur eine Komponente des in die Apothekenbetriebsordnung aufgenommenen Medikationsmanagements, sondern kann auch als eine Einzelleistung erbracht werden.[34]

2.2 Internationale Erfahrungen aus Großbritannien, USA und Australien

2.2.1 Analyse der Gesundheitssysteme

Um die Faktoren, die für eine Implementierung der Medikationsanalyse in Deutschland relevant sein können, zu identifizieren, werden internationale Erfahrungen berücksichtigt. In Australien[35], den USA[36] und Großbritannien[37] haben sich bereits seit einigen Jahren kooperative Beratungsmodelle mit einer engen Zusammenarbeit zwischen Ärzten, Apothekern und auch den Patienten etabliert. Großbritannien, Australien und die USA nehmen damit eine Vorreiterrolle bei der

---

30 Vgl. Bundesvereinigung Deutscher Apothekerverbände (2014), S. 15-16.
31 Vgl. Verordnung über den Betrieb von Apotheken (2015), §1a Abs. 3.
32 Verordnung über den Betrieb von Apotheken (2015), §1a Abs. 3.
33 Verordnung über den Betrieb von Apotheken (2015), §1a Abs. 3.
34 Vgl. Bundesapothekerkammer (2014), S. 3.
35 Vgl. White, L., Klinner, C., Carter, S. (2012).
36 Vgl. Doucette, W. R., Zhang, Y., Chrischilles, E. A., Pendergast, J. F., Newland, B. A., Farris, K. B., Frank J. (2013).
37 Vgl. Latif, A., Pollock, K., Boardman, H. F. (2013).

Aufnahme von Leistungen zur Überprüfung der Medikation in die ambulante Versorgung ein.[38]

In Anlehnung an diese internationalen Erfahrungen soll daher analysiert werden, ob auch relevante Anspruchsgruppen wie Apotheker, Ärzte und Patienten in Deutschland ein solches Beratungsmodell wünschen.

Um die Ergebnisse der Studien zu den internationalen Modellen in den USA, Australien aber auch Europa einordnen zu können, sind theoretische Überlegungen zu den diesen Modellen zugrundeliegenden Gesundheitssystemen erforderlich. Zwischen den einzelnen Gesundheitssystemen bestehen teilweise erhebliche Unterschiede hinsichtlich der Ausrichtung, den Kosten aber auch dem Leistungskatalog.[39] Die Übertragbarkeit der Erkenntnisse auf das deutsche Gesundheitssystem kann hierdurch eingeschränkt werden. Daher stellt sich die Frage, die auch für ökonomische Studien von Greiner aufgeworfen wurde, inwiefern die Ergebnisse aus anderen Ländern auf Deutschland übertragen werden können.[40] Relevante Unterschiede in der Struktur der Gesundheitssysteme im Vergleich zum deutschen Gesundheitssystem werden daher aufgezeigt.

Bei einer näheren Betrachtung der Charakteristika und insbesondere der Organisation der Gesundheitsversorgung internationaler Gesundheitssysteme zeigt sich, dass gravierende Unterschiede zum deutschen Gesundheitssystem bestehen. Erfahrungen zu Medikationsmanagementmodellen aus anderen Ländern wie den USA oder Australien sind daher nur eingeschränkt übertragbar. Die vereinfachende Betrachtung, die im Rahmen der vorliegenden Arbeit gewählt wird, kann nicht die Komplexität der Gesundheitssysteme der einzelnen Länder abbilden. Die Kenntnis der zentralen Unterschiede zwischen den Gesundheitssystemen der betrachteten Länder bildet die Basis für die weitere Analyse der Erfahrungen zu unterschiedlichen Medikationsmanagement- und damit auch Medikationsanalyse-

---

[38] Vgl. Bulajeva, A., Labberton, L., Leikola, S., Phjanoksa-Mäntylä, M., Geurts, M. M. E., de Gier, J. J., Airaksinen, M. (2014), S. 732.

[39] Vgl. Lauerer, M., Emmert, M., Schöffski, O. (2013), S. 484.

[40] Vgl. Greiner, W., Filonenko, O., Schöffski, O. (2012) S. 482.

Modellen und verwandten pharmazeutischen Dienstleistungen. Eine Sonderstellung bei den für eine Analyse internationaler Erfahrungen mit Medikationsmanagement-Modellen betrachteten Ländern nehmen die USA ein. Die staatliche Verantwortung ist hierbei begrenzt.[41]

Die Krankenversicherung Medicare und das Bundesprogramm Medicaid sichern bestimmte Bevölkerungsgruppen ab. Die dominante Form der Krankenversicherung ist hier die private Krankenversicherung· Der Leistungskatalog von Medicare zeigt nicht den Umfang, der im deutschen Gesundheitssystem abgedeckt wird.[42]

Australien zählt zu den Ländern mit einer föderalen Struktur.[43] Das australische Gesundheitssystem ist gekennzeichnet durch einen auf regionaler Basis organisierten öffentlichen Gesundheitsdienst, in dem die einzelnen Regionen die Verantwortung für die Gesundheitsversorgung übernehmen.[44] Die Versorgung wird durch den öffentlichen Gesundheitsdienst Medicare organisiert. Beim australischen Gesundheitssystem zeichnet sich eine Entwicklung hin zu einer Erweiterung der Leistungen des öffentlichen Gesundheitsdienstes ab. Dennoch muss bei einer vergleichenden Betrachtung des deutschen und des australischen Gesundheitssystems berücksichtigt werden, dass der Umfang der Leistungen in Australien in vielen Bereichen nicht an die Leistungen der gesetzlichen Krankenversicherung (GKV) in Deutschland heranreicht.[45]

Zu den Ländern, bei denen der nationale Gesundheitsdienst eine zentrale Rolle in der Gesundheitsversorgung einnimmt, zählt Großbritannien, welches unter anderem mit dem Medicines Use Review (MUR) ein Modell für Patienten mit Risikofaktoren etabliert hat.[46] Ein wesentliches Merkmal des Gesundheitssystems in Großbritannien ist es, dass die Organisation der Gesundheitsversorgung vom Zentralstaat erfolgt.[47]

---

41 Vgl. Schöllkopf, M., Pressel, H. (2014), S. 1-4.
42 Vgl. Schöllkopf, M., Pressel, H. (2014), S. 81-85.
43 Vgl. Schöllkopf, M., Pressel, H. (2014), S. 27.
44 Vgl. Schöllkopf, M., Pressel, H. (2014), S. 3.
45 Vgl. Schöllkopf, M., Pressel, H. (2014), S. 33-35.
46 Vgl. Schöllkopf, M., Pressel, H. (2014), S. 3.
47 Vgl. Schöllkopf, M., Pressel, H. (2014), S. 13.

Deutschland ist ein Vertreter der Länder mit Sozialversicherungssystem. In Hinblick auf den Versicherungsstatus zeichnet sich ein deutlicher Unterschied zu weiteren Ländern innerhalb Europas ab, da nicht die gesamte Bevölkerung in der gesetzlichen Krankenversicherung versichert ist.[48]

2.2.2 Etablierte Medikationsmanagement- und Medikationsanalyse-Modelle in den USA, UK und Australien

2.2.2.1 Leistungen in den USA

Für das in den USA etablierte Modell des Medication Therapy Management (MTM) hat Bluml 2005 einen Definitionsansatz veröffentlicht. Die Ausgangslage waren zahlreiche Definitionsansätze für ein MTM und der Wunsch nach einem Konsens bei der Definition von MTM-Modellen. Die American Pharmacists Association nahm hierbei eine Schlüsselposition bei der Entwicklung einer gemeinsamen Definition ein.[49]

Ein Medication Therapy Management ist nach dieser Definition eine Leistung oder eine Gruppe von Leistungen, die therapeutische Endpunkte für den individuellen Patienten verbessern. Die MTM-Leistungen sind dabei unabhängig von der Abgabe eines Arzneimittels, können jedoch in Verbindung mit dieser auftreten. Das MTM umfasst eine große Bandbreite an Leistungen und Verantwortlichkeiten innerhalb der Apothekertätigkeit.[50]

Um die Zusammenarbeit zwischen Apothekern, Ärzten und anderen Gesundheitsberufen und auch die Kommunikation mit den Patienten zu erleichtern, wurden die Kernelemente eines Medication Therapy Management 2008 veröffentlicht. MTM-Leistungen werden dabei sowohl im privaten als auch im öffentlichen Sektor angeboten. Einige Versicherungen stellen eine umfassende Überprüfung der Arzneimitteltherapie in den Fokus ihrer MTM Programme. Zu den Kernelementen des MTM-Modells zählt auch eine jährliche, umfassende Überprüfung der Arzneimitteltherapie in Abhängigkeit von den Bedürfnissen des Patienten. Die

---

[48] Vgl. Schöllkopf, M., Pressel, H. (2014), S. 54-55.
[49] Vgl. Bluml, B.M. (2005), S. 567.
[50] Vgl. Bluml, B. M. (2005), S. 572.

Anzahl der erforderlichen Überprüfungen der Medikation kann dabei je nach Patient variieren. Die fünf Kernelemente eines MTM-Modells umfassen die Überprüfung der Arzneimitteltherapie, persönliche Aufzeichnungen zur Medikation, einen medikamentenbezogenen Maßnahmenplan, eine Intervention oder eine Überweisung, die Dokumentation sowie nachfolgende Leistungen. Die Überprüfung der Medikation ist dabei ein systematischer Prozess, in dem spezifische Informationen zu dem jeweiligen Patienten gesammelt werden, um arzneimittelmittelbezogene Probleme zu identifizieren und Lösungen zu entwickeln.[51]

Der Apotheker berät und greift ein sobald arzneimittelbezogene Probleme vorliegen. Falls es erforderlich ist, verweist der Apotheker den Patienten an einen Arzt. Die Leistungen im Rahmen des MTM werden dokumentiert. Die Vergütung basiert dabei auf der benötigten Zeit, dem Aufwand und den Ressourcenverbräuchen die für die Erbringung der Leistung erforderlich sind. Wesentliche Anspruchsgruppen sind Patienten, Ärzte und Kostenträger.[52]

2.2.2.2 Leistungen in Australien

Als Vertreter von Medikationsmanagement-Modellen in Australien werden die Modelle Home Medicines Review (HMR), MedsCheck und Diabetes MedsCheck, Residental Medication Management Review und QUM näher betrachtet.[53]

In Australien haben sich Medication Management Reviews etabliert, die für Patienten im häuslichen Umfeld oder in Pflegeeinrichtungen konzipiert sind. Das Home Medicines Review ist ausgerichtet auf Patienten, die im häuslichen Bereich leben. Die Inanspruchnahme der Leistung ist nur auf Empfehlung des Arztes des Patienten möglich, der prüft ob der Patient für diese in Frage kommen kann. Dieses beinhaltet eine umfassende Überprüfung der Medikation der Patienten im Rahmen eines Hausbesuchs durch den akkreditierten Apotheker. An der Leistung

---

[51] Vgl. American Pharmacists Association, National Association of Chain Drug Stores Foundation (2008), S. 3-5.

[52] Vgl. American Pharmacists Association, National Association of Chain Drug Stores Foundation (2008), S. 9-13.

[53] Vgl. Sixth Community Pharmacy Agreement (2015).

sind neben dem Patienten und dem Apotheker auch der Arzt und weitere Gesundheitsberufe beteiligt.[54]

Ein Residential Medication Management Review ist darauf ausgerichtet die Qualität der Arzneimittelanwendung in Altenpflegeeinrichtungen zu verbessern.[55] Auch Quality Use of Medicines-Leistungen (QUM) konzentrieren sich auf die Arzneimittelanwendung in Pflegeeinrichtungen.[56] In Australien wird in Apotheken ein Medication Use Review (MedsCheck) angeboten. In der Diabetesversorgung haben sich Diabetes MedsCheck-Programme etabliert, die ebenfalls eine Medikationsüberprüfung beinhalten.[57] Im Rahmen des MedsCheck wird eine patientenorientierte Leistung angeboten, die zur Verbesserung der Qualität der Arzneimittelanwendung durch Beratung, Identifikation von arzneimittelbezogenen Problemen und die Analyse von Interaktionen beitragen sollen.[58]

2.2.2.3 Modelle in Europa

Eine Veröffentlichung von Bulajeva et al. analysiert Leistungen im Rahmen der Medikationsüberprüfung in Europa. Die Ergebnisse basieren auf den Angaben von Experten aus 25 Ländern. In 16 Ländern wurden bereits Medication Reviews etabliert, in 13 Ländern wird ein Medication Review im ambulanten Bereich angeboten. Daher liegt in nahezu zwei Dritteln der betrachteten Länder zumindest eine Variante des Medication Reviews vor. Dies zeigt eine zunehmende Verbreitung dieser Leistungen auch in Europa.[59]

In Hinblick auf den Umfang der Leistungen ist der Großteil von den nicht im stationären Bereich angebotenen Leistungen in den betrachteten Ländern auf die Adhärenz und Compliance ausgerichtet. Diese konzentrieren sich auf die Probleme von Patienten bei der Arzneimittelanwendung und erfordern damit eine direkte Einbeziehung des Patienten. In 45% der Länder mit derartigen Leistungen stehen

[54] Vgl. Australian Government, Department of Health (2014a).
[55] Vgl. Australian Government, Department of Health (2014a).
[56] Vgl. Australian Government, Department of Health (2011).
[57] Vgl. Australian Government, Department of Health (2014b).
[58] Vgl. Australian Government, Department of Health (2014b).
[59] Vgl. Bulajeva, A., Labberton, L., Leikola, S., Phjanoksa-Mäntylä, M., Geurts, M. M. E., de Gier, J. J., Airaksinen, M. (2014), S. 733-737.

den Apothekern Daten zum klinischen Zustand der Patienten, Laborergebnissen und Diagnosen zur Verfügung. In Hinblick auf Überlegungen zur Standardisierung stehen in 64% der Länder mit diesen Leistungen schriftliche Anweisungen oder Guidelines zu den Medication Review Leistungen zur Verfügung, die häufig von Apothekerverbänden erstellt werden. In 36% der Länder werden Weiterbildungen für Apotheker zu den auf die Adhärenz ausgerichteten Medication Reviews angeboten. Bei mehr als zwei Dritteln der Länder mit einem Medication Review wird eine Leistung mit einer Überprüfung der Verschreibung, die keine direkte Einbeziehung des Patienten erfordert, angeboten. Im Rahmen dieser Leistung werden vor allem Arzneimittelinteraktionen, Doppelverordnungen und Arzneimittelkosten erfasst.[60]

Für Europa zeigt sich, dass umfangreichere Medication Reviews, die Probleme bei der Arzneimittelanwendung unter Berücksichtigung des klinischen Gesundheitszustands analysieren und einen Zugriff auf Patienteninformationen zum klinischen Zustand und Ergebnissen von Labortests voraussetzen, noch selten sind. Obwohl die Verbreitung von diesen Leistungen auch in Europa ansteigt, besteht nach Bulajeva et al. insbesondere beim Zugang zu Patienteninformationen für die am Medication Review beteiligten Fachkräfte noch ein Optimierungsbedarf. Auch eine fehlende Standardisierung und Guidelines sind in vielen Ländern in Hinblick auf eine Bewertung der Leistungen problematisch. Wie auch der Review zu Medication Reviews in Europa zeigte, gehören Interaktionschecks mit EDV-Unterstützung in einigen Ländern zum Apothekenalltag.[61]

Als ein Vertreter wird Großbritannien näher betrachtet, da Großbritannien neben Ländern wie Australien und den USA eine Vorreiterrolle in Hinblick auf Leistungen zur Überprüfung der Medikation einnimmt.[62] Zwei Modelle sollen näher vorgestellt werden, das Medicines Use Review (MUR) und der New Medicine Ser-

---

60 Vgl. Bulajeva, A., Labberton, L., Leikola, S., Phjanoksa-Mäntylä, M., Geurts, M.M.E., de Gier, J.J., Airaksinen, M. (2014), S. 733-736.

61 Vgl. Bulajeva, A., Labberton, L., Leikola, S., Phjanoksa-Mäntylä, M., Geurts, M. M. E., de Gier, J. J., Airaksinen, M. (2014), S. 737-739.

62 Vgl. Bulajeva, A., Labberton, L., Leikola, S., Phjanoksa-Mäntylä, M., Geurts, M. M. E., de Gier, J. J., Airaksinen, M. (2014), S. 732.

vice (NMS). Im Rahmen des Medicines Use Review führt ein akkreditierter Apotheker eine strukturierte Überprüfung der Medikation durch. Im Fokus stehen dabei Patienten mit mehreren Arzneimitteln, insbesondere im Rahmen der Langzeitbehandlung.[63]

Die Leistungen im Rahmen des New Medicine Services unterstützen Personen mit Langzeiterkrankungen, die ein Medikament neu verschrieben bekommen, um die Adhärenz zu verbessern.[64] Die MURs ermöglichen es dem Apotheker die auch in UK eingeschränkte beratende Rolle zu erweitern.[65]

2.2.2.4 Modelle in Deutschland – Der Weg hin zu einem professionsübergreifenden Medikationsmanagement?

2.2.2.4.1 Die Rolle der Apotheker im Bereich pharmazeutischer Betreuung

Der Fokus der vorliegenden Arbeit liegt auf Apothekern als Anbietern der Leistung. In einer Studie von 2006 diskutieren Eickhoff und Schulz Leistungen im Rahmen der pharmazeutischen Betreuung in öffentlichen Apotheken in Deutschland. Bereits 1993 wurde in einem Positionspapier der ABDA der Grundstein für Leistungen, die gelöst von der reinen Arzneimittelabgabe angeboten werden, gelegt. Die Profession der Apotheker arbeitet daher seit einigen Jahren intensiv an der Weiterentwicklung von Leistungen, in denen Apotheker ihr Fachwissen zu Arzneimitteln umfassend einbringen können. Unterschiedliche Projekte wurden in diesem Zusammenhang in öffentlichen Apotheken durchgeführt. Das Ziel ist es, Leistungen mit einer Kooperation von Ärzten, Apothekern und Kostenträgern weiter auszubauen.[66]

Projekte wurden hierbei unter anderem auch für spezifische Indikationen durchgeführt. Hierzu zählen Projekte zu pharmazeutischer Betreuung für Indikationen wie

---

63 Vgl. Pharmaceutical Services Negotiating Committee (2015b).
64 Vgl. Pharmaceutical Services Negotiating Committee (2015d).
65 Vgl. Latif, A., Pollock, K., Boardman, H. F. (2011), S. 337.
66 Vgl. Eickhoff, C., Schulz, M. (2006), S. 729-733.

Asthma.[67] Studien zu pharmazeutischer Betreuung in Hamburg[68] und Trier[69] untersuchen die Einbindung von Apothekern bei der Versorgung von Patienten mit Asthma. Eine Veröffentlichung von Hämmerlein et al. gibt einen Überblick über die wissenschaftlichen Untersuchungen für Deutschland. Dabei zeigte sich, dass patientennahe Parameter durch die Beratung und die Betreuung durch Apotheker signifikant verbessert werden konnten.[70]

Auch in der multizentrischen, vergleichenden Studie von Schroeder erfolgt die Konzentration auf eine spezielle Indikation, hierbei wird Parkinson, eine neurodegenerative Erkrankung, näher betrachtet. Das Ziel der Studie ist es, die Auswirkungen pharmazeutischer Betreuung in öffentlichen Apotheken in Deutschland näher zu untersuchen. Die Patienten in der Interventionsgruppe erhielten eine 8-monatige standardisierte pharmazeutische Betreuung.[71]

2.2.2.4.2 Analyse von Modellen einer Medikationsanalyse in Deutschland

Eine Studie, die für Deutschland das Modell einer häuslichen Medikationsanalyse untersucht, wurde von Fiß 2013 veröffentlicht. Die zentralen Fragestellungen waren dabei ob eine häusliche Medikationsanalyse mit nachfolgenden pharmazeutischen und ärztlichen Interventionen eine wirksame Methode ist, um spezielle arzneimittelbezogene Probleme zu reduzieren. Zudem sollte die Anzahl der eingenommenen Arzneimittel erfasst werden. Eine weitere Fragestellung zielte darauf ab zu zeigen, ob es möglich ist, Strategien zur Erhöhung der Adhärenz im ambulanten Bereich zu verbessern. Die AGnES-Studien wurden zwischen 2006 und 2008 als prospektive, nicht-randomisierte Feldstudien in ländlichen Gegenden in Deutschland in sieben Bundesländern durchgeführt. Ein Teil konzentrierte sich dabei auf die häusliche Medikationsanalyse. Diese wurde vom Hausarzt veranlasst.[72]

---

67 Vgl. Eickhoff, C., Schulz, M. (2006), S. 731.

68 Vgl. Schulz, M., Verheyen, F., Mühlig, S., Müller, J. M., Mühlbauer, K., Knop-Schneickert, E., Petermann, F., Bergmann, K. C. (2001).

69 Vgl. Mangiapane S, Schulz M, Mühlig S, Ihle P, Mangiapane, S., Schulz, M., Mühlig, S., Ihle, P., Schubert, I., Waldmann, H. C. (2005).

70 Vgl. Hämmerlein, A., Müller, U., Schulz, M. (2010), S. 97.

71 Vgl. Schroeder, S., Martus, P., Odin, P., Schaefer, M. (2012), S: 747.

72 Vgl. Fiß, T., Meinke-Franze, C., van den Berg, N., Hoffmann, W. (2013), S. 763-764.

Die häusliche Medikationsanalyse bestand aus zwei Komponenten. In einem Gespräch mit den Patienten sollten Probleme bei der Adhärenz, unerwünschte Arzneimittelwirkungen in den letzten vier Wochen vor Durchführung der Medikationsanalyse und die Nutzung von Strategien zur Unterstützung der Adhärenz erfasst werden. Die zweite Komponente waren Unterlagen zu allen Arzneimitteln mit Angaben zur Dosierung, aber auch Indikationen und Hinweisen zur Anwendung. Ein standardisierter Bericht mit einer umfassenden Liste der Arzneimittel des Patienten wurde an eine von dem Patienten gewählte Apotheke übermittelt. Mit diesen Angaben erfolgte eine Überprüfung der Medikation durch geschulte Apotheker. Diese umfasste Interaktionen, eine Einschätzung von Dosierung und Anwendungsweisen. Die Ergebnisse der Analyse der arzneimittelbezogenen Probleme wurden vom Apotheker dokumentiert und an den Arzt übermittelt.[73]

Die Aufgaben des Apothekers beinhalteten dabei die Prüfung von Wechselwirkungen zwischen Arzneimitteln, basierend auf der ABDA-Datenbank, und die Prüfung, ob die Dosierungen angemessen waren. Zudem wurde geprüft, ob eine rationale Arzneimitteltherapie vorlag oder die Verabreichung richtig war. Auch die Plausibilität der angegebenen, unerwünschten Arzneimittelwirkungen wurde durch die Apotheker geprüft. Der Apotheker stellte zudem den Patienten gezielt Informationen zur richtigen Arzneimittelanwendung zur Verfügung. Zudem konnten Empfehlungen für den Arzt gegeben werden, wenn eine Anpassung der Arzneimitteltherapie als erforderlich angesehen wurde. Insgesamt wurden die festgestellten arzneimittelbezogenen Probleme bei 779 Patienten näher betrachtet. Der Anteil der Patienten mit Wechselwirkungen konnte signifikant von 61,6% auf 51,2% reduziert werden. Die mittlere Anzahl der eingenommenen Arzneimittel konnte von 8 auf 7 reduziert werden. Dabei konnte gezeigt werden, dass eine Medikationsanalyse im häuslichen Umfeld der Patienten die Prävalenz von einigen arzneimittelbezogenen Problemen unter realen Bedingungen verringern konnte.[74]

Das Projekt „Arzneimitteltherapiesicherheit in Apotheken" (ATHINA) starete in Deutschland 2013 mit 38 Apotheken. Das Projekt beinhaltet als eine wesentliche

---

73 Vgl. Fiß, T., Meinke-Franze, C., van den Berg, N., Hoffmann, W. (2013), S. 765.
74 Vgl. Fiß, T., Meinke-Franze, C., van den Berg, N., Hoffmann, W. (2013), S. 765-768.

Komponente einen elektronischen Erfassungsbogen zur systematischen Erfassung aller von den Patienten eingenommen Arzneimittel. Das Schulungskonzept der Apothekerkammer Nordrhein wurde dabei auch von Niedersachsen, Hessen und Baden-Württemberg übernommen.[75]

Eine Kooperation zwischen der Techniker Krankenkasse und dem Deutschen Apothekerverband 2014 soll die Arzneimittelversorgung von Diabetikern durch spezielle Beratungstermine verbessern. Durch eine Erfassung der gesamten Medikation von Typ-2 Diabetikern in ihren Stammapotheken sollen mögliche Probleme identifiziert und analysiert werden, um geeignete Maßnahmen ergreifen zu können. Daran schließt sich ein zweites Gespräch an. Im Rahmen der Vergütung ist für die Leistung, die zwei Termine mit dem Patienten umfasst eine Vergütung von 30 Euro für das erste Gespräch und eine Vergütung von 20 Euro für das zweite Gespräch vorgesehen. Die vorgesehene Dauer liegt für das erste Gespräch bei 30 Minuten, für das zweite bei 15 Minuten. Eine Ausweitung der Leistungen auf weitere Indikationsbereiche ist vorgesehen.[76]

2.2.2.4.3 Professionsübergreifende Zusammenarbeit

Ein Programm, das in Deutschland umgesetzt wird, ist das Modellvorhaben im Rahmen des Projekts ARMIN der Arzneimittelinitiative Sachsen und Thüringen. An diesem Projekt sind die Kassenärztlichen Vereinigungen Sachsen und Thüringen, die AOK Plus und der Sächsische und Thüringer Apothekerverband als Vertreter der Apotheker beteiligt. Die Kassenärztliche Bundesvereinigung und die Bundesvereinigung Deutscher Apothekerverbände begleitenden das Projekt in beratender Funktion. Hintergrund ist das ABDA-KBV-Konzept zur Verbesserung der Arzneimittelversorgung.[77]

Das Modellvorhaben ARMIN besteht dabei aus drei Komponenten. Eine Komponente sieht ein Medikationsmanagement vor, um die Arzneimitteltherapiesicherheit zu erhöhen. Die Patienten werden von Apothekern und Ärzten betreut. Zudem

[75] Vgl. Renner, K. (2014), S. 32.
[76] Vgl. Bundesvereinigung Deutscher Apothekerverbände (2014c).
[77] Vgl. Schwenzer, S. (2015), S. 130.

ist in diesem Modell eine Vergütung der beteiligten Apotheker und Ärzte vorgesehen. Die Patientenrekrutierung kann durch die Apotheker oder auch die Ärzte erfolgen. Das Modell beinhaltet einen strukturierten Prozess, in dem die gesamte aktuelle Medikation eines Patienten erfasst wird. Eine klare Aufgabenverteilung zwischen den beteiligten Apothekern und Ärzten ist dabei eine wesentliche Voraussetzung für die Durchführung des Prozesses und die Sicherstellung eines erfolgreichen Ablaufs.[78]

Der Apotheker erfasst alle Medikamente des Patienten und sammelt weitere Informationen in einem Gespräch mit dem Patienten. Die Apotheker hatten zudem Zugang zu den Rezeptabrechnungsdaten, die von der Krankenkasse für das letzte halbe Jahr zur Verfügung gestellt wurden. Die Apotheker erstellen in diesem Modell einen vorläufigen Medikationsplan, der neben den verschriebenen Arzneimitteln auch Informationen zur Selbstmedikation der Patienten enthält. Ein nächster Schritt, der sich an die Erstellung des Medikationsplans anschließt, ist eine pharmazeutische Prüfung der Arzneimitteltherapiesicherheit. Der Arzt erhält durch eine elektronische Speicherung der Daten Zugang zu den Ergebnissen der Prüfung der Medikation durch den Apotheker. Der Arzt kann den vorläufigen Medikationsplan prüfen und die Medikationsanamnese ergänzen. Der Arzt informiert den Patienten mit dem aktualisierten Medikationsplan über die Arzneimitteltherapie. Die Abgabe von neuen Arzneimitteln erfolgt daraufhin in der Apotheke. Das Modell beinhaltet zudem eine kontinuierliche Betreuung durch Arzt und Apotheker. Der Patient erhält bei Änderungen der Medikation einen aktualisierten Medikationsplan. Der Medikationsplan ist daher ein zentrales Element in diesem Modell.[79]

Insbesondere für Deutschland besteht bisher nur eine unzureichende Datenlage hinsichtlich Medikations-Management Leistungen. Die WestGem Studie legt einen Fokus auf die professionsübergreifende Zusammenarbeit und bezieht dabei drei Gesundheitsberufe, niedergelassene Ärzte, Apotheker und örtliche Pflege- und Wohnberatung mit ein. Das Ziel der randomisierten, kontrollierten Studie ist

---

78 Vgl. Schwenzer, S. (2015), S. 133.
79 Vgl. Schwenzer, S. (2015), S. 134-135.

eine Evaluation des Einsatzes dieses multidisziplinären Ansatzes bei multimorbiden Patienten, die zahlreiche systemisch wirkende Arzneimittel einnehmen. Die Bewertung bezieht sich dabei auf die Verbesserung der Qualität der Arzneimitteltherapie. Das primäre Ziel der Studie war es, den Einfluss der komplexen Intervention auf die Qualität der Arzneimitteltherapie im Vergleich zur Regelversorgung zu prüfen.[80]

Zudem wurden direkte und indirekte Kosten sowie die inkrementelle Kosteneffektivität betrachtet. Die Studie wurde in zwei Modellregionen in Deutschland in öffentlichen Apotheken durchgeführt. Die Therapiehoheit des Arztes wird im Rahmen der Studie gewahrt und die Apotheker, aber auch die weiteren Fachkräfte geben lediglich Empfehlungen.[81] Die Erfassung der Daten durch die Apotheker beinhaltete unter anderem pozentiell inadäquate Medikation, arzneimittelbezogene Probleme, Interaktionen, aber auch Nebenwirkungen.[82] In der Interventionsgruppe führen die Apotheker eine umfassende Überprüfung der Medikation durch. Die Patientendaten erhielt die Apotheke vom beteiligten Arzt und der Pflege- und Wohnberatung. Rose et al. führen in ihrer Publikation an, dass die Zukunft der Optimierung der Therapie und die Reduktion der mit Arzneimitteln verbundenen Risiken für die Patienten nur durch die professionsübergreifende Zusammenarbeit in Teams erreicht werden kann.[83]

---

80 Vgl. Rose, O., Schaffert, C., Czarnecki, K., Mennemann, H. S., Waltering, I., Haamacher, S., Felsch, M., Herich, L., Käberlein, J. (2015), S. 2.

81 Vgl. Rose, O., Schaffert, C., Czarnecki, K., Mennemann, H. S., Waltering, I., Haamacher, S., Felsch, M., Herich, L., Käberlein, J. (2015) S. 3.

82 Vgl. Rose, O., Schaffert, C., Czarnecki, K., Mennemann, H. S., Waltering, I., Haamacher, S., Felsch, M., Herich, L., Käberlein, J. (2015), S. 6.

83 Vgl. Rose, O., Schaffert, C., Czarnecki, K., Mennemann, H. S., Waltering, I., Haamacher, S., Felsch, M., Herich, L., Käberlein, J. (2015), S. 9.

3 Hürden und Zielgruppen aus der Perspektive relevanter Anspruchsgruppen

3.1 Identifikation relevanter Anspruchsgruppen

Aus internationalen Erfahrungen, wie sie in den USA für das MTM gemacht wurden, wird deutlich, dass der Erfolg der Leistungen von der Akzeptanz des Berufsstandes der Apotheker selbst, aber auch der medizinischen Fachwelt, Patienten, Kostenträgern und der Regierung abhängt.[84] Auch nach der Veröffentlichung der American Pharmacists Association werden Patienten, Ärzte und Kostenträger als wesentliche Zielgruppen einer angemessenen, nach außen gerichteten Kommunikation genannt.[85]

Im Gesundheitswesen bestehen komplexe Beziehungen und Abhängigkeiten. Die Identifikation der Anspruchsgruppen in Hinblick auf eine Medikationsanalyse oder ein Medikationsmanagement ist zwangsläufig mit gegensätzlichen Interessen, Bedürfnissen und Wünschen verbunden. Den unterschiedlichen Bedürfnissen gerecht zu werden, ist daher eine nur schwierig zu realisierende Herausforderung. Bei dem Vergleich der Gesundheitssysteme in unterschiedlichen Ländern hat sich gezeigt, dass bedeutende Unterschiede zwischen den einzelnen Ländern bestehen und Anspruchsgruppen können in Hinblick auf deren Einfluss und Spielraum variieren.[86]

Bei den Anspruchsgruppen im Gesundheitswesen, die insbesondere bei Überlegungen zur Implementierung einer Medikationsanalyse oder eines Medikationsmanagements relevant sein können, wurden vier Gruppen näher betrachtet. Hierzu zählen neben Anbietern, Patienten und Kostenträgern auch Interessens- und Berufsvertretungen.[87] Die wesentlichen Anspruchsgruppen werden in Abbildung 3 visualisiert.

[84] Vgl. McGivney, M. S., Meyer, S. M., Duncan-Hewitt, W., Hall, D. L., Goode, J., Smith, R. B. (2007), S. 625.
[85] Vgl. American Pharmacists Association, National Association of Chain Drug Stores Foundation (2008), S. 11.
[86] Vgl. Kotler, P., Shalowitz, J., Stevens, R. J. (2008), S. 25-26.
[87] Vgl. Kotler, P., Shalowitz, J., Stevens, R. J. (2008), S. 48.

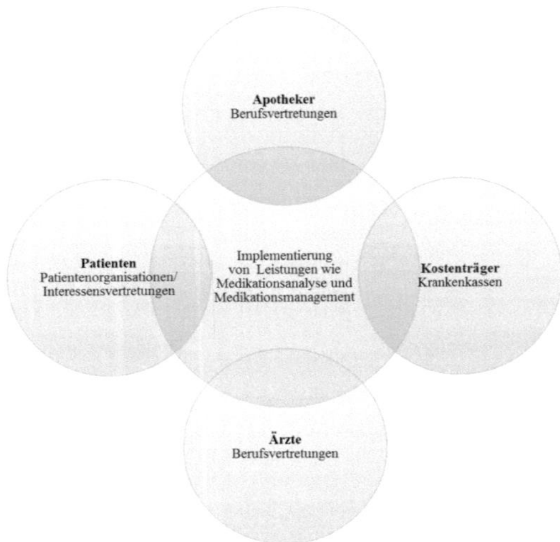

Abb. 3: Relevante Anspruchsgruppen bei der Implementierung von Leistungen wie Medikationsanalyse und Medikationsmanagement[88]

In Hinblick auf das Angebot einer Medikationsanalyse können auch gesamtgesellschaftliche Interessen bestehen.[89] Bei einer Betrachtung der Marktstrukturen wird deutlich, dass die gesetzlichen Krankenversicherungen als der größte Marktpartner der Apotheken auftreten.[90]

Für die Ausgestaltung einer Medikationsanalyse oder eines Medikationsmanagements ist insbesondere die Patientenseite relevant und damit die Patienten, die Leistungen in Anspruch nehmen. Zu dieser Gruppe können neben den Patienten selbst auch andere Individuen mit einem Interesse an den Patienten, wie Familienmitglieder, gesetzliche Vertreter, enge Freunde oder auch Organisationen, die Patienteninteressen vertreten, zählen.[91] Patientenvertretungen sind dabei in der Regel Non-Profit Organisationen, deren Zielsetzung die Verbesserung der Versor-

88 Quelle: Eigene Darstellung.
89 Vgl. Kotler, P., Shalowitz, J., Stevens, R. J. (2008), S. 25.
90 Vgl. Witte, A., Zur Mühlen, D. (2013), S. 14.
91 Vgl. Kotler, P., Shalowitz, J., Stevens, R. J. (2008), S. 26.

gung ist. Zu den Zielen zählt neben der Steigerung der öffentlichen Aufmerksamkeit für Gesundheit und Krankheit auch die Unterstützung von Personen mit bestimmten Erkrankungen.[92] Landesweit agierende Organisationen sind dabei die Rheumaliga, die deutsche Herzstiftung oder die deutsche Atemwegsliga.

In Hinblick auf eine Zusammenarbeit zwischen Ärzten und Apothekern, die insbesondere für eine erfolgreiche Implementierung von Medikationsmanagement-Modellen erforderlich ist, werden die Beziehungen zwischen den beiden Anspruchsgruppen näher betrachtet. In Abhängigkeit von den Rahmenbedingungen können zwei oder mehr Anspruchsgruppen im Gesundheitswesen zusammenarbeiten oder konkurrieren. Obwohl die Beteiligung des Anderen grundsätzlich geschätzt wird, können gleichzeitig bestimmte Vorgehensweisen abgelehnt werden. Ein möglicher Wettbewerb und resultierende Konflikte sind nicht immer deutlich sichtbar.[93] Diese dynamischen Beziehungen können auch für die Implementierung von Medikationsanalyse und Medikationsmanagement relevant werden, insbesondere da die Anbieterseite Apotheker, aber auch Ärzte als Leistungserbringer umfassen kann.[94] In diesem Zusammenhang müssen unter anderem auch die Ärztekammern und die Apothekerkammern berücksichtigt werden. Obwohl der Patient im Mittelpunkt der Überlegungen steht, sind Interaktionen von Anspruchsgruppen mit oder ohne Patienten denkbar.[95]

Daher ist es das Ziel der vorliegenden Arbeit die Perspektiven der relevanten Anspruchsgruppen näher zu analysieren, um ein tieferes Verständnis für die Mechanismen zu erhalten, die den Erfolg der Implementierung beeinflussen können. Hierdurch sollen Hürden und Zielgruppen der Leistungen identifiziert werden. Im Rahmen einer systematischen Literaturrecherche werden daher Erfahrungen aus UK, Australien und den USA analysiert.

Um speziell für Deutschland Hürden, aber auch Zielgruppen einer Implementierung zu identifizieren, schließt sich an die systematische Literaturrecherche eine

---

92 Vgl. Kotler, P., Shalowitz, J., Stevens, R. J. (2008), S. 69.
93 Vgl. Kotler, P., Shalowitz, J., Stevens, R. J. (2008), S. 71.
94 Vgl. Kotler, P., Shalowitz, J., Stevens, R. J. (2008), S. 48.
95 Vgl. Kotler, P., Shalowitz, J., Stevens, R. J. (2008), S. 71.

dreiteilige empirische Erhebung an. Der Fokus der empirischen Erhebung liegt auf der von Apotheken durchgeführten Medikationsanalyse als einem ersten Schritt hin zu einem weiteren Ausbau bis hin zu einem Medikationsmanagement. Daher liegt für die empirische Erhebung der Fokus auf den Apothekern als den Anbietern der Leistung und den Patienten. Das Modell zur Analyse des Forschungsgegenstands wird in Abbildung 4 dargestellt.

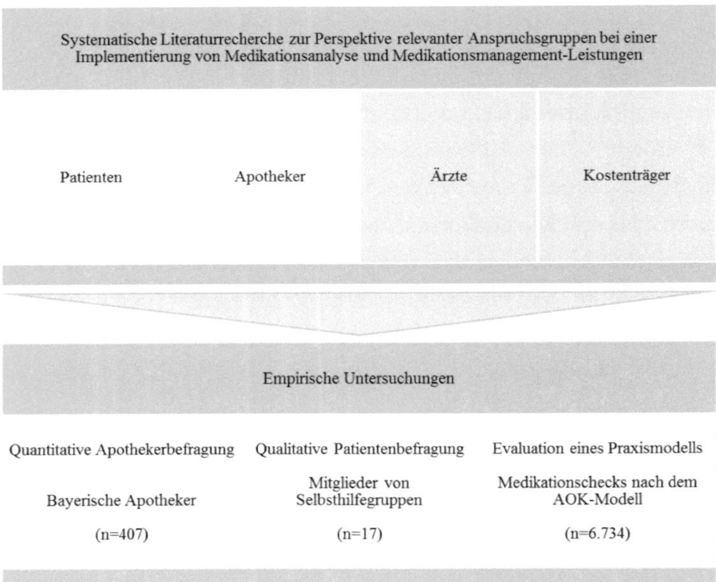

Abb. 4: Methodischer Rahmen der empirischen Erhebungen[96]

[96] Quelle: Eigene Darstellung.

Ein wesentliches Problem von Studien zum Medikationsmanagement und damit auch der Medikationsanalyse ist, dass die Wirkungen häufig durch den teilnehmenden Apotheker selbst evaluiert werden. Wesentlich ist jedoch die Einbindung von weiteren Anspruchsgruppen.[97]

Daher wird im Rahmen dieser Arbeit nicht nur die Apothekerperspektive betrachtet, sondern es werden auch weitere Anspruchsgruppen, wie die Patienten mit einbezogen. Zudem bindet die Analyse der Aktion Arzneimittel sicher einnehmen auch die Krankenkasse mit ein, die auch die Konzeption der Erfassung von arzneimittelbezogenen Problemen übernimmt.

3.2 Systematische Literaturrecherche zur Akzeptanz relevanter Anspruchsgruppen

Der aktuelle Stand der wissenschaftlichen Erkenntnisse wird durch eine systematische Literaturrecherche und Analyse von Publikationen unter Verwendung wissenschaftlicher Datenbanken ermittelt.[98] In die Analyse werden internationale Studien aus UK, den USA und Australien zu der Einschätzung der Medikationsmanagement-Modelle durch relevante Anspruchsgruppen im Gesundheitswesen, auch unter Berücksichtigung kooperativer Modelle mit einer engen Zusammenarbeit von Ärzten und Apothekern, einbezogen. Die Zielsetzung ist es dabei, alle relevanten Studien zu identifizieren, die zum Erkenntnisgewinn beitragen.[99] Studien zur Thematik werden zusammengefasst und analysiert.[100]

Dabei können narrative Reviews und systematische Reviews unterschieden werden. Narrative Reviews geben einen Überblick zu einem bestimmten Thema, können jedoch subjektiv sein und zeichnen sich nicht durch das systematische Vorgehen aus, dass in einem systematischen Review vorgesehen ist. Hierzu zählt eine

---

97 Vgl. Rose, O., Schaffert, C., Czarnecki, K., Mennemann, H. S., Waltering, I., Haamacher, S., Felsch, M., Herich, L., Käberlein, J. (2015), S. 2.

98 Vgl. Ressing, M., Blettner, M., Klug, S. J. (2009), S. 456.

99 Vgl. Institut für Qualität und Wirtschaftlichkeit im Gesundheitswesen (2015), S. 145.

100 Vgl. Ressing, M., Blettner, M., Klug, S. J. (2009), S. 456.

Darstellung des Vorgehens bei der Suche, das auch die potenziellen Datenquellen beinhaltet.[101]

Zunächst wurde die Fragestellung zur Analyse der Anspruchsgruppenperspektive in Hinblick auf Modelle zur Medikationsanalyse und zum Medikationsmanagement näher bestimmt. Hierbei werden die Befragten, die Intervention und die relevanten Ergebnisse festgelegt. Der Fokus liegt auf Leistungen im Bereich Medikationsmanagement, die Befragten sind die Anspruchsgruppen der Leistungen. Alle relevanten Studien zur Frage, welche Erfahrungen zur Akzeptanz der Anspruchsgruppen zu den Modellen international bestehen, sollen im Rahmen der systematischen Literaturrecherche identifiziert werden, um den aktuellen Forschungsstand möglichst umfassend abbilden zu können. Die Festlegung der Forschungsfrage bestimmt auch die Studientypen, die diese Frage am ehesten beantworten können.[102] Bei der qualitativen Beschreibung der Erfahrungen von Anspruchsgruppen sind daher nicht randomisiert kontrollierte Studien die Basis für die systematische Übersichtsarbeit, wie sie für die Ergebnisse medizinischer Interventionen eingesetzt werden, sondern es wird auf weitere Arten von Primärstudien zurückgegriffen.[103] Es ist daher erforderlich, in dem systematischen Review unterschiedliche Studientypen zu berücksichtigen. Daher werden qualitative Studien in die Übersichtsarbeit aufgenommen.[104]

Bei der Charakterisierung der Zielgruppe werden zunächst keine Einschränkungen getroffen, um die Erfahrungen eines möglichst breiten Patienten-, Apotheken- und Ärztekollektivs mit pharmazeutischen Dienstleistungen zu erfassen. In Hinblick auf die untersuchte Intervention werden die Bezeichnungen internationaler Programme für die systematische Literaturrecherche verwendet. Die Fragestellung ist daher, ob Anspruchsgruppen in anderen Ländern einer Medikationsanalyse positiv gegenüber eingestellt sind.

[101] Vgl. Montori, V. M., Swiontkowski, M. F., Cook, D. J. (2003), S. 44-47.
[102] Vgl. Montori, V. M., Swiontkowski, M. F., Cook, D. J. (2003), S. 45.
[103] Vgl. Institut für Qualität und Wirtschaftlichkeit im Gesundheitswesen (2015), S. 161.
[104] Vgl. Glasziou, P. P., Vandenbroucke, J. P., Chalmers, I. (2004), S. 39-40.

Zur Entwicklung einer Suchstrategie für die Datenbanken wurden relevante Suchbegriffe und Synonyme identifiziert. Hierfür wurde vorab eine unsystematische Literatursuche in der Datenbank von Medline durchgeführt, um themenrelevante Publikationen zu identifizieren. Zur Testung der Suchabfrage wird geprüft, ob diese Publikationen durch die gewählte Suchstrategie identifiziert werden.[105] Die Entwicklung einer Suchstrategie erfolgt im Rahmen eines iterativen Prozesses. Hierfür wird die Forschungsfrage in einzelne Komponenten zerlegt. Die Forschungsfrage wurde dabei mit drei Themenkomplexen bearbeitet. Abbildung 5 gibt einen Überblick zur Suchstrategie.

Block I Akzeptanz und Wahrnehmung	Block II Leistung	Block III Anbieter
Acceptance Preference Demand Willingness Perspective Attitude Opinion View Perception Motivation Intention Expectancy Evaluation Experience Decision Value Barriers Awareness	Medication Review Medication Management Medicines Review Medicines Use Review MUR Medication Use Review New Medicine Service Medication Therapy Management MTM Medscheck Home Medicines Review HMR Drug regimen Reivew Drug Review Medication Therapy Review Personal Medication Record PMR Medication analysis Brown bag Medication reconciliation CMR TMR MTR MAP	Pharmacist Pharmacy Pharmacist-provided Pharmacist-led Pharmacist provision

Abb. 5: Überblick zur Suchstrategie im Rahmen der systematischen Literaturrecherche[106]

---

[105] Vgl. Institut für Qualität und Wirtschaftlichkeit im Gesundheitswesen (2015), S. 146.

[106] Quelle: Eigene Darstellung.

Der erste Suchblock thematisiert die Einschätzung der Modelle. Hierbei wurden für die Betrachtung von Präferenzen Apotheker, Ärzte und Patienten als die wesentlichen Anspruchsgruppen definiert.

Ein zweiter Suchblock beinhaltet die internationalen Modelle der Interventionen. Für die Identifikation der Suchbegriffe im zweiten Block wurden die Internetseiten der Regierungen zum Medication Therapy Management in den USA, dem Medicines Use Review in Großbritannien und MedsCheck und Diabetes Medscheck in Australien betrachtet. Auch die Publikationen von Oladapo und Rascati, die eine systematische Literaturrecherche enthielten, wurden verwendet, um Suchbegriffe zu identifizieren.[107]

Der dritte Suchblock thematisiert die Anbieterseite. Die Zielsetzung der vorliegenden Arbeit ist es, Medikationsmanagement-Modelle für den Bereich der öffentlichen Apotheken näher zu untersuchen. Daher wurden auch im Rahmen der systematischen Literaturrecherche Modelle berücksichtigt, deren Hauptanbieter Apotheken darstellen.

Die drei Suchblöcke werden dabei durch Boolsche Operatoren mit der Verknüpfung AND verbunden, um Studien identifizieren zu können, die den gesamten Themenkomplex betrachten. Innerhalb einer Komponente der Suche werden die Suchbegriffe durch den Boolschen Operator OR verknüpft. Das Ergebnis der Suche mit den verbundenen Komponenten zur Seite der Anbieter, der Anspruchsgruppen und der Intervention selbst stellt die Schnittmenge der Suchbegriffe, die innerhalb der einzelnen Komponenten verwendet wurde, dar. Aufgrund der Heterogenität der Bezeichnungen der Modelle wurde nach verschiedenen Begriffen vergleichbarer Modelle gesucht.

Das Suchprofil muss eine möglichst umfassende und dennoch präzise Suche von Studien ermöglichen. Bei der Aufstellung des Suchprofils wurde aufgrund der Aktualität des Themas der Zeitraum der Suche auf die letzten zehn Jahre be-

---

107 Vgl. Odalap A. O., Rascati K. L. (2012).

grenzt. Auch die Sprache der Publikationen wurde beschränkt, es wurden englischsprachige und deutsche Publikationen berücksichtigt. Weitere Einschränkungen in Hinblick auf die Art der einbezogenen Studien oder in Hinblick auf die Patienten wie das Alter oder das Geschlecht, wurden nicht vorgenommen.

Durch die Verwendung mehrerer Datenbanken erhöht sich auch die Wahrscheinlichkeit, relevante Studien zu identifizieren.[108] Die Datenbank Medline gilt als eine der relevantesten Datenbanken in der Medizin und wurde daher für die systematische Literaturrecherche ausgewählt.[109] In Abhängigkeit von der Fragestellung werden daher die Datenbanken MEDLINE via PubMed, The Cochrane Library, Business Source Complete, PsycINFO, EconLIT, Scopus und Web of Science ausgewählt. Zudem wird eine ergänzende Recherche nach aktuellen Primärstudien durchgeführt.[110] Zusätzlich wurde daher eine Handsuche in den Zeitschriften Pharmacoeconomics, Innovations in Pharmacy und Health and Social Care in the Communitys durchgeführt.

Datenbanken/Suchmaschinen	**Suchabfrage**
Medline via Pubmed	Title, Abstract
The Cochrane Library	Title, Abstract, Keywords
Business Source Complete via EBSCO Host	Title, Abstract, Subject Terms
EconLit via EBSCO Host	Title, Abstract, Subject Terms
PsycINFO via EBSCO Host	Title, Abstract, Subject Terms
Scopus	Title, Abstract, Keywords
Web of Science	Topic (Title, Abstract, Keywords)

Tab. 1: Übersicht zu den gewählten Datenbanken und Suchabfragen[111]

[108] Vgl. Ressing, M., Blettner, M., Klug, S. J. (2009), S. 458.
[109] Vgl. Montori, V. M., Swiontkowski, M. F., Cook, D. J. (2003), S. 47.
[110] Vgl. Institut für Qualität und Wirtschaftlichkeit im Gesundheitswesen (2015), S. 15[illegible].
[111] Quelle: Eigene Darstellung.

Zunächst wurde eine Title/Abstract Recherche in der Datenbank Medline durchgeführt. Hierbei ergaben sich mit den Filtereinstellungen nach Studien aus den letzten 10 Jahren und den Sprachen Englisch und Deutsch insgesamt 690 Treffer. Die Title/Abstract/Keywords Suche in der Datenbank The Cochrane Library ergab insgesamt 115 Treffer. Die Datenbanken Business Source Complete, PsycINFO und Econlit wurden via EBSCO Host (Title, Abstract, Subject Terms) durchsucht, wodurch sich 190 Treffer (116 aus PsycINFO und 74 aus Business Source Complete) ergaben. Auch Scopus (Title, Abstract, Keywords) wurde durchsucht, wodurch 100 Treffer generiert werden konnten. Die Suche in Web of Science (Topic) ergab 683 Treffer.

Insgesamt resultierten aus der systematischen Literaturrecherche in den unterschiedlichen Datenbanken 1.778 Treffer. Insgesamt wurden 646 Dubletten entfernt, sodass in den anschließenden Title/Abstract Scan 1.132 Studien einbezogen wurden. Anschließend erfolgte eine Handsichtung durch die Betrachtung des Titels und des Abstracts, um geeignete Studien durch eine manuelle Handsichtung auszuwählen. Durch eine Suche im Titel und den Abstracts werden zu Beginn irrelevante Studien ausgeschlossen.[112] Die Einschlusskriterien für eine weitere Analyse waren, dass die Studien Einschätzungen zu Medikationsmanagementmodellen oder verwandten Modellen betrachten. Im Title/Abstract Scan wurden Studien ohne klaren Bezug zur Fragestellung, die sich auf andere Bereiche wie die Kosten der Modelle oder lediglich die Beziehung zwischen Akteuren im Gesundheitswesen beziehen oder nur die Adhärenz untersuchen, ausgeschlossen. Hierzu zählten auch Studien die sich lediglich auf Medikationsfehler oder technischen Lösungen konzentrierten. Von den insgesamt 1.132 Treffern wurden 922 Studien ausgeschlossen, da sie keine Studien zu Präferenzen von Anspruchsgruppen bezüglich Medikationsmanagement oder vergleichbaren Modellen darstellen. In der weiteren Analyse wurden nur Studien berücksichtigt, für die ein Volltext verfügbar

[112] Vgl. Institut für Qualität und Wirtschaftlichkeit im Gesundheitswesen (2015), S. 149.

war. Die zuvor im Rahmen der unsystematischen Literaturrecherche identifizierten Studien waren auch bei den Suchergebnissen der systematischen Literaturrecherche enthalten.

In einem weiteren Schritt erfolgt die Sichtung der Volltexte, durch vorab definierte Ein- und Ausschlusskriterien erfolgt eine Auswahl der für die Forschungsfrage relevanten Studien.[113] Insbesondere bei den betrachteten Ländern wurden Ein- und Ausschlusskriterien definiert. Die Ein- und Ausschlusskriterien ergeben sich aus der zuvor formulierten Forschungsfrage. Die Einschlusskriterien sind daher möglichst so formuliert, dass sich trotz der gezielten Forschungsfrage breite und möglichst übertragbare Ergebnisse ergeben. Die Ausschlusskriterien sollen einen klaren Fokus der Ergebnisse auf die Fragestellung ermöglichen.[114]

Daher wurden nur Studien berücksichtigt, die sich auf Modelle in Australien, den USA und Großbritannien beziehen. Studien mit einem Fokus auf Modelle in anderen Ländern wurden aus der Betrachtung ausgeschlossen. Auch Studien mit einem Fokus auf den stationären Sektor und Pharmaziestudenten wurden nicht berücksichtigt.

Bei 210 Studien erfolgte eine detaillierte Betrachtung der Volltexte. Zwei weitere Studien wurden aus der Handsuche ergänzt. Die Betrachtung der insgesamt 210 Volltexte wurde unter Berücksichtigung der Ein- und Ausschlusskriterien durchgeführt. Von diesen entsprachen 31 den zuvor definierten Kriterien.

Hierbei wurden Studien, die sich auf den stationären Bereich beziehen, nicht berücksichtigt, da der Fokus der Untersuchung auf dem ambulanten Bereich liegt. Diese Einschränkung ermöglicht eine bessere Vergleichbarkeit mit den Ergebnissen für Deutschland, da im Rahmen der empirischen Erhebungen ausschließlich der ambulante Bereich betrachtet wird.

Zudem wurden nur Studien berücksichtigt, in denen Apotheker die Hauptanbieter dieser Interventionen sind. Studien, bei denen Ärzte Hauptanbieter der Leistungen

---

[113] Vgl. Montori, V. M., Swiontkowski, M. F., Cook, D. J. (2003), S. 48
[114] Vgl. Montori, V. M., Swiontkowski, M. F., Cook, D. J. (2003), S. 48

waren, wurden ausgeschlossen. Auch hierdurch soll eine bessere Einordnung der empirischen Ergebnisse in den aktuellen Forschungstand ermöglicht werden, da sich die empirischen Ergebnisse ausschließlich auf von Apotheken als Hauptanbietern erbrachte Leistungen beziehen. Bei den Studien wurden sowohl Untersuchungen zu komplexen Medikationsmanagement Interventionen, als auch zu einzelnen Komponenten dieser Interventionen berücksichtigt. Zahlreiche Studien thematisierten die Ergebnisse der Intervention oder evaluierten die Kosten der Maßnahmen. Da der Fokus dieser Studien nicht auf der Analyse der Perspektive von Anbietern oder Patienten lag, wurden auch diese aus der Betrachtung ausgeschlossen.

		Einschlusskriterien	Ausschlusskriterien
Untersuchungsgegenstand:	Anbieter	Apotheker	Ärzte und weitere Gesundheitsberufe
	Setting	Ambulanter Bereich oder häusliches Umfeld der Patienten	Stationärer Bereich
	Leistung	Medikationsmanagement-Modelle und einzelne Komponenten dieser Leistungen	Reine Konzentration auf die reguläre Beratung bei der Arzneimittelabgabe, Verschreibung durch Apotheker, unspezifische Untersuchungen zu pharmazeutischer Betreuung, Medikationsfehlern
Schwerpunkt der Studie:		Hürden und Zielgruppen der Implementierung von Modellen zu Medikationsanalyse und Medikationsmanagement, Erfahrungen, Präferenzen und Akzeptanz der Modelle aus der Sicht relevanter Anspruchsgruppen als Haupt- oder Teilziele der Studien	Nur medizinische Ergebnisse oder Kosten der Modelle werden betrachtet
Methodik der Studie:		Empirische Befragung, Review	Keine empirischen Erhebungen
Zeitraum:		2006 bis 2016	
Länder		USA, Australien, UK	
Sprachen:		Deutsch und Englisch	

Tab. 2: Ein- und Ausschlusskriterien der systematischen Literaturrecherche[115]

Um das Vorgehen zur Auswahl der Literatur im Rahmen der systematischen Literaturrecherche zu dokumentieren und damit die Transparenz zu erhöhen, wird in

[115] Quelle: Eigene Darstellung.

Abbildung 6 eine Darstellung in Anlehnung an das PRISMA-Schema verwendet.[116]

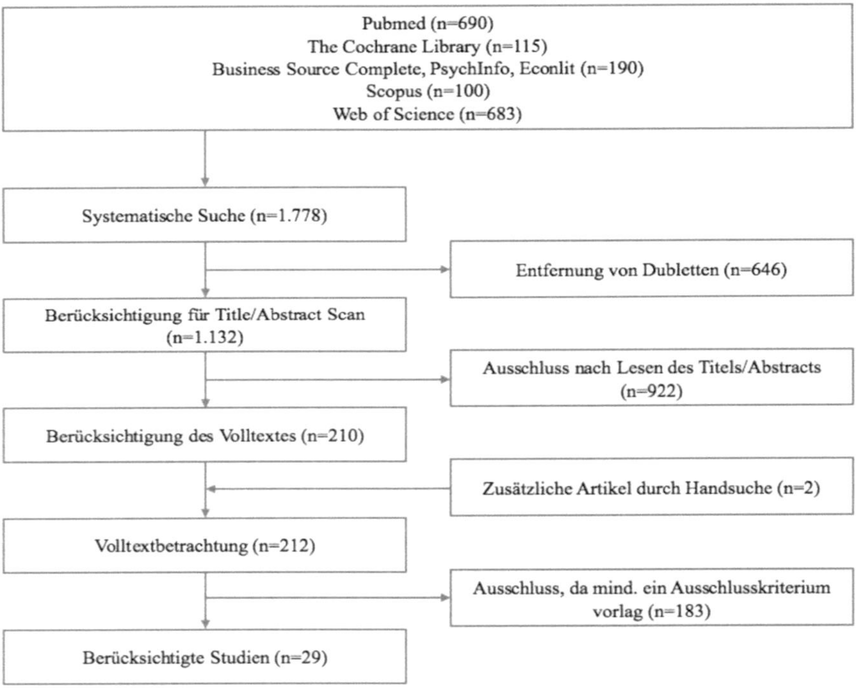

Abb. 6: Prozessschritte bei der systematischen Identifikation von Studien[117]

Insgesamt wurden nach den genannten Schritten zur Selektion 29 Studien im Rahmen der systematischen Literaturrecherche identifiziert, die Präferenzen der Anspruchsgruppen zum Medikationsmanagement oder vergleichbaren Modellen im ambulanten Bereich untersuchen. In einem letzten Schritt werden die Ergebnisse zusammengefasst.

116 Vgl. Moher, D., Liberati, A., Tetzlaff, J., Altman, D. G. (2009), S. 339.

117 Quelle: Eigene Darstellung in Anlehnung an Moher, D., Liberati, A., Tetzlaff, J., Altman, D. G. (2009), S. 339.

Die Tabellen 3, 4, 5 und 6 geben einen Überblick über die im Rahmen der systematischen Literaturrecherche identifizierten Studien. Die Studien wurden zudem anhand der betrachteten Anspruchsgruppen klassifiziert und innerhalb dieser Kategorien nach Ländern geordnet. Von den 29 verbliebenen Studien konnten 11 Studien der Erfassung von Präferenzen der Anbieterseite und 12 Studien der Erfassung der Patientenseite zugeordnet werden. Zudem wurden 5 Studien der Erfassung der Akzeptanz durch Ärzte und eine der Erfassung der Perspektive von Kostenträgern zugeordnet. Eine weitere Studie kann sowohl der Patienten- als auch der Ärzteseite zugeordnet werden. Neben der Erfassung der Ergebnisse zu den Präferenzen der relevanten Anspruchsgruppen werden auch die eingesetzten Methoden in der Übersicht dargestellt, um zu erfassen wie die Wahrnehmung der Modelle durch die Anspruchsgruppen in den einzelnen Publikationen erhoben wurde.

3.2.1 Akzeptanz bei Patienten

Eine Übersicht zu Studien zur Wahrnehmung der Patienten gibt Tabelle 3.

Autor	Jahr	Titel	Methodik	Leistung	Land
Carter et al.[118]	2012	Home Medicines Reviews: a quantitative study of the views of recipients and eligible non-recipients	Quantitative Befragung, Querschnitts-studie	HMR	Australien
Carter et al.[119]	2012	Patients` willingness to use a pharmacist-provided medication management service: the influence of outcome expectancies and communication efficacy.	Quantitative Befragung	HMR	Australien
Carter et al.[120]	2012	Exploring patients´ motivation to participate in Australia`s	Qualitative, teil-strukturierte Fokusgruppen	HMR	Australien

[118] Vgl. Carter, S. R., Chen, T., White, L. (2012).
[119] Vgl. Carter, S. R., Moles, R., White, L., Chen, T. F. (2012b).
[120] Vgl. Carter, S. R., Moles, R., White, L., Chen, T. F. (2012a).

		Home medicines Review program			
White et al.[121]	2012	Consumer perspectives of the Australian Home Medicines Review program: benefits and barriers	Qualitative Befragung	HMR	Australien
Ahn et al.[122]	2015	Understanding, benefits and difficulties of home medicines review- patients` perspectives	Qualitative, teilstrukturierte Interviews	HMR	Australien
Tinelli et al.[123]	2007	Patient evaluation of a community pharmacy medications management service	Quantitative Befragung	Medications management service	UK
Bissell P., Blenkinsopp A., Short, D., Mason L.[124]	2008	Patients` experiences of a community pharmacy-led medicines management service	Qualitativ, teilstrukturiertes Interview	Medicines Management	UK
Latif et al.[125]	2013	Understanding the patient perspective of the English community pharmacy Medicines Use Review (MUR)	Qualitatives Patienteninterview	MUR	UK
Truong et al.[126]	2009	Perceptions on Medicare Part D medication therapy management services	Quantitative Befragung, multizentrische Querschnittsstu die	Medicare MTM	USA
Garcia et al.[127]	2009	Generating demand for pharmacist-provided medication therapy management: Identifying patient-preferred marketing strategies	Qualitative Analyse von Fokusgruppen	MTM	USA

121 Vgl. White, L., Klinner, C., Carter, S. (2012).
122 Vgl. Ahn, J., Park, J. E., Anthony, C., Burke, M. (2015).
123 Vgl. Tinelli, M., Bond, C., Blenkinsopp, A., Jaffray, M., Watson, M., Hannaford, P. (2007).
124 Vgl. Bissell, P., Blenkinsopp, A., Short, D., Mason, L. (2008).
125 Vgl. Latif, A., Boardman, H. F., Pollok, K. (2013).
126 Vgl. Truong H., Layson-Wolf, C., de Bittner, M. R., Own, J. A., Haupt, S. (2009).
127 Vgl. Garcia G. M., Snyder, M. E., McGrath, S. H., Smith, R. B., McGivney, M. S. (2009).

Schultz et al.[128]	2012	Patient-perceived value of Medication Therapy Management (MTM) services: A series of focus groups	Qualitativ, Fokusgruppen	MTM	USA
Lauffenburger et al.[129]	2012	Design of a medication management program for Medicare beneficiaries: Qualitative findings from patients and physicians	Qualitativ, Fokusgruppen	MTM	USA
Doucette et al.[130]	2013	Factors affecting Medicare Part D beneficiaries` decision to receive comprehensive medication reviews	Quantiative Querschnittsstudie	Comprehensive medication review	USA

Tab. 3: Übersicht über die identifizierten Studien - Perspektive der Patienten[131]

Das Ziel der Studie von Carter et. al von 2012 ist es, Faktoren näher zu untersuchen, die die Bereitschaft der Patienten Medikationsmanagement-Leistungen von Apotheken in Anspruch zu nehmen beeinflussen können. Untersucht wird der in Kapitel 2 vorgestellte HMR, bei dem der Apotheker das Patientengespräch im häuslichen Umfeld des Patienten durchführt. Insgesamt wurden 286 Fragebögen in der Auswertung berücksichtigt. Zielgruppe waren Personen, die bisher noch kein HMR in Anspruch genommen haben.[132]

In der Studie konnte gezeigt werden, dass bei Patienten die Bereitschaft besteht, ein HMR in Anspruch zu nehmen, wenn dies vom Arzt empfohlen wird und auch bereit sind bei arzneimittelbezogenen Bedenken ihren Arzt danach zu fragen. Insbesondere die Erwartungen hinsichtlich der persönlichen Vorteile durch das HMR waren dabei entscheidend in Hinblick auf die Bereitschaft zur Teilnahme. Daher

128 Vgl. Schultz, H.,Westberg, S. M., de Oliveira D. R., Brummel, A. (2012).
129 Vgl. Lauffenburger, J. C., Maihan, B. V., Burkhart, J. I., Weinberger, M., Roth, M. T. (2012).
130 Vgl. Doucette, W. R., Zhang, Y., Chrischilles, E. A., Pendergast, J. F., Newland, B. A., Farris, K. B., Frank J. (2013).
131 Quelle: Eigene Darstellung.
132 Vgl. Carter, S. R., Moles, R., White, L., Chen, T. F. (2012b), S: 489-492.

hatte das Ausmaß zu dem die Befragten glauben, dass ein HMR ihnen zusätzliches Wissen zu ihren Arzneimitteln gibt, die Handhabung der Arzneimitteltherapie erleichtern kann und die Bedenken hinsichtlich der Arzneimittel verringern kann, einen starken Einfluss auf die Bereitschaft, die Leistung in Anspruch zu nehmen. Eine wesentliche Limitation der Studie von Carter ist ein möglicher Selektionsbias, da die Rekrutierung der Befragten durch die Apotheker erfolgte.[133]

Die im gleichen Studienzeitraum durchgeführte und ebenfalls 2012 veröffentlichte quantitative Studie von Carter et al. zielt darauf ab die Wahrnehmungen von HMRs durch die Patienten und die Bereitschaft diese in Anspruch zu nehmen, näher zu untersuchen. Eine wesentliche Fragestellung der Studie war die Untersuchung von Unterschieden im wahrgenommenen Nutzen zwischen Personen, die bereits ein HMR in Anspruch genommen haben und Personen, die noch kein HMR erhalten haben. Daher wurden quantitative Fragebögen für beide Gruppen entwickelt. Insgesamt wurden 595 Fragebögen von Personen, die bereits ein HMR erhalten haben und 293 Fragebögen von Personen, die noch kein HMR erhalten haben, in die Analyse mit einbezogen.[134] Die Eignungskriterien für die Patienten, die bisher noch kein HMR erhalten haben, stimmen mit denen aus der Veröffentlichung von 2012 überein und beinhalten unter anderem mehr als 5 regelmäßig eingenommene Arzneimittel täglich, besondere Medikationen, Änderungen in der Medikamentenverordnung innerhalb der letzten 3 Monate, Hospitalisierung im letzten Monat sowie mehrere regelmäßig verschreibende Ärzte.[135,136]

Während in der Studie von Carter, Chen und White, deren Fokus auf dem Vergleich von Personen, die bereits einen HMR erhalten haben und denen die noch

---

133 Vgl. Carter, S. R., Moles, R., White, L., Chen, T. F. (2012b), S. 493-496.
134 Vgl. Carter, S. R., Chen, T., White, L. (2012), S. 210-212.
135 Vgl. Carter, S. R., Moles, R., White, L., Chen, T. F. (2012b), S. 491.
136 Vgl. Carter, S. R., Chen, T., White, L. (2012), S. 211.

kein HMR erhalten haben liegt, ein hoher Nutzen von Personen nach der Inanspruchnahme der Leistung angegeben wurde,[137] waren die Erwartungen im Vorfeld bei den Befragten die noch keine derartige Leistung erhalten haben, in der Studie von Carter, Moles, White und Chen aus dem Jahr 2012 relativ gering.[138]

In der Studie von Carter, Chen und White konnte eine hohe Zufriedenheit der Leistungsempfänger mit dem HMR gezeigt werden. Die Mehrheit gab an bereit zu sein einen weiteren HMR in Anspruch zu nehmen, wenn dieser vom Arzt veranlasst wird. In vielen Fällen wären die Leistungsempfänger auch bereit ihren Arzt nach einem weiteren HMR bei Bedenken zur Medikation zu fragen.[139]

Eine weitere Studie zu HMRs jedoch mit einem qualitativen Forschungsdesign wurde von Carter et al. in 2012 veröffentlicht. Zielsetzung war hierbei die psychosozialen Faktoren zu untersuchen, die Patienten dazu motivieren können an einem HMR Programm teilzunehmen, die ein Risiko für arzneimittelbezogene Probleme haben. In der Studie wurden 14 Fokusgruppen in Australien durchgeführt. Die Daten von 80 Teilnehmern wurden in der Studie ausgewertet, die sich sowohl aus Teilnehmern die innerhalb der letzten 6 Monate ein HMR erhalten haben und Personen, die für ein HMR geeignet sind, aber bisher noch keines erhalten haben, zusammensetzen. Zu den Eignungskriterien zählten unter anderem die Einnahme von mehr als 5 Arzneimitteln täglich oder die Einnahme von bestimmten Arzneimitteln. Die Ergebnisse aus den teilstrukturierten Fokusgruppen wurden den Themen Sorgen bezüglich der Arzneimittel und Erwartungen zu Informationen zu Arzneimitteln zugeordnet.[140]

In der Studie wird davon ausgegangen, dass Bedenken hinsichtlich dem Risiko arzneimittelbezogener Probleme ein wesentlicher Faktor in der Motivation von Patienten an einem HMR Programm teilzunehmen sind. Dabei zeigte sich, dass Bedenken hinsichtlich Arzneimitteln und damit auch die Motivation an einem HMR teilzunehmen am geringsten bei älteren Teilnehmern waren. Diese haben

---

137 Vgl. Carter, S. R., Chen, T., White, L. (2012), S. 214.
138 Vgl. Carter, S. R., Moles, R., White, L., Chen, T. F. (2012b), S. 494.
139 Vgl. Carter, S. R., Chen, T., White, L. (2012), S. 214.
140 Vgl. Carter, S. R., Moles, R., White, L., Chen, T. F. (2012a), S. 659-661.

jedoch ein bedeutendes Risiko für arzneimittelbezogene Probleme. Zudem zeichnete sich in der Studie von Carter et al. ab, dass der Arzt eine wesentliche Rolle einnimmt, um Patienten zur Teilnahme zu motivieren.[141]

In der Studie von White et al. werden die Wahrnehmungen von Patienten, die an einem HMR teilgenommen haben, untersucht und den Einschätzungen von Personen, die diese Leistung bisher noch nicht in Anspruch genommen haben, gegenübergestellt. Hierfür wurden 14 Fokusgruppen mit insgesamt 87 Teilnehmern durchgeführt. Im Rahmen der Fokusgruppen wurden vier bedeutende Vorteile von den Teilnehmern identifiziert. Neben personalisierten Informationen und der Beratung zu den Arzneimitteln wurden mehr Sicherheit hinsichtlich der eigenen Medikamente und auch das Gefühl umsorgt zu werden von den Befragten geschätzt. Auch verbesserte Beziehungen zwischen den Patienten und Anbietern, aber auch Apothekern, und Ärzten wurden genannt.[142] In Hinblick auf mögliche Hürden wurden von Personen die bisher noch kein HMR in Anspruch genommen haben, Bedenken hinsichtlich ihrer Beziehung zum Arzt, aber auch die Ansicht das sie kein HMR benötigen, angeführt. Eine weitere Hürde ist die Durchführung von einem unbekannten Apotheker und Bedenken hinsichtlich der Privatsphäre. Die Befragten gaben als Grund aus dem sie bisher kein HMR in Anspruch genommen haben fehlende Informationen zum Programm an. Bei den Befragten, die keine Notwendigkeit für eine Teilnahme an einem HMR sahen, wurde deutlich, dass sie davon ausgehen das sie über genügend Wissen zu ihren Medikamenten verfügen.[143]

In der Studie von Ahn et al. wird ein patientenzentrierter Ansatz gewählt, um die Erfahrungen der Patienten mit den HMRs besser verstehen zu können. Hierdurch sollen auch die Erwartungen, der wahrgenommene Nutzen und mögliche Hürden aus der Perspektive der Patienten identifiziert werden. Durch teilstandardisierte, qualitative Interviews wurden Patienten befragt, die diese Leistung bereits in An-

---

141 Vgl. Carter, S. R., Moles, R., White, L., Chen, T. F. (2012a), S. 665.
142 Vgl. White, L., Klinner, C., Carter, S. (2012), S. 5-7.
143 Vgl. White, L., Klinner, C., Carter, S. (2012), S. 11.

spruch genommen haben. Der Großteil der Patienten hatte eine positive Einstellung zur Leistung, insbesondere in Hinblick auf die Verbesserung des eigenen Wissens. Bei den wahrgenommenen Schwierigkeiten wurde eine unzureichende Unterstützung durch den Arzt angegeben, aber auch, dass sich Apotheker nicht genügend Zeit nehmen oder die Einstellung des Apothekers wurde kritisiert.[144]

Eine quantitative Studie aus England wurde von Tinelli et al. 2007 veröffentlicht, mit dem Ziel die Wirkung einer Medication Management Leistung auf die Zufriedenheit mit der Apotheke, aber auch den Einstellungen und Erwartungen in Hinblick auf die Apotheke zu untersuchen. Insgesamt wurden 1441 Patienten für die Studie rekrutiert. Die Medikationsmanagement Beratung wurde von 98% der Patienten positiv bewertet.[145]

Eine qualitative Erhebung von Bissell von 2008 analysiert die Wahrnehmung von Medicines Management Leistungen, die von Apothekern in England angeboten werden. Eine Evaluation in einer randomisiert, kontrollierten Studie wurde durchgeführt, um Patienten mit koronarer Herzkrankheit (KHK), die eine Medicines Management Leistung durch die Apotheke erhielten, mit einer Kontrollgruppe die die übliche Versorgung erhielten, zu vergleichen.[146]

Die Patienten in der Interventionsgruppe wurden zu ihren Erfahrungen mit der Leistung befragt. Insgesamt wurden 49 Personen in einem teilstrukturierten Interview befragt. Die Sichtweise der Patienten zu den Erfahrungen mit der Medicines Management Leistung waren ambivalent. Empfehlungen von Apothekern hinsichtlich der Therapie wurden teilweise kritisch in Hinblick auf das kommerzielle Umfeld in dem Apotheken agieren bewertet.[147]

Eine weitere qualitative Studie zur Patientenperspektive für ein Medicines Use Review in England wurde 2013 von Latif et al. veröffentlicht. Das Ziel der Studie ist es, die Vorteile die MURs für die Patienten haben zu verstehen. Die MURs von 54 Patienten wurden beobachtet und jeweils 17 Patienten aus jeder Apotheke

---

144 Vgl. Ahn, J., Park, J. E., Anthony, C., Burke, M. (2015), S. 250-251.
145 Vgl. Tinelli, M., Bond, C., Blenkinsopp, A., Jaffray, M., Watson, M., Hannaford, P. (2007), S. 1963-1964.
146 Vgl. Bissell, P., Blenkinsopp, A., Short, D., Mason, L. (2008), S. 363-364.
147 Vgl. Bissell, P., Blenkinsopp, A., Short, D., Mason, L. (2008), S. 365-367.

stimmten einem Interview zu den Erfahrungen mit dem MUR zu.[148] In der Studie konnte gezeigt werden, dass ein MUR von den meisten Patienten positiv beurteilt wurde. Die Leistung und der damit verbundene Zeitaufwand des Apothekers wurden von den Patienten geschätzt. Das MUR stellte eine Möglichkeit dar, Unsicherheiten der Patienten zu verringern.

Dennoch wird die Sicht der Patienten geprägt durch die Wahrnehmung der Rolle des Apothekers und der Arbeitsteilung zwischen Apothekern und Ärzten. Zudem beeinflussen die subjektive Wahrnehmung der Vorteile dieser Leistungen die Bereitschaft diese Leistungen in Anspruch zu nehmen. Zudem hatten Patienten Bedenken hinsichtlich der Reaktion des Arztes und die Auswirkungen auf die Arzt-Patientenbeziehung. Eine Zusammenarbeit zwischen Ärzten und Apothekern wird daher als fundamental angesehen, damit Patienten Medikationsmanagement Leistungen die von Apothekern erbracht werden, annehmen. In dieser Studie wird die Durchführung von MURs bei Realbindungen untersucht.[149]

Eine Studie aus den USA wurde 2009 von Truong et al veröffentlicht, um die Wahrnehmungen der Patienten und ihre Erwartungen hinsichtlich MTM Leistungen zu erfassen und aufbauend auf diesen Ergebnissen das Wissen der Patienten zu MTM Leistungen zu erhöhen. Die multizentrische Querschnittsstudie umfasst 81 Patienten in 4 öffentlichen Apotheken. Ausgangspunkt waren die fünf Kernelemente der MTM-Leistung.[150] Nachdem sie die Definitionen der Leistungskomponenten erhalten haben, bewerteten die Patienten die MTM-Leistungen als wichtig. Dennoch wurden Bedenken hinsichtlich der Privatsphäre und der Zeit des Apothekers geäußert.[151]

Eine qualitative Studie aus den USA wurde von Garcia et al. 2009 veröffentlicht. Drei Fokusgruppen mit insgesamt 26 Angestellten einer Universität wurden durchgeführt. Die Teilnehmer gaben an, dass sie sich mehr Informationen zu ihren Arzneimitteln wünschen. Als eine wesentliche Barriere wurden vor allem

---

[148] Vgl. Latif, A., Boardman, H. F., Pollok, K. (2013), S. 951.
[149] Vgl. Latif, A., Boardman, H. F., Pollok, K. (2013), S. 954-955.
[150] Vgl. Truong H., Layson-Wolf, C., de Bittner, M. R., Own, J.A., Haupt, S. (2009), S. 393.
[151] Vgl. Truong H., Layson-Wolf, C., de Bittner, M. R., Own, J.A., Haupt, S. (2009), S. 396-397.

Kosten der Leistung identifiziert. Die Patienten zeigten insgesamt eine positive Einstellung zum Konzept des MTM.[152] Für eine effektive Kommunikation sollte der Schwerpunkt auf den von den Patienten als besonders relevant und positiv bewerteten Faktoren liegen. Hierzu zählen auch persönliche Unterlagen zu den Medikamenten, um erfolgreich eine Patientennachfrage für ein MTM generieren zu können.[153]

Eine weitere qualitative Studie zu MTM Leistungen wurde 2012 von Schultz et al. veröffentlicht, um den von den Patienten wahrgenommenen Wert von MTM Leistungen näher zu untersuchen. Hierfür wurden die Ergebnisse von drei Fokusgruppen ausgewertet.[154] In jeder der Fokusgruppen waren zwischen 5 und 9 Teilnehmer.[155] Die Patienten waren insgesamt zufrieden mit der Leistung. Als wesentliche Barrieren, die nicht im Zusammenhang mit der Finanzierung stehen, konnten unter anderem die Verfügbarkeit des Apothekers und ein fehlendes Wissen zu den Leistungen bei Ärzten und Patienten identifiziert werden. Auch die Einstellung der Patienten, dass sie keine MTM-Leistungen benötigen wurde als eine Hürde genannt.[156]

In einer qualitativen Studie von Lauffenburger et al. wird im Rahmen von Fokusgruppen unter anderem auch die Perspektive älterer Patienten näher betrachtet. Die Patienten in der Studie waren 60 Jahre und älter und nahmen 5 oder mehr verschriebene Arzneimittel ein. Insgesamt wurden 4 Fokusgruppen gebildet. Die Fokusgruppen konzentrieren sich auf die Erfahrungen bei der Handhabung der eigenen Mediation und ein Feedback zum MTM Programm. In der Studie wurden 28 ältere Patienten berücksichtigt.[157]

Die älteren Patienten schätzten die Kenntnisse des Apothekers. Hürden aus Sicht der Patienten sind die Verfügbarkeit des Apothekers, aber auch der Bedarf für

---

[152] Vgl. Garcia G. M., Snyder, M. E., McGrath, S. H., Smith, R. B., McGivney, M. S. (2009), S. 612-614.
[153] Vgl. Garcia G. M., Snyder, M. E., McGrath, S. H., Smith, R. B., McGivney, M. S. (2009), S. 616.
[154] Vgl. Schultz, H., Westberg, S. M., de Oliveira D. R., Brummel, A. (2012), S. 2.
[155] Vgl. Schultz, H., Westberg, S. M., de Oliveira D. R., Brummel, A. (2012), S. 8.
[156] Vgl. Schultz, H., Westberg, S. M., de Oliveira D. R., Brummel, A. (2012), S. 4-5.
[157] Vgl. Lauffenburger, J. C., Maihan, B. V., Burkhart, J.I., Weinberger, M., Roth, M.T. (2012), S. 130-132.

eine solche zusätzliche Unterstützung bei ihrer Medikation wurde auf Patientenseite nicht immer wahrgenommen. Während die Patienten einen Nutzen in der Leistung sehen, für den sie bereit wären zu bezahlen, muss dieser wertmäßig jedoch in einem akzeptablen Bereich liegen.[158]

Eine Studie von Doucette et al. konzentriert sich auf die umfassende Medikationsanalyse (Comprehensive Medication Review, CMR) als eine der wichtigsten Aktivitäten von den 5 Kernelementen im Rahmen des MTM. Das Ziel ist es Faktoren zu identifizieren, die die Entscheidung der Patienten ein CMR in Anspruch zu nehmen beeinflussen. Zudem wurden die Erfahrungen der Patienten mit den von Apothekern angebotenen CMRs bei Patienten, die vorab telefonisch über das Programm informiert wurden um auf das Programm aufmerksam zu machen, erfasst.[159]

Von den insgesamt 238 Befragten hatte in etwa ein Drittel der Befragten angegeben, dass sie ein CMR durch einen Apotheker im letzten Jahr erhalten haben. Wesentliche Faktoren in der Entscheidung, ob ein CMR in Anspruch genommen wird, waren vor allem die Kenntnis der Kosten, ein geeigneter Ort der Durchführung und das die Leistung von der Stammapotheke angeboten wird. Die Befragten, die angegeben haben bereits ein CMR in Anspruch genommen zu haben, schätzen die Arzt-Patientenbeziehung und Arzt-Apothekerbeziehung, aber auch den Erhalt einer aktuellen Medikationsliste als wichtiger ein. Diese Personengruppe gab an, mit der Leistung zufrieden gewesen zu sein.[160]

3.2.2 Akzeptanz bei Apothekern

Eine Übersicht zur den in Hinblick auf die Wahrnehmung der Apotheker identifizierten Studien gibt Tabelle 4.

---

[158] Vgl. Lauffenburger, J. C., Maihan, B. V., Burkhart, J. I., Weinberger, M., Roth, M. T. (2012), S. 133-134.

[159] Vgl. Doucette, W. R., Zhang, Y., Chrischilles, E. A., Pendergast, J. F., Newland, B. A., Farris, K. B., Frank J. (2013), S. 483.

[160] Vgl. Doucette, W. R., Zhang, Y., Chrischilles, E. A., Pendergast, J. F., Newland, B.A., Farris, K.B., Frank J. (2013), S. 484.

Autor	Jahr	Titel	Methodik	Leistung	Land
Latif et al.[161]	2008	Community pharmacists` attitudes towards medicines use reviews and factors affecting the numbers performed	Quantitative Befragung	MUR	UK
Harding et al.[162]	2010	Community pharmacists` perceptions of medicines use reviews	Quantitative Befragung	MUR	UK
Wells et al.[163]	2014	Views and experiences of community pharmacists and superintendent pharmacists regarding the New Medicine Service in England prior to implementation	Qualitative Fokusgruppen, Teilstrukturierte qualitative Interviews	NMR	UK
Herbert et al.[164]	2006	Prediction of pharmacist intention to provide Medicare medication therapy management services using the theory of planned behavior	Quantitative Befragung	MTM	USA
Moczygemba et al.[165]	2008	Texas pharmacists` opinions about and plans for provision of medication therapy management services	Quantitative Querschnittsstudie	MTM	USA
Schommer et al.[166]	2008	Pharmacist-provided medication therapy management (part 1): Provider perspectives	Deskriptive Querschnittsstudie	MTM	USA
MacIntosh et al.[167]	2009	Attitudes toward and factors affecting implementation of	Qualitative, telefonische Befragung	MTM	USA

161 Vgl. Latif, A., Boardman, H. (2008).
162 Vgl. Harding, G., Wilcock, M. (2010).
163 Vgl. Wells, K. M., Thornley, T., Boyd, M. J., Boardman, H. F. (2014).
164 Vgl. Herbert, K. E., Urmie, J. M., Newland, B. A., Farris, K. B. (2006).
165 Vgl. Moczygemba, L. R., Barner, J. C., Roberson, K. (2006).
166 Vgl. Schommer, J. C., Planas, L. G., Johnson, K. A., Doucette, W. R. (2008a).
167 Vgl. MacIntosh, C., Weiser, C., Wassimi, A., Reddick, J., Scovis, N., Guy, M., Boesen, K. (2009).

		medication therapy management services by community pharmacists			
Law et al.[168]	2009	Ready, willing, and able to provide MTM services?: A survey of community pharmacists in the USA	Quantitative Befragung	MTM	USA
Lounsbery et al.[169]	2009	Evaluation of pharmacists` barriers to the implementation of medication therapy management services	Quantitative Querschnittsstudie	MTM	USA
Blake et al.[170]	2010	Perceived Barriers to Provision of Medication Therapy Management Services (MTMS) and the likelihood of a pharmacist to work in a pharmacy that provides MTMS	Quantitative Befragung	MTM	USA
Wang et al.[171]	2011	Pharmacists` acceptable levels of compensation for MTM services: a conjoint analysis	Quantitativ, Conjoint Analyse	MTM	USA

Tab. 4: Übersicht über die identifizierten Studien - Perspektive der Apotheker[172]

In einer 2008 veröffentlichten Studie aus UK werden die Faktoren in Hinblick auf die Anzahl der durgeführten MURs in akkreditierten, öffentlichen Apotheken näher untersucht. Zudem wurden die Einstellungen der Apotheker zur Implementierung der Leistungen und zu den Vorteilen dieser neuen Leistung erfasst. Auch diese Studie wurde durchgeführt, als die Leistung noch relativ neu war und daher nur wenig über die Einstellungen von Apothekern zu dieser Leistung bekannt war.

168 Vgl. Law, A. V., Okamoto, M. P., Brock, K. (2009).
169 Vgl. Lounsbery J. L., Green C. G., Bennett, M. S., Pedersen, C. A. (2009).
170 Vgl. Blake, K. B., Madhavan, S. S. (2010).
171 Vgl. Wang J., Hong, S. H., Meng S., Brown L. M. (2011).
172 Quelle: Eigene Darstellung.

Von den Teilnehmern an der postalischen Umfrage konnten insgesamt 167 Fragebögen ausgewertet werden.[173]

Von 93% der Befragten wurden MURs als eine Möglichkeit angesehen, die Rolle der Apotheker auszuweiten. Zudem geht ein Großteil der Befragten davon aus, dass ein MUR die Arzneimittelanwendung der Patienten verbessern kann. Zweifel hinsichtlich der Wertschätzung der Ärzte zeichneten sich in der Studie ab. Als bedeutende Hürden wurden von den befragten Apothekern ein Mangel an Zeit und Personal identifiziert. Zudem war ein Großteil der Befragten unzufrieden mit ihren Beratungsbereich. Auch eine angemessene Vergütung wurde als ein nicht unwesentlicher Faktor im Zusammenhang mit der Anzahl der durchgeführten MURs genannt.[174]

Eine weitere in UK durchgeführte Studie konzentriert sich auf die Qualitätssicherung bei den MURs, um Indikatoren für die Qualität aus der Sicht von Apothekern bestimmen zu können. Die Studie wurde mit einer kleineren Stichprobe von 50 Apothekern durchgeführt. Ausschlaggebend für die Durchführung eines MURs war dabei hauptsächlich die Einschätzung des Apothekers bei 84%, aber auch die Nachfrage durch Patienten. Mehr als 70% der Befragten geben an, dass die Durchführung eines MURs eine besondere Fachkompetenz erfordert. In der Befragung zeichneten sich ambivalente Ergebnisse bei dem Einfluss von Kollegen ab, lediglich 38% gaben an, durch ihre Kollegen beeinflusst zu werden. Ein deutlicheres Bild zeigte sich in Hinblick auf Schulungen, insgesamt gehen 86% der Befragten davon aus, dass Schulungen ein wesentliches Element sind, um einen akzeptablen Standard bei der Durchführung von MURs zu sichern. In diesem Zusammenhang wurde von einem Teil der Befragten jedoch die Erfahrung als noch wichtiger angesehen. Nahezu alle Befragten werten die Unterstützung durch das gesamte Apothekenpersonal als wichtig für die Durchführung von MURs.[175]

---

[173] Vgl. Latif, A., Boardman, H. (2008), S. 537-538.
[174] Vgl. Latif, A., Boardman, H. (2008), S. 539.
[175] Vgl. Harding, G., Wilcock, M. (2010), S. 382-383.

Eine weitere Leistung in diesem Bereich ist der New Medicine Review, dieser wird in einer Studie von Wells et al. näher untersucht. In einer qualitativen Erhebung wird die Perspektive der Apotheker in Hinblick auf die NMS vor der Implementierung erfasst, um unterstützende Faktoren aber auch mögliche Barrieren einer Implementierung zu erfassen.[176]

Hierfür wurden unter anderem drei Fokusgruppen mit 15 Teilnehmern eingesetzt. Mit einer weiteren Gruppe wurden zudem teilstrukturierte Interviews durchgeführt. In den Fokusgruppen und auch den Interviews zeichneten sich vier Themen ab. Zu diesen zählen die Bekanntheit und das Verständnis der Leistung, der Nutzen durch das Anbieten eines NMS, mögliche unterstützende Faktoren und Barrieren für ein Angebot der Leistungen. Dabei zeigte sich, dass die Apotheker davon ausgehen, dass die Erbringung dieser Leistungen die Zufriedenheit mit der eigenen Tätigkeit erhöhen wird und eine positive Haltung gegenüber der Leistung wurde deutlich. Zudem gehen die Apotheker in der Studie davon aus, dass die Leistung mit bedeutenden Vorteilen für die Patienten verbunden ist, insbesondere in Hinblick auf das Verständnis für die eigene Behandlung. Die vorherige Einführung der weitgehend vergleichbaren Leistung, der MURs, wurde als bedeutende Veränderung für das Berufsbild gesehen. Die deutliche Veränderung der Wahrnehmung der eigenen Rolle und des Berufsbildes wurde als ein wesentlicher Grund für das langsame Annehmen der Leistung genannt.[177] Als potenzielle Hürden einer Einführung wurden die geringe Bekanntheit der Leistungen der Apotheken bei den Ärzten angesehen, aber auch Unsicherheit in Hinblick auf die Honorierung.[178]

In einer Studie von Herbert et al. wurden 203 Apotheker in die Auswertung einbezogen. In der Studie konnte gezeigt werden, dass die Apotheker im Allgemeinen eine positive Einstellung dazu haben, ein MTM anzubieten.[179] Zudem konnten die Konstrukte Einstellung, subjektive Norm und Verhaltenskontrolle als Prädikato-

---

176 Vgl. Wells, K. M., Thornley, T., Boyd, M. J., Boardman, H. F. (2014), S. 60.
177 Vgl. Wells, K. M., Thornley, T., Boyd, M. J., Boardman, H. F. (2014), S. 62-63.
178 Vgl. Wells, K. M., Thornley, T., Boyd, M. J., Boardman, H. F. (2014), S. 65-66.
179 Vgl. Herbert, K. E., Urmie, J. M., Newland, B. A., Farris, K. B. (2006), S. 306.

ren für die Intention ein Medication Therapy Management anzubieten, identifiziert werden.[180] In der Umfrage konnte gezeigt werden, dass das Anbieten von MTM-Leistungen als wichtiger Schritt in der Weiterentwicklung des Berufsbildes der Apotheker gesehen wird und die Versorgung der Patienten hierdurch verbessert werden kann. Es wird weniger davon ausgegangen, dass diese Leistungen für die Apotheken profitabel sein werden oder mehr Patienten für die Apotheke gewonnen werden können.[181]

Eine Studie von Moczygemba wurde 2008 veröffentlicht. Die Absicht, ein MTM anzubieten, aber auch potenzielle Hürden wurden erfasst. Ein weiteres Ziel der Studie war es den Bedarf an zusätzlichen Schulungen bei den Apothekern zu ermitteln. Hierfür wurde eine quantitative Befragung durchgeführt. Insgesamt wurden 157 Apotheker in die Auswertung einbezogen. Ein Großteil der Befragten nannte ein Interesse an zusätzlichen Schulungen. In der Studie konnten vier potenzielle Barrieren identifiziert werden. Hierzu zählen der Zeitbedarf, das Umfeld, die Vergütung und Schulungen.[182]

In einer Studie von Schommer et al. wird die Perspektive der Anbieter erfasst. Der Schwerpunkt lag auf den Anfangsphasen der Implementierung von MTM-Leistungen. Hierfür wurde eine Online-Befragung durchgeführt, um zu erfassen wie die Implementierung der Leistungen von den Anbietern wahrgenommen wird und wie deren Wert gesehen wird. Die Stichprobe der Anbieter umfasst Befragte die entweder direkt bei der Erbringung von MTM-Leistungen im Rahmen ihrer Tätigkeit involviert sind oder die für Personen, die diese Leistungen anbieten zuständig sind. Insgesamt wurden 687 Befragte in der Auswertung berücksichtigt. Von den Befragten gaben 65% an das sie oder ihre Organisation MTM-Leistungen anbieten. Von den Befragten die ein MTM implementieren werden bei der

[180] Vgl. Herbert, K. E., Urmie, J. M., Newland, B. A., Farris, K. B. (2006), S. 308.
[181] Vgl. Herbert, K. E., Urmie, J. M., Newland, B. A., Farris, K. B. (2006), S. 306.
[182] Vgl. Moczygemba, L. R., Barner, J. C., Roberson, K. (2006), S. 39-42.

Hälfte Patienten als potenzielle Kandidaten für ein MTM aktiv identifiziert. Hierbei werden unter anderem die Anzahl der eingenommenen Arzneimittel oder auch die Anzahl der Erkrankungen berücksichtigt.[183]

In Hinblick auf die bedeutensten Faktoren, die Anbieter davon abhalten, MTM-Leistungen anzubieten, konnte gezeigt werden, dass die Apotheker zu wenig Zeit oder eine zu geringe Personaldecke haben und die Arzneimittelabgabe mit einer großen Arbeitsbelastung verbunden ist. Zudem wurden Schwierigkeiten bei der Abrechnung von MTM-Leistungen als eine Hürde angeführt. Obwohl eine grundsätzliche Bereitschaft deutlich wird, wird das berufliche Umfeld als nicht förderlich für das Angebot von MTM-Leistungen eingestuft.[184]

Eine Studie von MacIntosh von 2009 analysiert die Einstellungen von öffentlichen Apotheken in Hinblick auf das Anbieten von Medicare Part D MTM Leistungen. Insgesamt wurden 200 Apotheker befragt. Die meisten Apotheker sehen einen Nutzen für die Patienten in den MTM-Leistungen und gehen davon aus, dass diese die Leistungen schätzen würden. Dennoch wurde in der Studie deutlich, dass der Zeitbedarf eine Barriere darstellen kann. In der Studie geben 64% der Befragten an, dass sie nicht genügend Zeit für die Leistungen haben.[185]

In einer quantitativen Befragung von Law et al. werden die Wahrnehmungen von Apothekern in den USA hinsichtlich der eigenen Vorbereitung auf das Anbieten von MTM Leistungen, aber auch zu ihrer Bereitschaft diese Leistungen anzubieten und möglichen Herausforderungen hierbei näher befragt. Die Onlineumfrage wurde von 143 Apothekern durchgeführt. In Hinblick auf das klinische Wissen und die Erfahrung gab der Großteil der Befragten an, dass sie angemessen auf die Erbringung der Leistungen vorbereitet sind. Der Großteil der Befragten geht mit 77,1% zudem davon aus das ihre Apotheke aktuell vorbereitet ist, um MTM Leistungen anzubieten. In Hinblick auf mögliche Hürden einer Umsetzung von MTM-Leistungen in ihrer Apotheke gaben die Apotheker an nicht genügend Zeit und

---

183 Vgl. Schommer, J. C., Planas, L. G., Johnson, K. A., Doucette, W. R. (2008a), S. 355-357.
184 Vgl. Schommer, J. C., Planas, L. G., Johnson, K. A., Doucette, W. R. (2008a), S. 360.
185 Vgl. MacIntosh, C., Weiser, C., Wassimi, A., Reddick, J., Scovis, N., Guy, M., Boesen, K. (2009), S. 27-29.

Personal zu haben, aber auch auf eine fehlende Standardisierung wurde verwiesen. Zudem wurden Unsicherheiten hinsichtlich der Vergütung der Leistungen bei den wesentlichen Hürden aufgeführt. Weitere Herausforderungen schließen auch die Einstellungen von Patienten und Ärzten ein und die Kosten einer Implementierung. Dennoch ist aufgrund der geringen Beteiligung der Apotheker in der Umfrage ein Bias denkbar. Eine wesentliche Limitation der Studie kann aus einer geringen Beteiligung bei der Studie resultieren.[186]

Auch von Lounsbery wurde eine Studie zu den wahrgenommenen Barrieren einer Implementierung von MTM-Leistungen veröffentlicht. In der Studie wurden die Umfragen von 970 Apothekern ausgewertet. Hierbei wurden nur Apotheker berücksichtigt, die ein MTM anbieten oder ein Interesse daran zeigten, diese Leistungen anzubieten.[187] In der Gruppe der Apotheker, die ein MTM mit einer Vergütung anbieten, konnte insbesondere eine angemessene Vergütung bei 70,8% als Hürde identifiziert werden. In der Gruppe der Apotheker, die ein MTM ohne Vergütung anbieten waren die gängigsten Hürden mit der Vergütung verbunden. In der Gruppe der Apotheker, die ein Interesse daran zeigten, MTM-Leistungen anzubieten, wurden als wesentliche Hürden ein Mangel an zusätzlichem Personal und schlecht zugängliche medizinische Informationen genannt. Die Barrieren waren in der Gruppe der Personen, die Interesse daran haben, MTM-Leistungen anzubieten höher, als in der Gruppe die bereits MTM-Leistungen anbieten. Auch in der Gruppe der Apotheken die ein MTM ohne Vergütung anbieten waren die Barrieren höher als in der Gruppe, die MTM-Leistungen mit einer entsprechenden Vergütung anbieten.[188]

In einer quantitativen Studie von Blake et al. werden die Barrieren, ein MTM anzubieten aus der Perspektive der Apotheker näher untersucht. Hierbei wurden 256 Antworten ausgewertet. Die Befragten gaben dabei an, dass insbesondere die Ausbildung und die Bereitschaft der Patienten zur Teilnahme eine Implementierung

[186] Vgl. Law, A. V., Okamoto, M. P., Brock, K. (2009), S. 377-379.
[187] Vgl. Lounsbery J. L., Green C. G., Bennett, M. S., Pedersen, C. A. (2009), S. 52-53.
[188] Vgl. Lounsbery J. L., Green C. G., Bennett, M. S., Pedersen, C. A. (2009), S. 55.

erleichtern. Die fehlende Zeit wurde hingegen als die bedeutendste Barriere identifiziert. Auch die Haltung der Ärzte wurde als eine Hürde identifiziert.[189]

In einer quantitativen Erhebung von Wang wird die für Apotheker akzeptable Vergütung von MTM-Leistungen näher analysiert. Hierbei wurden auch Veränderungen im Zusammenhang mit den Eigenschaften der MTM-Leistungen bestimmt. In der Studie wurde daher die Methode der Conjoint-Analyse gewählt.[190] Insgesamt wurden die Daten von 348 Befragten analysiert. Die Apotheker wurden nach ihren zwei größten Herausforderungen in Hinblick auf das Anbieten von MTM-Leistungen gefragt. Dabei wurde von 70,1% der Befragten als wesentliche Herausforderung beim Angebot von MTM-Leistungen der Zeitbedarf angeben, eine inadäquate Honorierung der Leistungen wurde von 33,9% angeführt und 31,2% nannten ein fehlendes Interesse auf Patientenseite. Zudem wurde von 25,8% angegeben, dass der Zugang zu Patientendaten ebenfalls eine Hürde beim Angebot eines MTM darstellt. Dennoch sieht der Großteil der Befragten einen Nutzen für die Patienten in einer jährlichen individuellen Überprüfung der Medikation. Insgesamt geben 69,9% der Befragten an, dass sie qualifiziert sind um eine MTM-Leistung anzubieten.[191]

---

189 Vgl. Blake, K. B., Madhavan, S. S. (2010), S. 425-427.
190 Vgl. Wang J., Hong, S. H., Meng S., Brown L. M. (2011), S. 385.
191 Vgl. Wang J., Hong, S. H., Meng S., Brown L. M. (2011), S. 388.

3.2.3 Akzeptanz bei Ärzten

Auch die Perspektive der Ärzte wird in einigen Studien näher untersucht, diese werden in Tabelle 5 dargestellt.

Autor	Jahr	Titel	Methodik	Leistung	Land
Alkhateeb et al.[192]	2009	Physician attitudes toward pharmacist provision of medication therapy management services	Quantative Befragung	MTM	USA
McGrath et al.[193]	2010	Physician perceptions of pharmacist-provided medication therapy management: Qualitative analysis	Qualitativ, Fokusgruppen	MTM	USA
Lauffenburger et al.[194]	2012	Design of a medication management program for Medicare beneficiaries: Qualitative findings from patients and physicians	Qualitativ, Fokusgruppen	MTM	USA
Arya et al.[195]	2013	Understanding awareness of pharmacist-led medication therapy management among primary care physicians in New York City using qualitative methods: part I	Qualitativ	MTM	USA
Guthrie et al.[196]	2015	Physicians` preferences for communication of pharmacist-provided	Quantitative Umfrage	MTM	USA

192 Vgl. Alkhateeb, F. M., Clauson, K. A., McCafferty, R., Latif, D. A. (2009).
193 Vgl. McGrath, S. H., Snyder, M. E., Dueñas, G. G., Pringle, J. L., Smith R. B., McGivney, M. S. (2010).
194 Vgl. Lauffenburger, J. C., Maihan, B. V., Burkhart, J. I., Weinberger, M., Roth, M. T. (2012).
195 Vgl. Arya, V., Pinto, S., Khan, T. (2013).
196 Vgl. Guthrie, K. D., Stoner, S. C., Hartwig, D. M., May, J. R., Nicolaus, S. E., Schramm, A. M., DiDonato, K. L. (2015).

		Medication Therapy Management in community pharmacy			
Dhillon et al.[197]	2015	General practitioners` perceptions on home medicines reviews: a qualitative analysis	Qualitative, teilstrukturierte Interviews	HMR	Australien

Tab. 5: Übersicht über die identifizierten Studien - Perspektive der Ärzte[198]

Eine Studie zu der Perspektive der Ärzte wurde 2009 von Alkhateeb et al. veröffentlicht. Das Ziel der explorativ ausgerichteten Studie war es, ein Modell zu entwickeln, um die Einstellungen der Ärzte hinsichtlich den von Apothekern angebotenen MTM-Leistungen zu erklären. Auch die Faktoren, durch die Einstellungen der Ärzte beeinflusst werden können, sollen näher untersucht werden. Im Rahmen einer Online-Umfrage wurden die Antworten von 102 Ärzten in der Auswertung berücksichtigt.[199] In der Auswertung konnte ein negativer Zusammenhang zwischen der Berufserfahrung und der Akzeptanz das Apotheker MTM-Leistungen anbieten gezeigt werden. Für die Häufigkeit der Kommunikation zwischen Arzt und Apotheker konnte ein negativer Zusammenhang zu den Einstellungen der Ärzte zu MTM-Leistungen durch Apotheker gezeigt werden. Dies kann ein Indikator dafür sein, dass die Qualität der Kommunikation mit den Ärzten verbessert werden sollte, da diese häufig nicht konstruktiv scheint. Zudem zeigte sich, dass der Hausarzt eher MTM-Leistungen durch Apotheker unterstützt, als dies bei Fachärzten der Fall ist.[200]

Eine weitere Studie aus den USA wurde 2010 von McGrath veröffentlicht. Das Ziel war es die Wahrnehmung der von Apothekern angebotenen MTM-Leistungen durch Ärzte zu erfassen. Hierfür wurden drei Fokusgruppen mit Ärzten in unterschiedlichen Regionen durchgeführt. Insgesamt nahmen 23 Hausärzte teil, die

---

[197] Vgl. Dhillon, A. K., Hattingh, H. L., Stafford, A., Hoti, K. (2015).
[198] Quelle: Eigene Darstellung.
[199] Vgl. Alkhateeb, F. M., Clauson, K. A., McCafferty, R., Latif, D. A. (2009), S. 488-489.
[200] Vgl. Alkhateeb, F. M., Clauson, K. A., McCafferty, R., Latif, D. A. (2009), S. 491-492.

Anzahl der Teilnehmer in den einzelnen Fokusgruppen lag daher zwischen 6 und 9 Teilnehmern. Bei dem wahrgenommenen Nutzen der MTM-Leistungen wurde häufig genannt, dass den Patienten und den Ärzten eine vollständige Medikationsliste zur Verfügung gestellt wird. Auch die Erkennung potenzieller arzneimittelbezogener Probleme und die Verbesserung der Adhärenz wurden in diesem Zusammenhang genannt. Bei den Bedenken hinsichtlich eines MTM wurde die Ansicht, dass Ärzte die geeigneteren Anbieter eines MTM sind, genannt.[201]

Dies wurde damit begründet, dass die Apotheker den Patienten nicht so gut kennen und ihnen ein klinisches Training fehlt. Auch Bedenken hinsichtlich der Vergütung wurden geäußert. Die Ärzte fordern eine Vergütung für die Zeit, die sie mit dem Apotheker verbringen, um Probleme hinsichtlich der Medikation des Patienten zu besprechen. Zudem besteht Unklarheit darüber, wie der Apotheker für die Leistung bezahlt werden soll. Dabei gaben die Ärzte wiederholt an, dass sie ein klareres Verständnis der einzelnen Vorgänge im Rahmen der Leistung sowie deren Einfluss auf die Versorgung der Patienten benötigen, um eine vertrauensvolle Zusammenarbeit zu ermöglichen.[202]

In einer 2012 von Lauffenburger et al. veröffentlichten Studie wird im Rahmen von Fokusgruppen neben älteren Patienten auch die Perspektive von Ärzten näher untersucht. Zudem werden potenzielle Barrieren aus der Sicht von Patienten und Ärzten ermittelt. Die Ärzte in der Studie mussten dabei Erfahrung in der Zusammenarbeit mit einem Apotheker haben. In der Studie wurden insgesamt 8 Ärzte berücksichtigt und eine Fokusgruppe wurde gebildet.[203] Die Ärzte nahmen den klinischen Pharmazeuten als einen Spezialisten wahr, der die Verbindung zu älteren Patienten in Hinblick auf die Arzneimittelanwendung verbessert.[204] Als ein Problembereich wurden zu viele Empfehlungen identifiziert. Die Empfehlungen sollten nach Meinung der Ärzte kurz und auf die Prioritäten fokussiert sein, so-

[201] Vgl. McGrath, S. H., Snyder, M. E., Dueñas, G. G., Pringle, J. L., Smith R. B., McGivney, M. S. (2010), S. 68-69.
[202] Vgl. McGrath, S. H., Snyder, M. E., Dueñas, G. G., Pringle, J. L., Smith R. B., McGivney, M. S. (2010), S. 70.
[203] Vgl. Lauffenburger, J. C., Maihan, B. V., Burkhart, J. I., Weinberger, M., Roth, M. T. (2012), S. 130-131.
[204] Vgl. Lauffenburger, J. C., Maihan, B.V., Burkhart, J. I., Weinberger, M., Roth, M. T. (2012), S. 133

dass sie den Empfänger nicht überfordern und dadurch ihr volles Potenzial Veränderungen anzustoßen, entfalten können. Als eine weitere Hürde wurden Probleme in der Kommunikation genannt.[205]

In einer Studie von Arya et al. wurde ebenfalls eine Fokusgruppe gebildet, die Teilnehmer der Studie waren Hausärzte.[206] Die Ergebnisse der Studie geben Hinweise darauf, dass eine Schulung von Ärzten zur angebotenen Leistung ein wesentlicher Faktor ist, um eine vertrauensvolle Zusammenarbeit in der Versorgung von Patienten zu ermöglichen. Die wichtigsten Bedenken auf der Seite der Ärzte betrafen die Kompetenz des Apothekers, die Integration von Dokumentationssystemen, die Auswirkungen auf die Arbeitsbelastung und die effektive Zusammenarbeit zwischen Ärzten und Apothekern.[207]

In einer Studie von Guthrie et al. lag der Fokus besonders auf der Kommunikation im Zusammenhang mit MTM-Leistungen. Auch hier sollten Barrieren und Faktoren, die eine Kommunikation erleichtern, identifiziert werden. In der prospektiven Querschnittsstudie wurden Antworten von 123 Ärzten ausgewertet. Insgesamt wurde deutlich, dass die befragten Ärzte einen Nutzen in den MTM-Leistungen sehen. Die bedeutendsten Barrieren in Hinblick auf die Kommunikation waren zu wenig Zeit und eine ineffiziente Kommunikation. Daher wird hier ein großes Verbesserungspotenzial gesehen.[208]

In einer Studie von Dhillon et al. aus dem Jahr 2015 werden die Wahrnehmungen der Ärzte hinsichtlich dem Nutzen und Hürden zum HMR in Australien erfasst. Insgesamt wurden 24 Ärzte in teilstandardisierten, qualitativen Interviews befragt.[209]

Hierbei wurde nach Patienten- und Arzt-relevantem Nutzen unterschieden. In Hinblick auf die Patienten gehen die Befragten davon aus, dass die Compliance

---

205 Vgl. Lauffenburger, J. C., Maihan, B.V., Burkhart, J. I., Weinberger, M., Roth, M. T. (2012), S. 135.
206 Vgl. Arya, V., Pinto, S., Khan, T. (2013), S. 85.
207 Vgl. Arya, V., Pinto, S., Khan, T. (2013), S. 87.
208 Vgl. Guthrie, K. D., Stoner, S. C., Hartwig, D. M., May, J. R., Nicolaus, S. E., Schramm, A. M., DiDonato, K. L. (2015), S. 2-4.
209 Vgl. Dhillon, A. K., Hattingh, H. L., Stafford, A., Hoti, K. (2015), S. 1-2.

erleichtert wird und die Selbstsicherheit und Unabhängigkeit der Patienten erhöht werden kann. Zudem werden die Patienten für Nebenwirkungen sensibilisiert. Als Nutzen für die Ärzte gaben die Befragten an, dass durch die HMRs ihr Wissen verbessert werden konnte, da sie durch die Aufzeichnungen des HMRs mehr Informationen zu zusätzlichen Medikamenten, aber auch OTC-Präparaten und den verschreibungspflichtigen Medikamenten erhalten haben. Zudem ermöglichten die HMRs Einblicke in potenziell bedenkliche Kombinationen von Medikamenten, die Patienten ohne die Kenntnis des Arztes anwenden. Als die vier wesentlichen Hürden wurden der komplizierte HMR Prozess, mühsame Formalitäten, Zeitgründe und eine geringe Bekanntheit der Leistung identifiziert.[210]

[210] Vgl. Dhillon, A. K., Hattingh, H. L., Stafford, A., Hoti, K. (2015), S. 3-4.

3.2.4 Akzeptanz der Kostenträger

Die Perspektive der Kostenträger wird in einer Studie aus den USA näher untersucht, diese wird in Tabelle 6 dargestellt.

Autor	Jahr	Titel	Methodik	Leistung	Land
Schommer et al.[211]	2008	Pharmacist-provided medication therapy management (Part2): Payer perspectives in 2007	Deskriptive Querschnittsstudie	MTM	USA

Tab. 6: Übersicht über die identifizierte Studie – Perspektive der Kostenträger[212]

In der Studie von Schommer et al. wird die Perspektive der Kostenträger berücksichtigt. Das Ziel war es, die Perspektive der Kostenträger in Hinblick auf die Implementierungsstrategien für das Anbieten von MTM-Leistungen für Patienten zu erfassen. Auch spezifische Maßnahmen, um die Kosten und den Nutzen von MTM zu quantifizieren, werden näher untersucht. Auch die Barrieren beim Anbieten von MTM-Leistungen werden untersucht. Die Stichprobe setzte sich aus Personen zusammen, von denen angenommen wird, dass sie bei der Vergütung von MTM-Leistungen involviert sind. Hierbei wurden auch Mitarbeiter von Versicherungen, staatlichen Medicare Programmen und Managed-Care Anbieter berücksichtigt. Für den Online-Fragebogen wurden insgesamt 1.898 Personen in der Stichprobe berücksichtigt. Eine weitere Stichprobe wurde für die Teilnahme an telefonischen Interviews rekrutiert. Diese umfassten Personen aus den Bereichen Versicherung, Managed-Care, staatlichen Medicaid Programme, Part D Programmen oder Personen die mit der Bearbeitung von Forderungen der Apotheken zu

[211] Vgl. Schommer, J. C., Planas, L. G., Johnson, K. A., Doucette, W. R. (2008b).

[212] Quelle: Eigene Darstellung.

verschreibungspflichtigen Arzneimitteln betraut sind. Insgesamt wurden 20 Interviews durchgeführt.[213]

Bei der Auswertung der Online-Umfrage wurden 132 Befragte betrachtet. Dabei zeigte sich, dass die Implementierung und Überwachung der MTM-Programme ihrer Organisation bei den befragten Kostenträgern stark variierten. Dies konnte insbesondere hinsichtlich den Eignungskriterien der Kunden für MTM-Leistungen, aber auch die Leistungserbringung selbst gezeigt werden.[214]

Um den Nutzen der Leistung zu quantifizieren wurden bei mehr als 70% der Befragten identifizierte bzw. beseitigte Arzneimittelinteraktionen, verbesserte Adhärenz, Arzneimittelüber- oder unterversorgung, die Reduktion von Doppelverordnungen und die Gesamtkosten der Arzneimittel betrachtet. Bei ihren Erfahrungen zu Hürden ein MTM anzubieten gaben die Befragten in den telefonischen Interviews als primäre Herausforderung an, dass der Bedarf von den Patienten nicht entsprechend wahrgenommen wird. Zudem herrscht Verwirrung bei den Patienten, wenn sie von Apothekern und Ärzten unterschiedliche Empfehlungen erhalten oder sie erkennen nicht die Relevanz von MTM-Leistungen für ihre eigene Versorgung. Die am zweithäufigsten genannte Hürde war eine fehlende Akzeptanz bei den Ärzten. Die Befragten geben an, dass die Ärzte skeptisch sein können, wenn Apotheker therapeutische Empfehlungen geben, die im Widerspruch zu den Empfehlungen der Ärzte stehen.[215]

Neben der systematischen Gewinnung von relevanten Informationen aus den Publikationen, ist es erforderlich auch die methodische Qualität der identifizierten Studien zu analysieren. Hierdurch können Unterschiede in den Ergebnissen zwischen den ermittelten Studien näher untersucht werden.[216]

In Hinblick auf die Bewertung der Studienqualität werden definierte Kriterien betrachtet. Für die Analyse der Studienqualität werden die beiden wesentlichen Kri-

[213] Vgl. Schommer, J. C., Planas, L. G., Johnson, K. A., Doucette, W. R. (2008b), S. 480.
[214] Vgl. Schommer, J. C., Planas, L. G., Johnson, K. A., Doucette, W. R. (2008b), S. 481-482.
[215] Vgl. Schommer, J. C., Planas, L. G., Johnson, K. A., Doucette, W. R. (2008b), S. 483.
[216] Vgl. Ressing, M., Blettner, M., Klug, S. J. (2009), S. 457.

terien Methodik und die Auswahl der Probanden betrachtet. Die in den identifizierten Studien verwendeten Methoden werden in den Tabellen 3, 4, und 5 aufgezeigt. Hierbei wird deutlich, dass unterschiedliche Erhebungsmethoden in den Primärstudien eingesetzt wurden. Ein Vergleich der Ergebnisse wird durch die Einzelfallbetrachtung und die eingeschränkte Übertragbarkeit der qualitativen Ergebnisse erschwert.[217]

In Hinblick auf die Auswahl der Probanden kann bei einem Großteil der Studien von einem Selektionsbias ausgegangen werden. Dies zeigt sich einerseits in den Publikationen zur Akzeptanz bei Patienten, in den Studien von Carter[218,219] liegt ein Bias durch die Selektion der Patienten durch die Apotheker vor. Auch in den Studien von White[220] und Truong[221] erfolgte eine Rekrutierung durch die Apotheker. In der Publikation von Tinelli erfolgte die Identifikation der Patienten durch den Arzt.[222] Eine Ausnahme stellt hier die Studie von Bissell dar, hier wird ein randomisiert kontrolliertes Vorgehen beschrieben.[223] Auch in den Studien von Latif[224], Garcia[225], Lauffenburger[226], Ahn[227] und Doucette[228] lag keine repräsentative Stichprobenauswahl vor oder wurde nicht näher spezifiziert. Die Übertragbarkeit der Ergebnisse ist hierdurch eingeschränkt.

---

217 Vgl. Mayring P. (2010), S. 20.
218 Vgl. Carter, S. R., Moles, R., White, L., Chen, T. F. (2012b).
219 Vgl. Carter, S. R., Chen, T., White, L. (2012).
220 Vgl. White, L., Klinner, C., Carter, S. (2012).
221 Vgl. Truong H., Layson-Wolf, C., de Bittner, M. R., Own, J.A., Haupt, S. (2009).
222 Vgl. Tinelli, M., Bond, C., Blenkinsopp, A., Jaffray, M., Watson, M., Hannaford, P. (2007), S. 1963.
223 Vgl. Bissell, P., Blenkinsopp, A., Short, D., Mason, L. (2008).
224 Vgl. Latif, A., Boardman, H. F., Pollok, K. (2013).
225 Vgl. Garcia G. M., Snyder, M. E., McGrath, S. H., Smith, R. B., McGivney, M. S. (2009).
226 Vgl. Lauffenburger, J. C., Maihan, B. V., Burkhart, J. I., Weinberger, M., Roth, M. T. (2012).
227 Vgl. Ahn, J., Park, J. E., Anthony, C., Burke, M. (2015).
228 Vgl. Doucette, W. R., Zhang, Y., Chrischilles, E. A., Pendergast, J. F., Newland, B.A., Farris, K.B., Frank J. (2013).

In den Studien zur Akzeptanz der Apotheker zeigen sich ebenfalls Einschränkungen in der Übertragbarkeit der Ergebnisse. Diese bestehen unter anderem aufgrund eines regionalen Fokus[229,230,231], dem Ausschluss bestimmter Apothekergruppen[232], oder der Auswahl von Convenience Stichproben[233] und einer ungenauen Spezifizierung der Auswahl der Studienteilnehmer.[234,235,236] Ausnahmen bilden hier die Publikation von Herbert[237] und Blake[238]. Obwohl auch in der Studie von Herbert alle öffentlichen Apotheken in einem Bundesstaat betrachtet werden, wurde aus der Grundgesamtheit eine Zufallsstichprobe generiert. Dennoch schränkt auch hier ein regionaler Fokus die Übertragbarkeit der Ergebnisse ein.

Bei den Ärzten wurden in den Studien von Alkhateeb[239] und McGrath[240] Zufallsstichproben beschrieben. In weiteren Studien hingegen erfolgt eine bewusste Auswahl[241,242], oder die Auswahl wurde nicht genau spezifiziert[243], wodurch die Übertragbarkeit eingeschränkt werden kann.

229 Vgl. Wang J., Hong, S. H., Meng S., Brown L. M. (2011).
230 Vgl. Moczygemba, L. R., Barner, J. C., Roberson, K. (2006).
231 Vgl. Harding, G., Wilcock, M. (2010).
232 Vgl. MacIntosh, C., Weiser, C., Wassimi, A., Reddick, J., Scovis, N., Guy, M., Boesen, K. (2009).
233 Vgl. Latif, A., Boardman, H. (2008).
234 Vgl. Law, A.V., Okamoto, M.P., Brock, K. (2009).
235 Vgl. Lounsbery J. L., Green C. G., Bennett, M. S., Pedersen, C. A. (2009).
236 Vgl. Wells, K. M., Thornley, T., Boyd, M. J., Boardman, H. F. (2014).
237 Vgl. Herbert, K. E., Urmie, J. M., Newland, B. A., Farris, K. B. (2006).
238 Vgl. Blake, K. B., Madhavan, S. S. (2010).
239 Vgl. Alkhateeb, F. M., Clauson, K. A., McCafferty, R., Latif, D. A. (2009).
240 Vgl. McGrath, S. H., Snyder, M. E., Dueñas, G. G., Pringle, J. L., Smith R. B., McGivney, M. S. (2010).
241 Vgl. Lauffenburger, J. C., Maihan, B. V., Burkhart, J. I., Weinberger, M., Roth, M. T. (2012).
242 Vgl. Dhillon, A. K., Hattingh, H. L., Stafford, A., Hoti, K. (2015).
243 Vgl. Guthrie, K. D., Stoner, S. C., Hartwig, D. M., May, J. R., Nicolaus, S. E., Schramm, A. M., DiDonato, K. L. (2015).

3.3 Relevanz einer empirischen Erhebung zur Medikationsanalyse in Deutschland

Zahlreiche Charakteristika der Medikationsanalyse bzw. des Medikationsmanagements, wie es im Grundsatzpapier der ABDA definiert wird, decken sich auch mit den Modellen in anderen Ländern, wie den USA oder UK. Dennoch kann, wie auch von Carter et al. bereits angedeutet, nicht davon ausgegangen werden, dass die Ergebnisse aus Studien die für diese Länder durchgeführt wurden, auch auf diese Leistungen Anwendung finden.[244] Daher ergibt sich ein Forschungsbedarf, um speziell für Deutschland die Akzeptanz der für Deutschland angestrebten Modelle bei den relevanten Anspruchsgruppen näher zu analysieren.

Zwischen den internationalen Medikationsmanagement-Modellen, insbesondere dem Medication Therapy Management in den USA, den Medicines Management Leistungen in UK und dem Home Medicines Review in Australien bestehen Unterschiede in Hinblick auf die einzelnen Prozesse im Rahmen der Leistungsgestaltung. Obwohl sich die Medikationsmanagement-Leistungen in unterschiedlichen Ländern in den Prozessen unterscheiden, beinhalten sie typischerweise ein vom Apotheker durchgeführtes Patientengespräch mit einer Überprüfung der Arzneimitteltherapie.[245] In der Studie von Doucette wird die umfassende Medikationsanalyse als die wichtigste Aktivität der 5 Kernelemente im Rahmen des MTM untersucht.[246]

Auch in der empirischen Erhebung im Rahmen der Arbeit erfolgt eine Konzentration auf Modelle zur Medikationsanalyse, da diese der zentrale Ausgangspunkt für ein Medikationsmanagement sind.[247] Der Zusammenhang zwischen Medikationsanalyse und Medikationsmanagement wird in Abbildung 7 dargestellt.

Die Arbeit konzentriert sich hierbei auf die Patienten als die Empfänger der Leistung und die Apotheker als Leistungserbringer, da der Fokus der Arbeit auf der

---

[244] Vgl. Carter, S. R., Moles, R., White, L., Chen, T. F. (2012b), S: 496.
[245] Vgl. Carter, S. R., Chen, T., White, L. (2012), S. 209.
[246] Vgl. Doucette, W. R., Zhang, Y., Chrischilles, E. A., Pendergast, J. F., Newland, B.A., Farris, K.B., Frank J. (2013), S. 483.
[247] Vgl. Bundesvereinigung Deutscher Apothekerverbände (2014b), S. 15.

Medikationsanalyse liegt. Eine Akzeptanzanalyse zu Komponenten eines Medikationsmanagements bei den zentralen Anspruchsgruppen, den Apothekern und den Patienten wird durchgeführt. Hierfür werden qualitative und quantitative Methoden eingesetzt.

Wird die Medikationsanalyse unter anderem um eine kontinuierliche Betreuung des Patienten erweitert, liegt ein Medikationsmanagement vor. Eine wesentliche Voraussetzung des Medikationsmanagements ist eine Zusammenarbeit von Ärzten, Apothekern, aber auch Angehörigen und Pflegekräften.[248] Diese starke Einbindung von Ärzten oder Pflegekräften ist im Rahmen der Medikationsanalyse nicht zwingend vorhanden.

Durch den Fokus der Arbeit auf die Medikationsanalyse als ersten Schritt hin zu einem Medikationsmanagement werden diese Anspruchsgruppen daher nicht in der empirischen Erhebung berücksichtigt.

[248] Vgl. Bundesvereinigung Deutscher Apothekerverbände (2014b), S. 16.

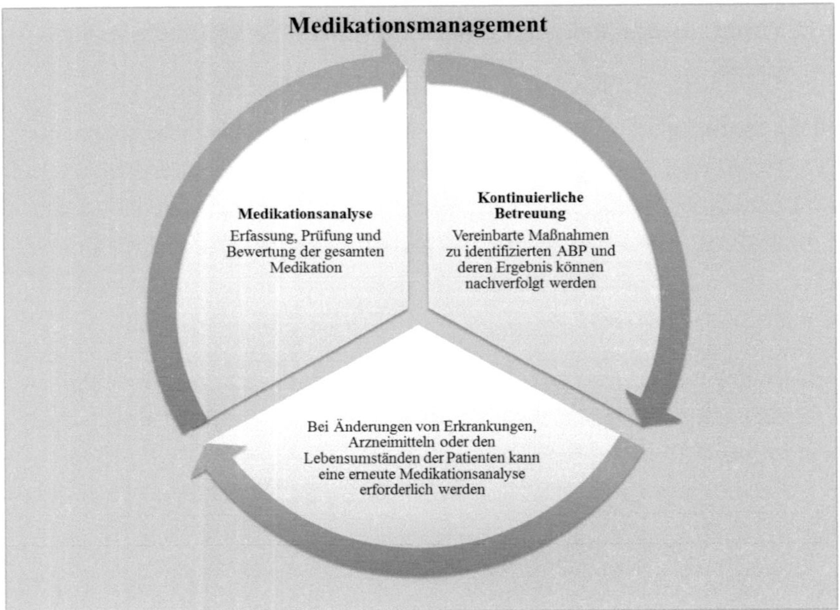

Abb. 7: Medikationsanalyse als zentraler Bestandteil eines Medikationsmanagements[249]

[249] Quelle: Eigene Darstellung in Anlehnung an Bundesvereinigung Deutscher Apothekerverbände (2014b), S. 15.

4 Empirische Erhebung zur Perspektive der Apotheker

4.1 Hintergrund und Zielsetzung

Aus den in im Rahmen der systematischen Literaturrecherche abgeleiteten internationalen Erfahrungen ergibt sich ein Forschungsbedarf, um zu analysieren, inwieweit Erfahrungen aus den USA, UK und Australien auch auf Deutschland übertragen werden können.

Die Ergebnisse der systematischen Literaturrecherche zur Wahrnehmung der Modelle aus der Perspektive relevanter Anspruchsgruppen zeigen klare Hürden einer Implementierung auf. Studien aus den USA, Australien und UK, mit einem ähnlichen Forschungsansatz konnten zeigen, dass trotz großer Bereitschaft von Seiten der Apotheker, ein Medikationsmanagement anzubieten, drei bedeutende Herausforderungen identifiziert wurden: Zeitbedarf[250,251,252,253,254,255], personelle Fragen[256,257,258,259] und die Honorierung der Leistungen.[260,261,262,263,264,265,266]

---

250 Vgl Latif, A., Boardman, H. (2008), S. 539.
251 Vgl. MacIntosh, C., Weiser, C., Wassimi, A., Reddick, J., Scovis, N., Guy, M., Boesen, K. (2009), S. 29.
252 Vgl. Wang J., Hong, S. H., Meng S., Brown L. M. (2011), S. 388.
253 Vgl. Law, A. V., Okamoto, M. P., Brock, K. (2009), S. 378.
254 Vgl. Moczygemba, L.R., Barner, J.C., Roberson, K. (2006), S. 42.
255 Vgl. Schommer, J. C., Planas, L. G., Johnson, K. A., Doucette, W. R. (2008a), S. 360.
256 Vgl. Latif, A., Boardman, H. (2008), S. 539.
257 Vgl. Law, A. V., Okamoto, M.P., Brock, K. (2009), S. 378.
258 Vgl. Lounsbery J. L., Green C. G., Bennett, M. S., Pedersen, C. A. (2009), S. 55.
259 Vgl. Schommer, J. C., Planas, L. G., Johnson, K. A., Doucette, W. R. (2008a), S. 360.
260 Vgl. Latif, A., Boardman, H. (2008), S. 539.
261 Vgl. Wells, K. M., Thornley, T., Boyd, M. J., Boardman, H. F. (2014), S. 66.
262 Vgl. Wang J., Hong, S. H., Meng S., Brown L. M. (2011), S. 388.
263 Vgl. Law, A. V., Okamoto, M. P., Brock, K. (2009), S. 378.
264 Vgl. Lounsbery J. L., Green C. G., Bennett, M. S., Pedersen, C. A. (2009), S. 55.
265 Vgl. Moczygemba, L. R., Barner, J. C., Roberson, K. (2006), S. 42.
266 Vgl. Schommer, J. C., Planas, L. G., Johnson, K. A., Doucette, W. R. (2008a), S. 360.

Zu den weiteren wahrgenommenen Hürden zählen auch die geringe Bekanntheit der Leistungen bei Ärzten[267] und Patienten[268,269], eine fehlende Standardisierung[270], unzureichende Schulungen[271] oder der Zugang zu Patientendaten[272,273].

In einer Studie von Herbert et al. wurde deutlich, dass die Apotheker eine positive Einstellung dazu haben, ein MTM anzubieten.[274] Die Konstrukte Einstellung, subjektive Norm und Verhaltenskontrolle konnten dabei als Prädikatoren für die Intention ein Medication Therapy Management anzubieten, identifiziert werden.[275]

Das Ziel der empirischen Erhebung ist daher die Identifikation von Zielgruppen und Hürden von Medikationsanalyse und Medikationsmanagement aus der Perspektive der Apotheker. Die Chancen und bestehende Hürden im Zusammenhang mit einer Umsetzung von umfassenden Leistungen in diesem Bereich sollen identifiziert werden. Durch eine quantitative Befragung von bayerischen Apotheken werden umfassende Informationen für die Ausgestaltung und Weiterentwicklung eines bedarfsgerechten Modells erhalten.

Aus dem theoretischen Modell und den Ergebnissen der systematischen Literaturrecherche werden für die empirische Erhebung wesentliche Forschungsfragen zu potenziellen Hürden und Zielgruppen abgeleitet. Diese werden in den Abbildungen 8 und 9 dargestellt.

---

267 Vgl. Wells, K. M., Thornley, T., Boyd, M. J., Boardman, H. F. (2014), S. 65.
268 Vgl. Wang J., Hong, S. H., Meng S., Brown L. M. (2011), S. 388.
269 Vgl. Law, A. V., Okamoto, M. P., Brock, K. (2009), S. 378.
270 Vgl. Law, A. V., Okamoto, M. P., Brock, K. (2009), S. 378.
271 Vgl. Moczygemba, L. R., Barner, J. C., Roberson, K. (2006), S. 42.
272 Vgl. Wang J., Hong, S. H., Meng S., Brown L. M. (2011), S. 388.
273 Vgl. Lounsbery J. L., Green C. G., Bennett, M. S., Pedersen, C. A. (2009), S. 55.
274 Vgl. Herbert, K. E., Urmie, J. M., Newland, B. A., Farris, K. B. (2006), S. 306.
275 Vgl. Herbert, K. E., Urmie, J. M., Newland, B. A., Farris, K. B. (2006), S. 308.

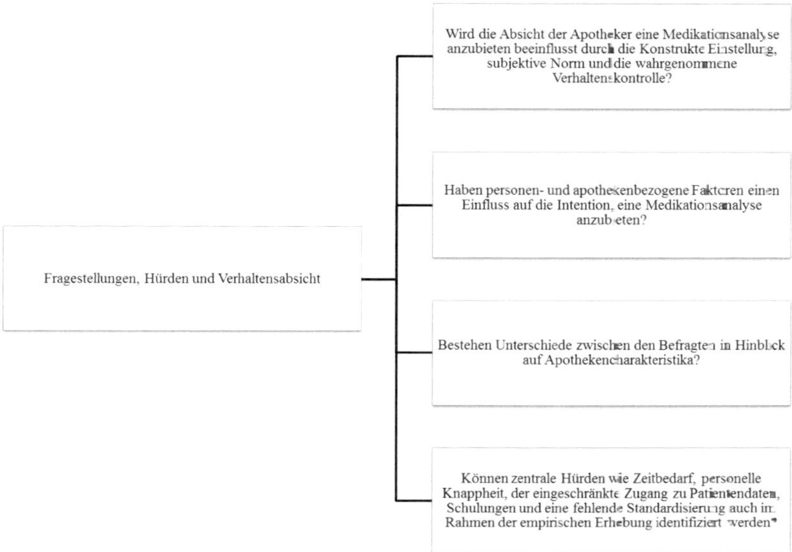

Abb. 8: Forschungsfragen zu den von Apothekern wahrgenommenen Hürden und der Absicht eine Medikationsanalyse anzubieten[276]

Neben der Einschätzung des Apothekers, dass ein MUR bei dem betreffenden Patienten sinnvoll sein könnte, wurde eine direkte Nachfrage der Patienten nach einem MUR als eine weitere, zentrale Determinante für die Durchführung eines MURs beschrieben.[277] Daher sollen Zielgruppen, die sich nach Einschätzung der Apotheker für eine Medikationsanalyse ergeben näher analysiert werden. Neben den auf patienten- oder therapiebezogenen Faktoren basierenden Zielgruppen soll auch untersucht werden, inwiefern eine direkte Kundennachfrage relevant für das bisherige Angebot einer Medikationsanalyse ist.

Hieraus ergeben sich zentrale Forschungsfragen zu potenziellen Zielgruppen.

---

[276] Quelle: Eigene Darstellung.

[277] Vgl. Harding, G., Wilcock, M. (2010), S. 383.

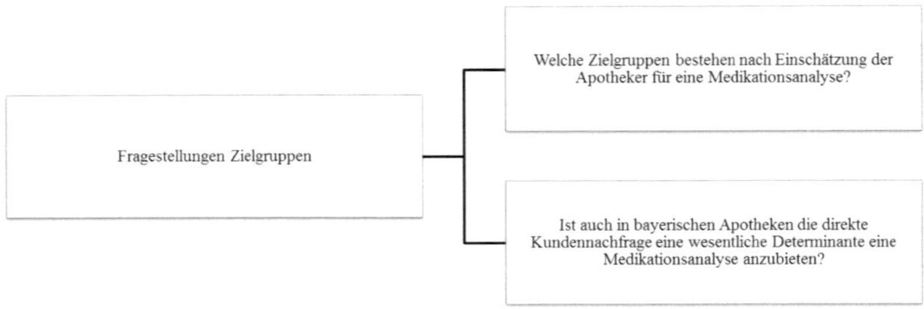

Abb. 9: Forschungsfragen zu den von Apothekern wahrgenommenen Zielgruppen[278]

4.2 Methoden

4.2.1 Auswahl der Stichprobe

Um die Problemstellung näher zu analysieren, muss zunächst definiert werden, welche Personengruppen in die Untersuchung einbezogen werden. Aufgrund der Schwierigkeit einer Vollerhebung wird eine Stichprobe gewählt, in der die Eigenschaften der Grundgesamtheit möglichst gut abgebildet werden.[279] Bei der Teilerhebung kann zwischen einer Wahrscheinlichkeitsauswahl, einer bewussten Auswahl und einer willkürlichen Auswahl unterschieden werden. In der vorliegenden Erhebung wurde eine bewusste Auswahl getroffen. Die Auswahl kann sich hierbei auf Extreme oder auch auf Experten stützen.[280] Als eine wesentliche Vorgabe wurde hierbei festgelegt, dass eine Teilnahme an der Umfrage nur durch approbiertes Personal, bevorzugt durch die Apotheken- oder Filialleitung erfolgt. Das Ziel war es, möglichst aussagekräftige Ergebnisse für eine tatsächliche Implementierung der Medikationsanalyse zu erhalten, wenn die Entscheider befragt werden.

---

278 Quelle: Eigene Darstellung.
279 Vgl. Raithel, J. (2008), S. 54.
280 Vgl. Raithel, J. (2008), S. 56-57.

Die empirische Erhebung erfolgte mit der Unterstützung der Bayerischen Landesapothekerkammer (BLAK). Im Rahmen der empirischen Erhebung wurden 2.705 öffentliche Apotheken, die in der Datenbank der Bayerischen Landesapothekerkammer gelistet waren, kontaktiert und zur Teilnahme an der bayernweiten Befragung zur Umsetzung der Medikationsanalyse und des Medikationsmanagements aufgefordert.

4.2.2 Entwicklung des Erhebungsinstruments

4.2.2.1 Konzeptioneller Rahmen

Eine quantitative Methode wird für die Erhebung gewählt.[281] Die quantitative Erhebung ist darauf ausgerichtet die Bereitschaft eine Medikationsanalyse als die grundlegende Komponente eines Medikationsmanagements[282] anzubieten zu erfassen. Neben Fragen zur Bereitschaft eine Medikationsanalyse bzw. ein Medikationsmanagement anzubieten, wurden auch Fragen nach möglichen Herausforderungen für die Apotheken in den Fragebogen integriert. Auch mögliche Zielgruppen für eine Medikationsanalyse werden näher untersucht. Zudem wurden Fragen zur Erstattung der Leistungen in der Umfrage erfasst.

Als Grundlage zur Analyse der Verhaltensabsicht von Apothekern, ein Medication Therapy Management anzubieten, wird in der Studie von Herbert et al. die Theory of Planned Behavior verwendet. Hierbei wurde auch der Einfluss von Charakteristika der befragten Apotheker auf die Verhaltensabsicht näher untersucht.[283] Die Konstrukte Einstellung, subjektive Norm und Verhaltenskontrolle werden dabei als Prädikatoren für die Intention ein Medication Therapy Management anzubieten, in das theoretische Modell aufgenommen.[284] Die Theory of Planned Behavior ist eine Erweiterung der Theory of reasoned action, wie sie 1967 von Fishbein veröffentlicht wurde[285] und der Ausgangspunkt der Erhebung.

---

[281] Vgl. Raithel, J. (2008), S. 11.
[282] Vgl. Bundesvereinigung Deutscher Apothekerverbände (2014b), S. 15.
[283] Vgl. Herbert, K. E., Urmie, J. M., Newland, B. A., Farris, K. B. (2006), S. 301.
[284] Vgl. Herbert, K. E., Urmie, J. M., Newland, B. A., Farris, K. B. (2006), S. 308.
[285] Vgl. Fishbein M. (1967).

Die Ergebnisse eines Reviews von Godin zeigen, dass die Theory of Planned Behavior geeignet ist, um die Intention zu erklären.[286] Auch die Ergebnisse einer systematischen Literaturrecherche von Godin et al. zu Faktoren die das Verhalten von Gesundheitsberufen wie Ärzten oder Apothekern untersuchen, geben Hinweise darauf, dass die Theory of Planned Behavior auch im Vergleich zu weiteren Theorien ein geeigneter Ansatz ist, um Verhalten zu prognostizieren.[287]

Die Theory of Planned Behavior findet auch in weiteren Studien in den USA im Apothekenbereich Anwendung. Hierbei wird die Eignung der Theory of Planned Behavior unter anderem als Modell zur Vorhersage der Intention von Apothekern, schwerwiegende unerwünschte Arzneimittelereignisse bei der amerikanischen Food and Drug Administration (FDA) zu melden, geprüft. Auch in dieser Studie werden die Konstrukte zur Einstellung unerwünschte Arzneimittelereignisse zu melden, der subjektiven Norm und der der wahrgenommenen Verhaltenskontrolle betrachtet. Zusätzlich werden hier das Konstrukt der wahrgenommenen, moralischen Verpflichtung und das frühere Verhalten in das theoretische Modell mit aufgenommen, um die Intention unerwünschte Arzneimittelereignisse zu melden vorherzusagen.[288] Für die Entwicklung des Fragebogens der empirischen Befragung von bayerischen Apothekern wurde daher die Studie von Herbert et al. als Grundlage genommen. Die Methodik und einzelne Fragen wurden in Hinblick auf die Rahmenbedingungen im deutschen Apothekenmarkt weiterentwickelt und angepasst und durch zusätzliche Fragen ergänzt.[289]

---

[286] Vgl. Godin, G., Kok, G. (1996), S. 95.
[287] Vgl. Godin, G., Bélanger-Gravel, A., Eccles, M., Grimshaw, J. (2008), S. 9.
[288] Vgl. Gavaza, P., Brown, C. M., Lawson, K. A., Rascati, K. L., Wilson, J. P., Steinhardt, M. (2011), S. 371.
[289] Vgl. Herbert, K. E., Urmie, J. M., Newland, B. A., Farris, K. B. (2006), S. 301.

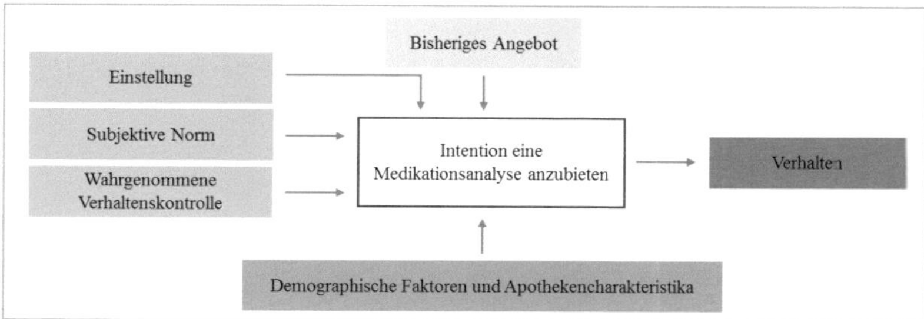

Abb. 10: Modell zur Verhaltensabsicht von Apothekern, eine Medikationsanalyse anzubieten[290]

Abbildung 10 veranschaulicht den theoretischen Rahmen der Erhebung zur Intention der Apotheker, eine Medikationsanalyse anzubieten. Die auf der Theory of Planned Behavior basierenden Konstrukte „Einstellung", „subjektive Norm", „wahrgenommene Verhaltenskontrolle" und „Intention" wurden näher untersucht. Für die Erhebung wird die Hypothese aufgestellt, dass Einstellung, subjektive Norm, wahrgenommene Verhaltenskontrolle, aber auch das bisherige Angebot einer Medikationsanalyse und demographische Faktoren, aber auch Apothekencharakteristika Prädikatoren der Intention und damit letztlich des Verhaltens sind.

4.2.2.2 Definition des Modells

In der systematischen Literaturrecherche wurden Studien aus UK und den USA zur Einschätzung der Apotheker bezüglich Leistungen wie dem Medication Therapy Management, dem Medicines Use Review und dem New Medicine Service identifiziert. Studien deuten darauf hin, dass Apotheker Vorteile für die Patienten sehen.[291] Jedoch wird deutlich, dass die Honorierung der Leistungen eine

[290] Quelle: Eigene Darstellung in Anlehnung an Herbert, K. E., Urmie, J. M., Newland, B. A., Farris, K. B. (2006), S. 301; Gavaza, P., Brown, C. M., Lawson, K. A., Rascati, K. L., Wilson, J. P., Steinhardt, M. (2011), S. 3.

[291] Vgl. MacIntosh, C., Weiser, C., Wassimi, A., Reddick, J., Scovis, N., Guy, M., Boesen, K. (2009), S. 28.

relevante Fragestellung ist.[292] Bedeutende Herausforderungen, die von den Befragten angegeben wurden, waren insbesondere die Zeit, personelle Fragen und die Erstattung.[293]

Hieraus ergibt sich ein Forschungsbedarf, um zu analysieren inwieweit internationale Erfahrungen auch auf Deutschland übertragen werden können. Die Präferenzen der Apotheker sollen daher auch in der empirischen Erhebung dieser Arbeit näher untersucht werden, um Leistungen wie die Medikationsanalyse und letztendlich auch das Medikationsmanagement weiterentwickeln zu können.

Um der Heterogenität der Definitionen zu Modellen der Medikationsanalyse und des Medikationsmanagements zu begegnen, wurde den befragten Apothekern in der Umfrage eine klare Definition der Medikationsanalyse vorgelegt. Für die Befragung wurde auf die Definition der Medikationsanalyse als apothekerliche Tätigkeit der ABDA zurückgegriffen.[294]

„Eine Medikationsanalyse ist eine strukturierte Analyse der aktuellen Gesamtmedikation eines Patienten. Sie umfasst die vier Hauptschritte Identifikation von Datenquellen und Zusammentragen der Informationen, Evaluation und Dokumentation von manifesten und potenziellen arzneimittelbezogenen Problemen, Erarbeitung möglicher Lösungen sowie Vereinbarung von Maßnahmen gemeinsam mit dem Patienten und gegebenenfalls mit dem/den behandelnden Arzt/Ärzten. Ziele sind die Erhöhung der Effektivität der Arzneimitteltherapie und die Minimierung von Arzneimittelrisiken."[295]

Wenn im Rahmen der Medikationsanalyse relevante arzneimittelbezogene Probleme identifiziert wurden, werden Lösungsvorschläge ausgearbeitet, um erforderliche Maßnahmen mit dem Patienten oder auch mit dem behandelnden Arzt zu besprechen.[296]

---

[292] Vgl. Wang J., Hong, S. H., Meng S., Brown L. M. (2011), S. 391.
[293] Vgl. Law, A. V., Okamoto, M. P., Brock, K. (2009), S. 379.
[294] Vgl. Bundesvereinigung Deutscher Apothekerverbände (2014b), S. 7.
[295] Bundesvereinigung Deutscher Apothekerverbände (2014b), S. 7.
[296] Vgl. Bundesvereinigung Deutscher Apothekerverbände (2014b), S. 7.

Da die zur Verfügung stehenden Informationsquellen einen wesentlichen Faktor bei der Medikationsanalyse darstellen, werden die Typen einfache Medikationsanalyse Typ 1, erweiterte Medikationsanalyse Typ 2a, erweiterte Medikationsanalyse Typ 2b und umfassende Medikationsanalyse Typ 3[297] hinsichtlich ihrer Eignung für die Befragung näher betrachtet.

Zur Einschätzung, welche Form der Medikationsanalyse in der Umfrage näher betrachtet werden soll, wurden auch die in Kapitel 6.3.2.1 beschriebenen Ergebnisse des Praxisprojektes „Arzneimittel sicher einnehmen“ berücksichtigt. Aus den Ergebnissen aus der Apothekenpraxis zeichnet sich ab, dass das von der AOK entwickelte Modell eine hohe Praktikabilität aufweist und daher in den momentanen Apothekenalltag integriert werden könnte. Das Modell verbindet Komponenten der einfachen und erweiterten Medikationsanalyse, diese werden in Kapitel 2.1 näher beschrieben.

Das Modell der erweiterten Medikationsanalyse vom Typ 2a der ABDA sieht jedoch insbesondere in Hinblick auf die Prüfung von arzneimittelbezogenen Problemen eine umfangreichere Prüfung der Medikation vor.[298] Da es die Zielsetzung war zu prüfen, ob eine Ausweitung dieser Leistungen und damit auch dem weiteren Ausbau von Leistungsangeboten aus der Sicht der Apotheker denkbar ist, wurde für die Befragung die erweiterte Medikationsanalyse Typ 2a gewählt.

Diese umfasst als Informationsquelle ein strukturiertes Patientengespräch. Die aktuellen Medikationsdaten werden dabei aus einer Medikationsdatei oder einem Brown Bag Review erhalten.[299] Der Begriff Brown Bag Review, der sich ursprünglich in den USA etablierte, bezeichnet dabei eine Methode der Medikationsüberprüfung durch Apotheker, bei der die Patienten dazu aufgefordert sind, alle Medikamente die sie aktuell einnehmen, in die Apotheke mitzubringen. Dem Umstand, dass dies ursprünglich mit einer braunen Supermarkttüte, die den Patienten von den Apothekern ausgehändigt wurde erfolgte, verdankt diese Methode

297 Vgl. Bundesvereinigung Deutscher Apothekerverbände (2014b), S. 11.
298 Vgl. Bundesvereinigung Deutscher Apothekerverbände (2014b), S. 13.
299 Vgl. Bundesvereinigung Deutscher Apothekerverbände (2014b), S. 13.

ihren Namen.[300] Die Medikationsdatei kann dabei von der Apotheke selbst, aber auch dem Krankenhaus oder dem Heim stammen. Bei nicht vorhandenen Medikationsdateien wird im Vorfeld der Analyse ein Brown Bag Review zur Erfassung der Medikationsdaten empfohlen. Dieses Vorgehen ermöglicht es im Vergleich zur einfachen Medikationsanalyse insbesondere Probleme bei der Anwendung der Arzneimittel, aber auch einer mangelnden Adhärenz oder Nebenwirkungen besser zu erfassen. In Anlehnung an die Definition aus dem Grundsatzpapier zur Medikationsanalyse und zum Medikationsmanagement wurde folgende Definition im Fragebogen verwendet:[301]

> Die Befragung konzentriert sich auf die Stufe 2a der Medikationsanalyse. Diese Medikationsanalyse umfasst neben einer Prüfung auf Interaktionen und Doppelmedikationen auf Basis der Medikationsdaten ein strukturiertes Gespräch mit dem Patienten. Hierdurch können weitere arzneimittelbezogene Probleme (ABP), wie Anwendungsprobleme, oder eine mangelnde Therapie- und Einnahmetreue identifiziert werden. Klinische Daten liegen hierbei nicht vor.

Die Medikationsanalyse vom Typ 2a ist der Schwerpunkt der empirischen Befragung. Da die Medikationsanalyse jedoch als Ausgangspunkt hin zu einem noch stärkeren Ausbau dieser Leistungen in öffentlichen Apotheken gesehen werden kann, wird auch eine Bestandsanalyse in Hinblick auf ein Medikationsmanagement integriert. Dabei soll erfasst werden inwieweit das Medikationsmanagement bereits in bayerischen Apotheken angekommen ist.

Auch die Definition des Medikationsmanagements als apothekerliche Tätigkeit wurde aus dem Grundsatzpapier zur Medikationsanalyse und zum Medikationsmanagement der ABDA übernommen.[302] „Ein Medikationsmanagement baut auf einer Medikationsanalyse auf, an die sich eine kontinuierliche Betreuung des Pati-

---

[300] Vgl. Nathan, A., Goodyer, L., Lovejoy, A., Rashid, A. (1999), S. 278.
[301] Vgl. Bundesvereinigung Deutscher Apothekerverbände (2014b), S. 13.
[302] Vgl. Bundesvereinigung Deutscher Apothekerverbände (2014b), S. 15.

enten durch ein multidisziplinäres Team anschließt. Mit der kontinuierlichen Betreuung werden vereinbarte Maßnahmen zu detektierten arzneimittelbezogenen Problemen und deren Ergebnis nachverfolgt sowie gegebenenfalls angepasst. Neu auftretende, manifeste und potenzielle arzneimittelbezogene Probleme werden erkannt, gelöst oder vermieden. Ziele sind die fortlaufende und nachhaltige Erhöhung der Effektivität der Arzneimitteltherapie sowie die fortlaufende und nachhaltige Minimierung von Arzneimittelrisiken".[303]

Das vollständige für die Befragung der bayerischen Apotheker entwickelte Erhebungsinstrument wird in Anhang 1 dargestellt. Die Befragung wurde unter Nutzung der vom Lehrstuhl für Gesundheitsmanagement lizensierten Online-Befragungssoftware questback EFS 10.7 (Unipark) durchgeführt.

4.2.3 Auswertungsverfahren

Die Daten wurden unter Nutzung des Programms SPSS Version 21.0 (IBM Corp. Released 2012. IBMSPSS Statistics for Windows, Version 21.0. Armonk, NY:IBM Corp.) analysiert.

Im Rahmen der Analyse der Daten werden deskriptive Auswertungen durchgeführt. Bei nominalskalierten Daten werden Häufigkeiten ermittelt und Prozentwerte und absolute Zahlen angegeben. Bei ordinalskalierten Daten wird neben den Häufigkeiten zusätzlich auch der Median angegeben. Bei Daten, die mindestens ein Intervallskalenniveau aufweisen, werden zusätzlich zu den Angaben zu den Häufigkeiten auch der Mittelwert und die Standardabweichung angegeben. Um die Übersichtlichkeit bei der Darstellung der Ergebnisse zu erhöhen, werden die Daten zu Alter und Berufserfahrung auf ein niedrigeres Skalenniveau transformiert. Der damit verbundene Informationsverlust erfolgt zugunsten einer besseren Übersichtlichkeit.[304]

---

[303] Bundesvereinigung Deutscher Apothekerverbände (2014b), S. 15.

[304] Vgl. Backhaus, K., Erichson, B., Plinke, W., Weiber, R. (2011), S. 10-12.

Bei der Anwendung von multivariaten Analyseverfahren soll ermittelt werden, ob Zusammenhänge zwischen den Variablen statistisch signifikant sind. Die Ergebnisse werden als statistisch signifikant bei einer Irrtumswahrscheinlichkeit von $p<0,05$ angesehen, wenn $p<0,001$ war, werden diese als hoch signifikant angesehen. Wenn hingegen $p>0,05$ war, wurden die Ergebnisse als nicht statistisch signifikant angesehen.[305]

Für die Untersuchung von nominal- und ordinalskalierten Variablen werden Chi-Quadrat-Tests eingesetzt.[306] Für die Darstellung der Analyse der Vertrautheit mit den Modellen und personenbezogenen Daten wurden daher Chi-Quadrat-Tests verwendet. Auch für die Analyse des Angebots von Medikationsanalyse und Medikationsmanagements und Apothekencharakteristika wurden Chi-Quadrat-Tests verwendet. Zudem wurden Chi-Quadrat-Tests für die Analyse der Wahl der Vergütungsmodelle verwendet. Die erwartete Häufigkeit lag bei allen Betrachtungen, für die ein Chi-Quadrat-Test im Rahmen der Arbeit verwendet wurde, über einem Wert von 5. Damit ist die Voraussetzung erfüllt, dass die erwartete Häufigkeit in jeder Zelle der Kreuztabelle mindestens 5 betragen sollte, da der Chi-Quadrat-Test sonst nicht unter allen Bedingungen zuverlässige Ergebnisse liefert und damit als Einschränkung bei der Anwendung des Tests zu berücksichtigen ist. Bei einer Irrtumswahrscheinlichkeit von 5% und weniger wird das Vorliegen eines Zusammenhangs angenommen.[307] Zudem wurden in Hinblick auf das Alter und die Berufserfahrung und die Vertrautheit mit den Begriffen Medikationsanalyse und Medikationsmanagement T-Tests durchgeführt. Die Anforderungen and die Daten wurden zuvor im Rahmen einer explorativen Datenanalyse hinsichtlich des Intervallskalenniveaus und der Normalverteilungsannahme geprüft.[308]

Neben den genannten Auswertungen wurde auch eine multiple lineare Regressionsanalyse durchgeführt.

---

305 Vgl. Raithel, J. (2008) , S. 123.
306 Vgl. Brosius, F. (2013), S. 416.
307 Vgl. Brosius, F. (2013), S. 424-425.
308 Vgl. Brosius, F. (2013), S. 479.

4.3 Durchführung der empirischen Erhebung

4.3.1 Erhebung der Daten

Zunächst wurde ein Pretest mit 21 Probanden durchgeführt, um den entwickelten Fragebogen zu testen. Die ursprünglichen Fragen wurden hierdurch für eine bessere Verständlichkeit weiterentwickelt.[309]

Im Rahmen empirischen Erhebung wurden im Februar 2015 2.705 öffentliche Apotheken mit Unterstützung der Bayerischen Landespaothekerkammer per E-Mail kontaktiert und zur Teilnahme an der bayernweiten Befragung zur Umsetzung der Medikationsanalyse und des Medikationsmanagements aufgefordert. Die Teilnehmer erhielten durch einen Link direkten Zugang zur Umfrage. Für den ersten Befragungszeitraum wurde die Zeitspanne vom 05.02.15. bis zum 28.02.15 vorgegeben. Am 10.03.15 wurde von der Bayerischen Landesapothekerkammer ein Reminder versandt, um erneut zu einer Teilnahme an der Befragung aufzufordern und hierdurch möglichst aussagekräftige Ergebnisse zu erhalten. Für den zweiten Befragungszeitraum wurde der Zeitraum vom 10.03.15 bis zum 23.03.15 festgelegt, der Zugang zur Umfrage wurde daher bis zum 23.03.15 verlängert.

Von den 2.705 versendeten Einladungen zur Teilnahme an der Umfrage wurden 853 Umfragen bearbeitet, von denen insgesamt 429 Umfragen beendet wurden. Daher ergibt sich eine Gesamtresponserate von 15,86%. Hiervon waren 407 Fragebögen für die Auswertung nutzbar, wodurch sich eine Responserate von 15,05% ergibt.

Zunächst wurden die Daten aufbereitet und die Testdatensätze des zuvor durchgeführten Pretests wurden entfernt. Zudem wurden einzelne wenige Datensätze, die vorwiegend fehlende Angaben enthielten für die anschließende Auswertung entfernt. Die von den Befragten selbst eingegebenen Daten zum Geburtsjahr und der Berufserfahrung, aber auch Daten zu Medikationsanalyse und Medikationsmanagement, wie die Häufigkeit der Durchführung oder die Zielgruppen, für die eine Medikationsanalyse besonders relevant sein könnte, wurden aufbereitet. Auch die

309 Vgl. Häder, M. (2015), S. 396.

Angaben zum Zeitaufwand der einzelnen Schritte wurden vollständig für die anschließende Datenauswertung aufbereitet.

4.3.2 Ergebnisse

4.3.2.1 Charakteristika der Daten

Durch eine deskriptive Auswertung mit Angaben zu den Häufigkeiten der einzelnen Variablen wird die Stichprobe hinsichtlich demographischen Merkmalen, wie Alter und Geschlecht, aber auch Berufserfahrung oder Berufsgruppe, näher beschrieben. Zudem wurde erfasst, ob die Apotheker im Vorfeld der Befragung bereits eine Fortbildung zum Thema Medikationsanalyse/Medikationsmanagement besucht haben. Auch Daten zu den Apotheken, wie die regionale Verteilung, ob es sich um eine Landapotheke, Klein-, Mittel-, oder Großstadtapotheke handelt oder die Anzahl der Mitarbeiter wurden analysiert.

Die insgesamt 407 Befragten sind in nahezu allen Altersgruppen ähnlich stark repräsentiert, lediglich der Altersgruppe ab 61 Jahren sind weniger Befragte zuzuordnen. Das durchschnittliche Alter der Befragten lag bei 49 Jahren, ca. ein Drittel der Befragten kann der Altersgruppe der 51 bis 60-jährigen zugeordnet werden (34,88%). Die Verteilung der Geschlechter ist weitgehend ausgeglichen, insgesamt waren etwas mehr Männer (55,47%) unter den Befragten als Frauen (44,53%).

Die Berufserfahrung lag durchschnittlich bei 21,13 Jahren, wobei ein großer Anteil der Befragten in die Gruppe zwischen 11 bis 20 Jahren (32,54%) und 21 bis 30 Jahren (33,60%) einzuordnen ist. Lediglich 56 Befragte (14,81%) gaben an über eine Berufserfahrung von 31 Jahren und mehr zu verfügen und 72 (19,05%) Befragte konnten der Gruppe mit 10 Jahren Berufserfahrung und weniger zugeordnet werden.

Variable		N	Häufigkeit (%)	Mittelwert [SD]
Alter		344		48,90 [10,439]
	bis 40		22,67%(n=78)	
	41 bis 50		29,94% (n=103)	
	51 bis 60		34,88% (n=120)	
	61 und älter		12,50%(n=43)	
Geschlecht		402		
	Männlich		55,47% (n=223)	
	weiblich		44,53% (n=179)	
Berufserfahrung		378		21,13 [10,311]
	Bis 10		19,05 (n=72)	
	11 bis 20		32,54 (n=123)	
	21 bis 30		33,60 (n=127)	
	31 und mehr		14,81 (n=56)	
Berufsgruppe		401		
	Apothekenleiter/in		81,80%(n=328)	
	Leiter/in einer Filialapotheke		7,98% (n=32)	
	Approbierte/r Apothekenmitarbeiter/in		10,22% (n=41)	
Fortbildungen	Ja		53,71% (n=210)	
	nein		46,29% (n=181)	
Regierungsbezirke		374		
	Oberbayern		32,09% (n=120)	
	Niederbayern		9,36% (n=35)	

	Oberpfalz		8,56% (n=32)
	Oberfranken		8,29% (n=31)
	Mittelfranken		14,71% (n=55)
	Unterfranken		13,90% (n=52)
	Schwaben		13,10% (n=49)
Stadtgröße		397	
	Landapotheke (unter 5.000 Einwohner)		29,97% (n=119)
	Kleinstadtapotheke (5.000 bis 20.000 Einwohner)		34,76% (n=138)
	Mittelstadtapotheke (über 20.000 bis 100.000 Einwohner)		16,37% (n=65)
	Großstadtapotheke (über 100.000 Einwohner)		18,89% (n=75)
Anzahl Mitarbeiter		396	
	1		0,76% (n=3)
	2-4		20,71% (n=82)
	5 und mehr		78,54% (n=311)

Tab. 7: Übersicht zu Charakteristika von Patienten und Apotheken[310]

Ein weiterer, wesentlicher Aspekt für die Auswertung ist auch die Zuordnung zu den Berufsgruppen. Insgesamt sind 81,80% der Befragten Apothekenleiter/innen,

[310] Quelle: Eigene Darstellung.

wohingegen nur 7,98% Leiter/innen einer Filialapotheke sind und 10,22% approbierte Apothekenmitarbeiter. Diese Verteilung bei den Berufsgruppen kann unter anderem auch auf die Aufforderung zur Teilnahme an der Umfrage zurückgeführt werden. Hier wurde darauf hingewiesen, dass die Umfrage nur durch approbiertes Personal, bevorzugt jedoch durch den Apothekenleiter auszufüllen ist.

Zudem zeigte sich, dass ein überwiegender Anteil der Befragten aus Land- und Kleinstadtapotheken stammt (64,74%). Bei der Betrachtung der Anzahl der Mitarbeiter des pharmazeutischen und nichtpharmazeutischen Personals der teilnehmenden Apotheken wird deutlich, dass die meisten Befragten (78,54%) sich Apotheken mit fünf und mehr Mitarbeitern zugeordnet haben, sich selbst eingeschlossen. Lediglich 3 Befragte (0,76%) gaben an die Apotheke alleine zu betreiben und 82 Befragte (20,71%) gaben an, in einer Apotheke mit insgesamt zwei bis vier Mitarbeitern des pharmazeutischen und nichtpharmazeutischen Personals zu arbeiten, sie selbst eingeschlossen.

4.3.2.2 Bedarfs- und Bestandsanalyse

4.3.2.2.1 Bekanntheit der Begriffe

Die Fragen zur Bekanntheit der Begriffe Medikationsanalyse und Medikationsmanagement wurden ebenfalls deskriptiv ausgewertet. Auch die Fragen speziell zum Angebot der Medikationsanalyse und dem Angebot des Medikationsmanagements, aber auch dem zukünftigen Angebot einer Medikationsanalyse wurden deskriptiv ausgewertet. Die Selbsteinschätzung zur Vertrautheit der bayerischen Apotheker mit den Begriffen Medikationsanalyse und Medikationsmanagement wird in Abbildung 11 dargestellt.

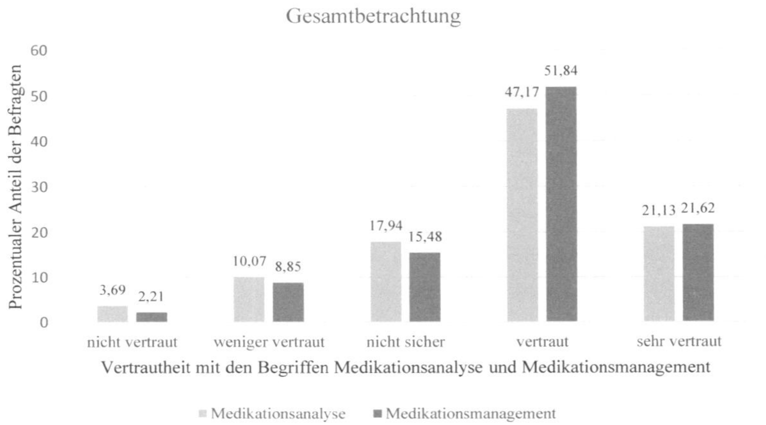

Abb. 11: Selbsteinschätzung zur Kenntnis der Begriffe Medikationsanalyse und Medikationsmanagement (n=407)[311]

Der Großteil der befragten Apotheker, 278 Befragte (68,30%), gab an mit dem Begriff Medikationsanalyse vertraut (47,17%) oder sehr vertraut (21,13%) zu sein. In Hinblick auf die Vertrautheit mit dem Begriff Medikationsmanagement gaben sogar insgesamt 299 Befragte (73,46%) an, mit dem Begriff vertraut (51,84%) oder sehr vertraut (21,62%) zu sein.

Nur 15 (3,69%) der Befragten gaben an mit dem Begriff Medikationsanalyse nicht vertraut zu sein und noch weniger, insgesamt 9 Befragte (2,21%) erklärten, mit dem Begriff Medikationsmanagement nicht vertraut zu sein. Ähnliche Tendenzen zeigen sich auch bei den Befragten, die angegeben haben, mit den Begriffen weniger vertraut zu sein. So gaben dies insgesamt 41 Befragte für die Medikationsanalyse an (10,07%) und 36 Befragte (8,85%) für das Medikationsmanagement.

311 Quelle: Eigene Darstellung.

Die Ergebnisse geben einen Hinweis darauf, dass die Bekanntheit mit den Begriffen Medikationsanalyse und Medikationsmanagement in öffentlichen Apotheken hoch einzuschätzen ist. Dennoch scheint unter den Befragten auch eine gewisse Unsicherheit hinsichtlich der Begriffe zu herrschen. Insgesamt wählten 73 Befragte (17,94%) die Kategorie „nicht sicher" in Hinblick auf die Vertrautheit mit dem Begriff Medikationsanalyse. Bei der Frage zur Vertrautheit mit dem Begriff Medikationsmanagement waren dies 63 Befragte (15,48%).

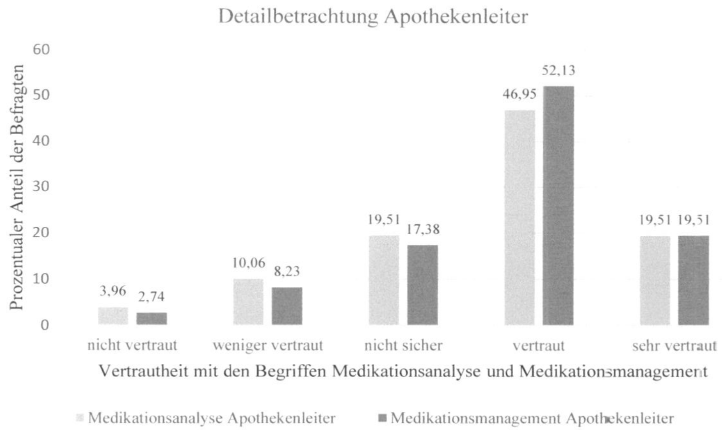

Abb. 12: Selbsteinschätzung Apothekenleiter (n=328)[312]

Die einzelnen Berufsgruppen werden durch einen Vergleich der relativen Häufigkeiten näher betrachtet. Ähnliche Tendenzen wie bei der Gesamtbetrachtung zeigen sich auch in Abbildung 12, bei einer Detailbetrachtung der Apothekenleiter. Annähernd zwei Drittel 66,46% der befragten Apothekenleiter gaben an, dass sie

[312] Quelle: Eigene Darstellung.

mit dem Begriff Medikationsanalyse vertraut oder sehr vertraut sind. Die Ergebnisse sind unter Berücksichtigung der Verteilung der Berufsgruppen in der Stichprobe jedoch nicht überraschend und entsprechen den erwarteten Werten.

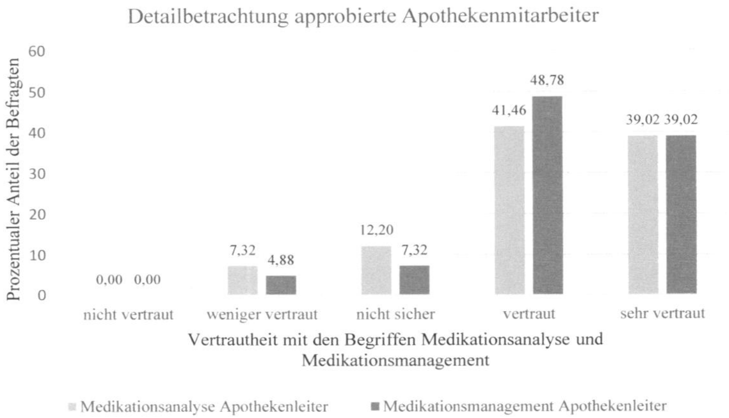

Abb. 13: Selbsteinschätzung approbierter Apothekenmitarbeiter (n=41)[313]

80,49% der approbierten Apothekenmitarbeiter in der Befragung gaben an, mit dem Begriff der Medikationsanalyse vertraut (41,46%) oder sehr vertraut zu sein (39,02%).

Keiner der befragten approbierten Apothekenmitarbeiter gab dagegen an, mit dem Begriff Medikationsanalyse oder dem Begriff des Medikationsmanagements nicht vertraut zu sein. In Abbildung 13 wird daher auch eine deutliche Verschiebung der Antworttendenz hin zu einer größeren subjektiv angegebenen Vertrautheit mit den Begriffen Medikationsanalyse und Medikationsmanagement deutlich.

313 Quelle: Eigene Darstellung.

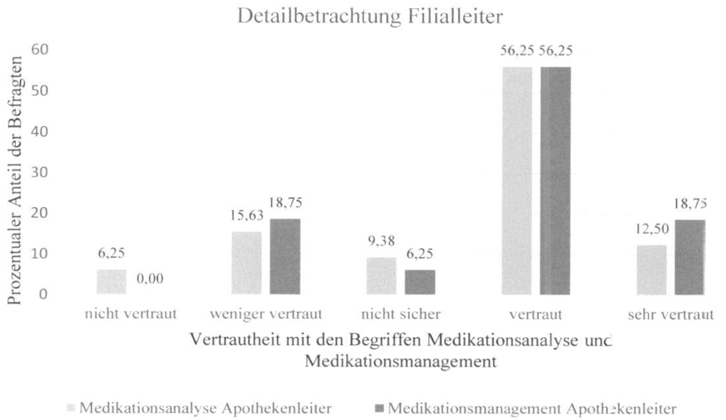

Abb. 14: Selbsteinschätzung Filialleiter (n=32)[314]

Bei einer näheren Analyse der Antworten der Filialleiter in Abbildung 14 wird deutlich, dass der Begriff der Medikationsanalyse 22 der 32 Befragten (68,75%) vertraut oder sehr vertraut ist, der Begriff des Medikationsmanagements ist 24 Befragten (75%) vertraut oder sehr vertraut. Im Vergleich zu den bei den Apothekenleitern und approbierten Apothekenmitarbeitern erkennbaren Tendenzen zeigt sich, dass in dieser Gruppe etwas häufiger die Antwortalternative „weniger vertraut" beim Medikationsmanagement (18,75%) im Vergleich zur Medikationsanalyse (15,63%) gewählt wurde.

Eine Detailanalyse der Vertrautheit mit dem Begriff Medikationsanalyse und der Berufserfahrung in Abbildung 15 zeigt die gemeinsame Häufigkeitsverteilung der Variablen zur Vertrautheit mit dem Begriff Medikationsanalyse und der Berufserfahrung der befragten Apotheker.

314 Quelle: Eigene Darstellung.

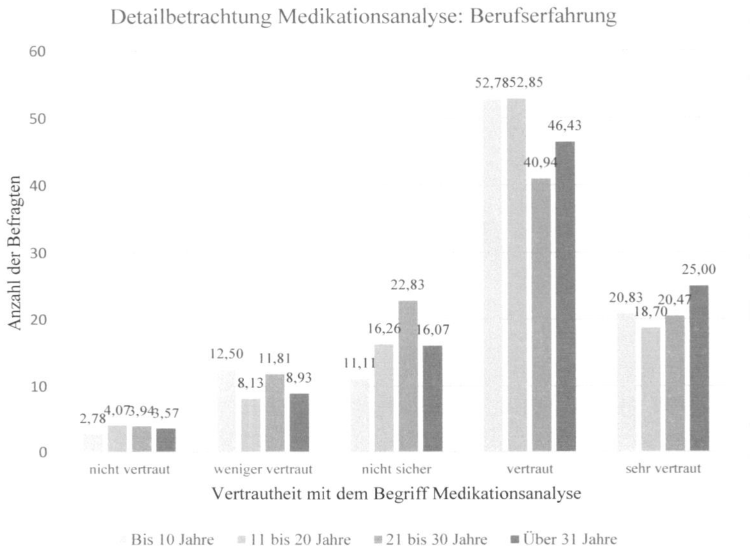

Abb. 15: Selbsteinschätzung zur Kenntnis des Begriffs Medikationsanalyse unter Berücksichtigung der Berufserfahrung (n=407)[315]

Lediglich 2,78% aller Personen, die durch die Gruppe mit weniger als 10 Jahren Berufserfahrung repräsentiert werden, geben an, dass sie mit dem Begriff Medikationsanalyse nicht vertraut sind. Auch in den Gruppen mit einer höheren Berufserfahrung liegen diese Werte in einem ähnlich niedrigen Bereich zwischen 4,07% und 3,57%. Etwa jede zweite Person (52,78%), die eine Berufserfahrung von unter 10 Jahren hat, gibt an mit dem Begriff der Medikationsanalyse vertraut zu sein. Aus der Gruppe der Befragten mit einer Berufserfahrung von über 30 Jahren beträgt der entsprechende Anteil lediglich 46,43%. Auch der Wert in der Gruppe der Personen mit einer Berufserfahrung zwischen 21 und 30 Jahren liegt mit 40,94% unter dem Wert von 47,17%, der sich ergibt, wenn die Gesamtheit der Befragten, die angegebenen haben mit dem Begriff der Medikationsanalyse ver-

[315] Quelle: Eigene Darstellung.

traut zu sein, betrachtet wird. Der höchste Anteil derer, die angeben mit dem Begriff der Medikationsanalyse sehr vertraut zu sein, wurde in der Gruppe der Apotheker mit über 30 Jahren Berufserfahrung mit 14 Befragten beobachtet (25,00%).

In der Gruppe der Befragten mit einer Berufserfahrung von 21 bis 30 Jahren lag auch der Anteil derer, die die Antwort „nicht sicher" gewählt haben mit 22,83% deutlich über dem Wert von 17,90% der sich bei der Gesamtbetrachtung aller Befragten ergeben hatte. Deutlich niedriger ist dieser Wert hingegen in der Gruppe mit der geringsten Berufserfahrung (11,11%). Die beschriebenen Zusammenhänge gelten dabei für die Personen aus der betrachteten Stichprobe.

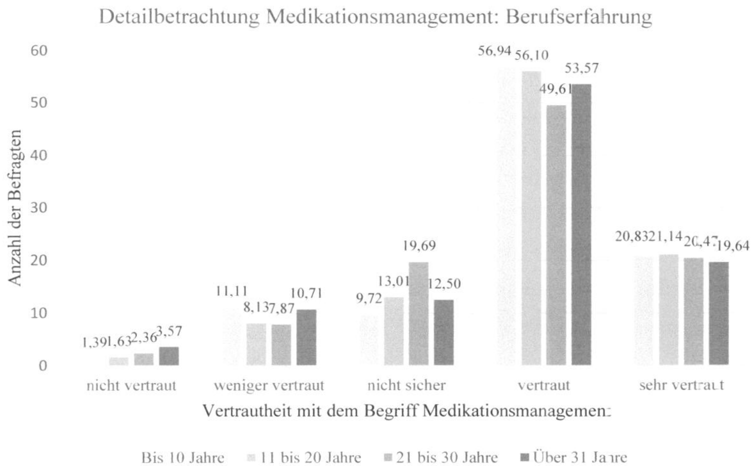

Abb. 16: Selbsteinschätzung zur Kenntnis des Begriffs Medikationsmanagement unter Berücksichtigung der Berufserfahrung (n=407)[316]

Bei einem Vergleich mit den Ergebnissen zur Bekanntheit des Medikationsmanagements in den einzelnen Gruppen mit unterschiedlich langer Berufserfahrung

316 Quelle: Eigene Darstellung.

sind in Abbildung 16 ähnliche Tendenzen erkennbar. Unterschiede werden insbesondere bei der Gruppe der Apotheker mit über 30 Jahren Berufserfahrung deutlich. Im Vergleich zu den Vertretern dieser Gruppe, die angeben mit dem Begriff Medikationsanalyse sehr vertraut zu sein (25,00%) sind dies beim Medikationsmanagement nur 19,64%.

Auch für weitere personenbezogene Variablen werden die Häufigkeitsverteilungen in Hinblick auf die Vertrautheit mit dem Begriff Medikationsanalyse näher analysiert. Es zeigen sich Unterschiede zwischen den erwarteten und den beobachteten Häufigkeiten. Die Beobachtungen wurden mit einem Signifikanztest, dem Chi-Quadrat-Test näher untersucht.[317] Da die Voraussetzung der erwarteten Häufigkeit von größer als 5 zuvor nicht in jedem Feld erfüllt war, wurden die Kategorien der Angabe zur Vertrautheit zusammengefasst. Die Kategorien „vertraut", „nicht sicher" und „nicht vertraut" wurden daher für die weitere Auswertung herangezogen. Auch die Daten zur Berufsgruppe und der Altersgruppe wurden zu Kategorien zusammengefasst.

Basierend auf den theoretischen Überlegungen im Vorfeld der Befragung, wurde daher die Hypothese untersucht, dass ein Zusammenhang zwischen der Vertrautheit mit dem Begriffen Medikationsanalyse oder Medikationsmanagement und personenbezogenen Faktoren besteht. Die Vereinbarkeit der Hypothese mit der empirischen Beobachtung wird durch den Chi-Quadrat-Test untersucht.[318]

Bei Betrachtung der Signifikanz des Tests nach Pearson zeigen sich keine statistisch signifikanten Ergebnisse, mit Ausnahme der Variable zum Besuch von Fortbildungen. Bei einer Irrtumswahrscheinlichkeit von 5% und weniger wurde das Vorliegen eines Zusammenhangs angenommen. Das Mindestniveau von 5% war daher lediglich bei der Variable zu Fortbildungen erfüllt, es kann daher davon ausgegangen werden, dass ein Zusammenhang zwischen dem Besuch einer Fortbildung zum Thema Medikationsanalyse oder Medikationsmanagement und der Vertrautheit mit diesen Begriffen besteht. Dieses Ergebnis entspricht damit auch

[317] Vgl. Brosius, F. (2013), S. 422.
[318] Vgl. Brosius, F. (2013), S. 424.

den theoretischen Überlegungen. Wenn ein Zusammenhang zwischen den betrachteten Variablen durch den Signifkanztest vermutet wird, lässt dies noch keinen Rückschluss auf die Kausalität zu, sondern deutet darauf hin, dass bestimmte Werte der einen Variablen tendenziell gemeinsam mit bestimmten Werten der weiteren Variablen auftreten.[319]

		Vertraut mit dem Begriff Medikations-anlyse[a] (68,30%)	**Nicht vertraut mit dem Begriff Medikations-analyse[b] (13,76%)**	**p-Wert**	**Vertraut mit dem Begriff Medikationsmanagement (73,46%)**	**Nicht vertraut mit dem Begriff Medikations-management (11,06%)**	**p-Wert**
Alter	Mittelwert	48,28 [10,888]	49,98 [10,600]	0,324	48,20 [10,782]	50,28 [11,335]	0,266
	bis 40	26,18% (n=61)	18,75% (n=9)	0,203	25,69% (n=65)	23,08% (n=9)	0,090
	41 bis 50	27,90% (n=65)	31,25% (n=15)		28,85% (n=73)	28,21% (n=11)	
	51 und älter	45,92% (n=107)	50,00% (n=24)		45,45% (n=115)	48,72% (n=19)	
Geschlecht	Männlich	57,66% (n= 158)	51,79% (n=29)	0,424	53,90% (n=159)	57,78% (n=26)	0,537
	Weiblich	42,34% (n=116)	48,21 (n=27)		46,10% (n=136)	42,22 (n=19)	
Berufs-erfahrung		20,75 [11,031]	21,51 [11,497]	0,652	20,69 [10,860]	22,33 [12,300]	0,371
	Bis 10	20,46% (n=53)	20,75% (n=11)	0,412	19,923 (n=56)	21,43 (n=9)	0.504

[319] Vgl. Brosius, F. (2013), S. 424.

	11 bis 20	33,98% (n=88)	28,30% (n=15)		33,81% (n=95)	28,57 (n=12)	
	21 bis 30	30,12% (n=78)	37,74% (n=20)		31,67% (n=89)	30,95 (n=13)	
	31 und mehr	15,44% (n=40)	13,21 (n=7)		14,59% (n=41)	19,05 (n=8)	
Berufsgruppe	Apothekenleiter/in	79,85% (n=218)	82,14% (n=46)	0,209	79,66% (n=235)	81,82% (n=36)	
	Leiter/in einer Filialapotheke und Approbierte/r Apothekenmitarbeiter/in	20,15% (n=55)	17,86% (n=10)		20,34% (n=60)	18,18% (n=8)	
Fortbildungen	Ja	66,04% (n=175)	25,93% (n=14)	0,000	63,76% (n=183)	18,18% (n=8)	0,000
	nein	33,96% (n=90)	74,07 (n=40)		36,24% (n=104)	81,81 (n=36)	

[a]vertraut (kodiert mit vertraut und sehr vertraut)
[b]nicht vertraut (kodiert mit weniger vertraut und nicht vertraut)

Tab. 8: Selbsteinschätzung zur Kenntnis der Begriffe Medikationsanalyse und Medikationsmanagement[320]

[320] Quelle: Eigene Darstellung.

Auch die Mittelwerte der Fallgruppen vertraut und nicht vertraut wurden verglichen. Die Mittelwerte von Alter und Berufserfahrung unterscheiden sich zwischen den Personen, die angegeben haben, dass sie mit dem Begriff vertraut sind bzw. nicht vertraut sind. Um zu testen, ob sich der Mittelwert auch in der Grundgesamtheit in den beiden Gruppen vertraut und nicht vertraut unterscheidet, wird ein T-Test bei unabhängigen Stichproben durchgeführt. Eine Varianzgleichheit wird aufgrund der nicht signifikanten Ergebnisse des Levene-Tests angenommen. In der vorliegenden Stichprobe sind die Befragten, die angeben mit dem Begriff der Medikationsanalyse vertraut zu sein im Durchschnitt 1,70 Jahre jünger als die Personen, die angeben mit dem Begriff weniger vertraut zu sein. Dieser Unterschied ist jedoch nicht signifikant. Bei dem Vergleich der Berufserfahrung liegt diese Differenz nur bei 0,76 und zeigt ebenfalls keine Signifikanz. Die Daten der Stichprobe lassen damit auch für die Grundgesamtheit nicht die Schlussfolgerung zu, dass jüngere Befragte vertrauter mit dem Begriff der Medikationsanalyse sind als ältere Befragte.[321]

Auch bei der Betrachtung der Vertrautheit mit dem Begriff Medikationsmanagement ergibt sich bei einem Vergleich der beiden Gruppen vertraut und nicht vertraut ein ähnliches Bild bezüglich der Mittelwerte zu Alter und Berufserfahrung. Obwohl sich die Mittelwerte jeweils unterscheiden und die Personen, die angegeben haben, mit dem Begriff vertraut zu sein tendenziell jünger waren oder eine geringere Berufserfahrung hatten, zeigt sich keine Signifikanz bei der Durchführung des T-Tests.[322]

4.3.2.2.2 Angebot Medikationsanalyse und Medikationsmanagement

Zudem wurde erfasst, ob bereits eine Medikationsanalyse oder ein Medikationsmanagement in der Apotheke angeboten werden. Die Ergebnisse werden in Abbildung 17 visualisiert.

321 Vgl. Brosius, F. (2013), S. 488.
322 Vgl. Brosius, F. (2013), S. 488.

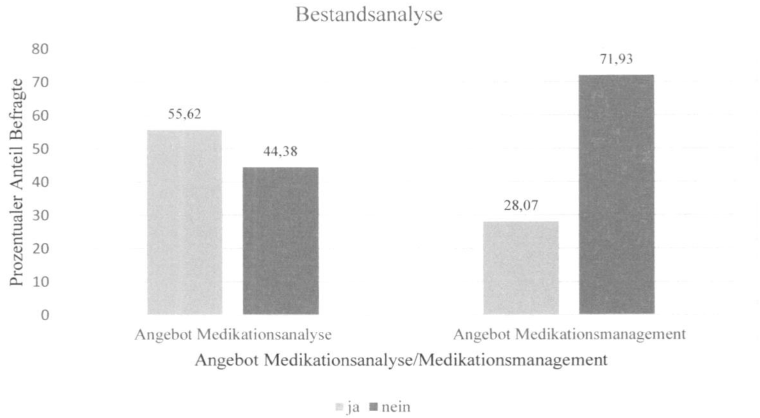

Abb. 17: Übersicht Angebot Medikationsanalyse und Angebot Medikationsmanagement (n=407)[323]

Mehr als die Hälfte der befragten Apotheker (55,62%) gaben an, bereits eine Medikationsanalyse anzubieten. Im Vergleich hierzu ist der prozentuale Anteil der Befragten, die angeben bereits ein Medikationsmanagement anzubieten mit 28,07% deutlich geringer. Dies kann auf das vergleichsweise umfangreichere Leistungsangebot des Medikationsmanagements zurückgeführt werden. Deutlich wurde jedoch, dass die Befragten planen zukünftig eine Medikationsanalyse anzubieten. So gaben 76,92% der Befragten an, zukünftig eine Medikationsanalyse anbieten zu wollen.

Auch Apothekencharakteristika wie die Lage der Apotheke oder die Größe der Apotheke wurden näher betrachtet. Die Größe der Apotheke wurde durch die Anzahl der Mitarbeiter bestimmt. Hierbei wird die Hypothese aufgestellt, dass sich die Antworten von Befragten aus Apotheken in ländlichen Regionen von denen in städtischen Regionen aber auch großen und kleineren Apotheken unterscheiden.

323 Quelle: Eigene Darstellung.

		Angebot Medikationsanalyse (55,62%)	Kein Angebot Medikationsanalyse (44,38%)	p-Wert	Angebot Medikationsmanagement (28,07%)	Kein Angebot Medikationsmanagement (71,93%)	p-Wert
Anzahl der Mitarbeiter[a]	1-4	18,27% (n=36)	23,27% (n=37)	0,246	24,18% (n=22)	19,75% (n=48)	0,377
	5 und mehr	81,73% (n=161)	76,73% (n=122)		75,82% (n=69)	80,25% (n=195)	
Regierungsbezirke	Oberbayern	29,03% (n=54)	39,19% (n=58)	0,315	30,11% (n=28)	34,38% (n=77)	0,082
	Niederbayern	9,68% (n=18)	6,76% (n=10)		15,05% (n=14)	5,80% (n=13)	
	Oberpfalz	11,29% (n=21)	6,08% (n=9)		12,90% (n=12)	7,59% (n=17)	
	Oberfranken	8,60% (n=16)	5,41% (n=8)		7,53% (n=7)	6,25% (n=14)	
	Mittelfranken	14,52% (n=27)	14,86% (n=22)		11,83% (n=11)	16,07% (n=36)	
	Unterfranken	13,98% (n=26)	14,18% (n=21)		11,83% (n=11)	15,63% (n=35)	
	Schwaben	12,90% (n=24)	13,51% (n=20)		10,75% (n=10)	14,29% (n=32)	
Stadtgröße	Landapotheke (unter 5.000 Einwohner)	27,41% (n=54)	31,25% (n=50)	0,632	25,81% (n=24)	29,75% (n=72)	0,388
	Kleinstadtapotheke (5.000 bis	37,06% (n=73)	33,75% (n=54)		37,63% (n=35)	34,30% (n=83)	

20.000 Einwohner)				
Mittelstadtapotheke (über 20.000 bis 100.000 Einwohner)	17,77% (n=35)	14,38% (n=23)	20,43% (n=19)	14,46% (n=35)
Großstadtapotheke (über 100.000 Einwohner)	17,77% (n=35)	20,63% (n=33)	16,13% (n=15)	21,49% (n=52)

[a]Bei 2x2 Tabellen können sich Einschränkungen in der Zuverlässigkeit des Tests ergeben.

Tab. 9: Angebot von Medikationsanalyse und Medikationsmanagement (n=407)[324]

Die gemeinsame Häufigkeitsverteilung zum Angebot einer Medikationsanalyse und den apothekenbezogenen Daten wurde betrachtet. Insgesamt geben 36 der Befragten aus einer Apotheke, die eine Medikationsanalyse anbietet an, dass ihre Apotheke weniger als 5 Mitarbeiter hat. Daher arbeitet etwa jede fünfte Person, die angegeben hat, dass in ihrer Apotheke eine Medikationsanalyse angeboten wird, in einer Apotheke mit weniger als 5 Mitarbeitern (18,27%). Aus der Gruppe der Befragten, in deren Apotheke keine Medikationsanalyse angeboten wird, liegt der entsprechende Anteil bei 23,27%. Tendenziell ist daher der Anteil der Apotheken mit mehr als 5 Mitarbeitern in der Gruppe der Apotheken, die eine Medikationsanalyse anbieten etwas höher als in der Gruppe die keine Medikationsanalyse anbieten.

Bei Betrachtung der erwarteten Häufigkeiten und damit der Werte, die unter der Annahme, die beiden Variablen wären unabhängig voneinander verteilt zu erwarten wären, zeigen sich Abweichungen zu den beobachteten Werten. Dies kann ein

[324] Quelle: Eigene Darstellung.

Hinweis darauf sein, dass keine unabhängige Verteilung der Variablen voneinander vorliegt.[325] Für den Signifikanztest zur Prüfung eines möglichen Zusammenhangs zwischen den Variablen[326] ergab sich für das Angebot der Medikationsanalyse und die Apothekengröße jedoch kein statistisch signifikanter Zusammenhang (p=0,246).

Bei der Analyse der Lage der Apotheken zeigt sich, dass von den Befragten die angegeben haben das in ihrer Apotheke eine Medikationsanalyse angeboten wird, sich der Großteil mit 73 Befragten (37,06%) den Kleinstadtapotheken zugeordnet hat, gefolgt von 54 Befragten die sich den Landapotheken (27,41%) zugeordnet haben. Zudem haben sich jeweils 35 (17,77%) den Mittel- und Großstadtapotheken zugeordnet. Bei der Gruppe der Befragten, in deren Apotheken keine Medikationsanalyse angeboten wird, hat sich ebenfalls der Großteil der Befragten den Kleinstadtapotheken (33,75%), gefolgt von den Landapotheken (31,25%) zugeordnet. Dennoch war der Anteil der Vertreter aus Großstadtapotheken (20,63%) etwas höher als in der Gruppe der Apotheken in denen eine Medikationsanalyse angeboten wird.

Ähnliche Tendenzen zeigen sich auch für das Angebot eines Medikationsmanagements. Bei den Vertretern aus Apotheken, die ein Medikationsmanagement anbieten, haben sich mehr Befragte den Mittelstadtapotheken (20,43%) zugeordnet als den Großstadtapotheken (16,13%). Bei den Vertretern aus Apotheken die kein Medikationsmanagement anbieten, ist die Verteilung hingegen umgekehrt.

4.3.2.2.3 Häufigkeit der Medikationsanalyse

Im Rahmen der Studie von Latif et al. für die Medicines Use Reviews in UK konnten Faktoren identifiziert werden, durch welche die Häufigkeit der Durchführung von Medikationsanalysen bestimmt werden kann. Hierzu zählen unter anderem die durchschnittliche Wochenarbeitszeit und die Berufsgruppe. Faktoren wie das Geschlecht, die Berufserfahrung oder die Apothekengröße standen hingegen

---

325 Vgl. Brosius, F. (2013), S. 420.
326 Vgl. Brosius, F. (2013), S. 416.

nicht im Zusammenhang mit der Anzahl der durchgeführten Medikationsanalysen.[327]

Bei der Analyse der Häufigkeit der Medikationsanalyse wurde bei der Angabe von Bereichen jeweils der Mittelwert gebildet. Ungenaue Angaben wie „bei Bedarf", „mehrmals" oder „ab und zu" wurden nicht in die Analyse einbezogen. Bei der Häufigkeit des Medikationsmanagements wurde gleichermaßen verfahren, auch hier wurden ungenaue Angaben als fehlende Werte behandelt.

Tabelle 10 zeigt, dass den 186 in die Analyse einbezogenen Antworten der befragten Apotheker zufolge im Durchschnitt 14,45 Medikationsanalysen pro Monat angeboten werden. Hierbei sind jedoch deutliche Schwankungen erkennbar. In Hinblick auf das Medikationsmanagement ergibt sich aus den 84 Antworten der Befragten ein Mittelwert von 16,00. Zur weiteren Auswertung wurden Gruppen gebildet.

[327] Vgl. Latif, A., Boardman, H. (2008), S. 538-539.

		Mittelwert [Standardabweichung]	Häufigkeit (%)
Häufigkeit Medikationsanalyse (n=186)		14,45 [57,670]	
	Bis 1x pro Monat		22,04% (n=41)
	>1 bis 5x pro Monat		54,30% n=101)
	>5 und mehr pro Monat		23,66% (n=44)
Häufigkeit Medikationsmanagement (n=84)		16,00 [62,196]	
	Bis 1x pro Monat		32,14% (n=27)
	>1 bis 5x pro Monat		47,62%(n= 40)
	>5 und mehr pro Monat		20,24% (n= 17)

Tab. 10: Überblick Häufigkeit Medikationsanalyse und Medikationsmanagement[328]

[328] Quelle: Eigene Darstellung.

4.3.2.3 Prognose der Intention und Analyse möglicher Hürden

4.3.2.3.1 Identifikation von Hürden

Eine genaue Analyse der Beantwortung der einzelnen Statements liefert Hinweise auf die von den befragten Apothekern wahrgenommenen Hürden für die Durchführung einer Medikationsanalyse. Diese werden in Tabelle 11 dargestellt.

Statements[a]	N[b]	Median	Zustimmung (%)	Ablehnung (%)	Konstrukt
Eine Medikationsanalyse anzubieten wird die Arzneimittelversorgung meiner Kunden verbessern.	406	2,00	Stimme stark zu: 40,15% Stimme zu: 43,60%	Lehne stark ab: 0,74% Lehne ab: 1,23%	Einstellung
Das Apotheker eine Medikationsanalyse anbieten, ist eine große Chance für den Berufsstand der Apotheker.	405	2,00	Stimme stark zu: 39,26% Stimme zu: 36,30%	Lehne stark ab: 1,73% Lehne ab: 2,96%	
Eine Medikationsanalyse anzubieten wird für meine Apotheke lukrativ sein.	388	3,00	Stimme stark zu: 2,84% Stimme zu: 10,57%	Lehne stark ab: 14,69% Lehne ab: 20,62%	
Es ist unwahrscheinlich, dass durch das Anbieten einer Medikationsanalyse mehr Kunden für meine Apotheke gewonnen werden.[inv]	400	3,00	Stimme stark zu: 11,75% Stimme zu: 32,25%	Lehne stark ab: 5,75% Lehne ab: 14,75%	
Eine Medikationsanalyse anzubieten wird meinen Belastungsgrad in der Arbeit erhöhen. [inv]	406	1,00	Stimme stark zu: 51,97% Stimme zu: 38,92%	Lehne stark ab: 0,74% Lehne ab: 1,23%	
Ein Engagement im Bereich Medikationsanalyse wird die Zufriedenheit mit meiner Tätigkeit erhöhen.	402	2,00	Stimme stark zu: 21,39% Stimme zu: 32,59%	Lehne stark ab: 3,98% Lehne ab: 6,22%	

Ich werde eine Medikationsanalyse anbieten müssen, um die Wettbewerbsfähigkeit meiner Apotheke zu sichern.	368	3,00	Stimme stark zu: 5,43% Stimme zu: 29,891304%	Lehne stark ab: 8,97% Lehne ab: 18,75%	
Meine Kunden erwarten, dass ich eine Medikationsanalyse anbiete.	294	3,00	Stimme stark zu: 5,10% Stimme zu: 15,65%	Lehne stark ab: 9,86% Lehne ab: 19,73%	Subjektive Norm
Ärzte in meinem Umfeld würden es gutheißen, wenn ich eine Medikationsanalyse anbiete.	350	3,00	Stimme stark zu: 1,43% Stimme zu: 10,86%	Lehne stark ab: 13,43% Lehne ab: 16,00%	
Meine Kollegen würden mich unterstützen, wenn ich eine Medikationsanalyse anbiete.	322	3,00	Stimme stark zu: 4,35% Stimme zu: 33,23%	Lehne stark ab: 11,80% Lehne ab: 18,32%	
Ich werde das nötige unterstützende Personal haben, um eine Medikationsanalyse anzubieten.	392	3,00	Stimme stark zu: 9,95% Stimme zu: 33,67%)	Lehne stark ab: 7,65% Lehne ab: 12,76%	
Eine Medikationsanalyse anzubieten bleibt den Apothekern vorbehalten.	395	2,00	Stimme stark zu: 27,85% Stimme zu: 46,58%	Lehne stark ab: 2,28% Lehne ab 5,57%	Verhaltenskontrolle
Mir würde es leicht fallen eine Medikationsanalyse anzubieten.	396	3,00	Stimme stark zu: 10,35% Stimme zu: 26,51%)	Lehne stark ab: 7,58% Lehne ab: 10,35%	
Es liegt bei mir, ob ich eine Medikationsanalyse anbieten werde.	390	2,00	Stimme stark zu: 18,21% Stimme zu: 46,15%	Lehne stark ab: 1,54% Lehne ab: 7,95%	

Ich werde nicht die erforderliche Zeit haben, um eine Medikationsanalyse anzubieten. [inv]	391	3,00	Stimme stark zu: 11,00% Stimme zu: 14,58%	Lehne stark ab: 8,95% Lehne ab: 21,74%	
Ich habe das erforderliche Fachwissen, um eine Medikationsanalyse anzubieten.	399	2,00	Stimme stark zu: 18,80% Stimme zu: 47,12%	Lehne stark ab: 1,00% Lehne ab: 2,76%	
Ich habe einen geeigneten Beratungsplatz in meiner Apotheke, um eine Medikationsanalyse mit genügend Privatsphäre durchzuführen.	403	2,00	Stimme stark zu: 37,72% Stimme zu: 39,70%	Lehne stark ab: 0,99% Lehne ab: 4,47%	
Ich habe nicht die notwendige EDV- Unterstützung, um eine Medikationsanalyse anzubieten. [inv]	400	4,00	Stimme stark zu: 8,00% Stimme zu: 16,00%	Lehne stark ab: 27,75% Lehne ab: 26,75%	
Ich habe die notwendige Erfahrung, um eine Medikationsanalyse anzubieten.	397	3,00	Stimme stark zu: 12,59% Stimme zu: 36,02%	Lehne stark ab: 2,77% Lehne ab: 10,08%	
Apotheker haben Zugang zu den erforderlichen Informationen, um eine Medikationsanalyse anzubieten.	404	2,00	Stimme stark zu: 23,02% Stimme zu: 46,29%	Lehne stark ab: 1,73% Lehne ab: 4,95%	
Ich plane den Patienten in meiner Apotheke eine Medikationsanalyse zu empfehlen.	380	2,00	Stimme stark zu: 12,37% Stimme zu: 42,37%	Lehne stark ab: 3,16% Lehne ab: 12,11%	Verhaltens absicht
Ich werde mich für eine adäquate Honorierung der Medikationsanalyse einsetzen.	372	2,00	Stimme stark zu: 38,17%	Lehne stark ab: 2,15%	

			Stimme zu: 45,70%	Lehne ab: 2,96%
Ich plane mit meinen Kollegen darüber zu sprechen, eine Medikationsanalyse anzubieten.	314	3,00	Stimme stark zu: 5,73% Stimme zu: 23,25%	Lehne stark ab: 14,65% Lehne ab: 23,89%
Ich werde versuchen, eine Medikationsanalyse in meiner Apotheke anzubieten.	360	2,00	Stimme stark zu: 13,33% Stimme zu: 43,89%	Lehne stark ab: 4,17% Lehne ab: 9,17%
Ich werde mich dafür einsetzen, dass die Medikationsanalyse von Apothekern durchgeführt wird.	362	2,00	Stimme stark zu: 25,69% Stimme zu: 46,13%	Lehne stark ab: 4,70% Lehne ab: 6,08%
Ich beabsichtige eine Medikationsanalyse in meiner Apotheke anzubieten.	348	2,00	Stimme stark zu: 14,08% Stimme zu: 36,49%	Lehne stark ab: 5,75% Lehne ab: 9,20%

[a]Statements wurden kodiert mit 1=stimme stark zu, 2=stimme zu, 3=teils, teils, 4=lehne ab, 5=lehne stark ab
[b]Gesamtzahl der auswertbaren Befragungen n=407
[inv]inverse Kodierung

Tab. 11: Deskriptive Statistiken der Statements[329]

Das Statement „Andere Apotheker in meinem Umfeld beabsichtigen eine Medikationsanalyse anzubieten“ wurde nicht in die Analyse einbezogen, da dieses von mehr als der Hälfte der Befragten nicht beantwortet wurde (n=110).

Die wesentlichen, von den Befragten identifizierten Hürden bei den Angaben zu den Statements waren die Unterstützung durch die Kollegen (30,12%), die Erwartung der Kunden (29,59%), die Unterstützung der Ärzte (29,43%), der Zeitbedarf

[329] Quelle: Eigene Darstellung nach Herbert, K. E., Urmie, J. M., Newland, B. A., Farris, K. B. (2006). S. 310-311.

(25,57%), die EDV-Unterstützung (24,00%), das Personal (20,41%) und die Erfahrung (12,85%). Als weniger bedeutende Hürden zeichneten sich der Zugang zu Informationen der Patienten (6,69%), geeignete Räumlichkeiten für einen Beratungsplatz (5,46%) und das Fachwissen (3,76%) ab.

Ein bedeutender Anteil der Befragten geht nicht davon aus, von ihren Kollegen die erforderliche Unterstützung für die Durchführung einer Medikationsanalyse zu erhalten. Zudem wird deutlich, dass die befragten Apotheker nicht davon ausgehen, dass ihre Kunden erwarten, dass eine Medikationsanalyse angeboten wird (29,59%). In der Befragung gehen nur 12,29% davon aus, dass die Ärzte in ihrem Umfeld es gutheißen würden, wenn sie eine Medikationsanalyse anbieten. Ein deutlich größerer prozentualer Anteil geht mit 29,43% jedoch davon aus das dies nicht der Fall ist. 25,57% der befragten Apotheker stimmten der Aussage zu, dass sie nicht die erforderliche Zeit zur Verfügung haben werden, um eine Medikationsanalyse anzubieten. Auch die EDV-Unterstützung wird als eine Hürde wahrgenommen. Insgesamt gehen 24,00% der Befragten davon aus nicht über die notwendige EDV-Unterstützung zur Durchführung der Medikationsanalyse zu verfügen. In der Befragung gehen 20,41% davon aus nicht das notwendige Personal zu haben, um eine Medikationsanalyse anbieten zu können.

Den Zugang zu den erforderlichen Informationen sehen hingegen nur 6,69% der befragten Apotheker als Hürde für die Durchführung einer Medikationsanalyse. Auch ein geeigneter Beratungsplatz zur Durchführung der Medikationsanalyse unter Wahrung der Privatsphäre der Patienten wird von dem Großteil mit 77,42% der Befragten nicht als eine Hürde wahrgenommen. In der Befragung gehen nur 5,46% der Befragten davon aus, nicht über einen geeigneten Beratungsplatz in ihrer Apotheke zu verfügen.

Lediglich 3,76% sehen Fachwissen als eine Hürde für die Erbringung einer Medikationsanalyse an. Die Mehrheit der Befragten mit 65,91% geht davon aus, über das erforderliche Fachwissen für eine Medikationsanalyse zu verfügen. Ein etwas anderes Bild zeichnet sich in Hinblick auf die Erfahrung ab. Hierbei gehen 48,61% der Befragten davon aus über die notwendige Erfahrung zu verfügen, insgesamt 12,85% lehnen dies ab.

Die Skalen wurden für die weitere Analyse für die Konstrukte Einstellung, subjektive Norm, Verhaltenskontrolle und Intention summiert. Fehlende Werte wurden zuvor durch den Median ergänzt.

Konstrukte[a]	N	Mittelwert [SD][a]	Median	Minimum	Maximum
Einstellung	407	20,07 [3,997]	20,00	9,00	35,00
Subjektive Normen	407	12,10 [2,660]	12,00	4,00	20,00
Wahrgenommene Verhaltenskontrolle	407	21,42 [4,750]	21,00	9,00	36,00
Intention	407	14,54 [4,221]	14,00	6,00	30,00

[a]Zugrunde liegende Statements wurden auf einer Likert-Skala gemessen, kodiert mit 1=stimme stark zu, 2=stimme zu, 3=teils, teils, 4=lehne ab, 5=lehne stark ab.

Tab. 12: Konstrukte basierend auf der Theory of Planned Behavior[330]

Die Werte signalisieren dabei positivere Einstellungen, günstigere subjektive Normen, stärkere wahrgenommene Verhaltenskontrolle und stärkere Intention eine Medikationsanalyse anzubieten.[331]

Um die Reliabilität der Skalen und damit die interne Konsistenz zu analysieren, wurde Cronbach`s alpha bestimmt.[332] In der Analyse zeigten sich Werte von 0,702 bis 0,840, diese liegen in einem akzeptablen Bereich. In der Studie von Herbert lag Cronbach's alpha ebenfalls bei allen Skalen über 0,70.[333]

---

330 Quelle: Eigene Darstellung.
331 Vgl. Herbert, K. E., Urmie, J. M., Newland, B. A., Farris, K. B. (2006), S. 300.
332 Vgl. Brosius, F. (2013), S. 824.
333 Vgl. Herbert, K. E., Urmie, J. M., Newland, B. A., Farris, K. B. (2006), S. 308.

Konstrukte	Cronbach`s alpha	Anzahl der Items
Einstellung	0,733	7
Subjektive Normen	0,702	4
Wahrgenommene Verhaltenskontrolle	0,703	9
Intention	0,840	6

Tab. 13: Übersicht Reliabilität Konstrukte (n=407)[334]

4.3.2.3.2 Identifikation von Prädikatoren der Verhaltensabsicht

Eine multiple lineare Regression wurde durchgeführt, um den Einfluss mehrerer erklärender Variablen auf die Zielvariable zu untersuchen.[335] Zunächst wurden zweidimensionale Streudiagramme verwendet, um Zusammenhänge zwischen Variablen näher zu untersuchen.[336]

Die Regressionsanalyse basiert auf den theoretischen Überlegungen des zuvor entwickelten Modells, das in Abbildung 10 dargestellt wurde. Als abhängige Variable wurde in der Regressionsanalyse die Verhaltensabsicht, eine Medikationsanalyse anzubieten herangezogen. Mehrere unabhängige Variablen werden in das Regressionsmodell einbezogen.[337] Als die unabhängigen Variablen wurden die Konstrukte Einstellung, subjektive Norm sowie wahrgenommene Verhaltenskontrolle betrachtet. Auch personenbezogene Daten wie das Geschlecht, das Alter der Befragten und ob es sich um Apothekenleiter-, Filialleiter oder angestellte Apotheker handelt, wurden als unabhängige Variablen in das Regressionsmodell aufgenommen. Zusätzlich wurden als unabhängige Variablen auch die apothekenbezogenen Daten zur Anzahl der Mitarbeiter und die Information dazu ob es sich um eine Land-, Kleinstadt-, Mittelstadt- oder Großstadtapotheke handelt, eingesetzt.

---

334 Quelle: Eigene Darstellung.
335 Vgl. Bender, R., Ziegler, A., Lange, S. (2007), S. 30.
336 Vgl. Backhaus, K., Erichson, B., Plinke, W., Weiber, R. (2011), S. 61.
337 Vgl. Backhaus, K., Erichson, B., Plinke, W., Weiber, R. (2011), S. 69.

Der Regressionsanalyse liegt die Überlegung zugrunde, dass die Intention eine Medikationsanalyse anzubieten sich nicht allein auf personenbezogene Daten und Daten der Apotheke zurückführen lässt. Daher wird erwartet, dass weitere Variablen das Ausmaß der Intention, eine Medikationsanalyse anzubieten, erklären. Das theoretische Modell aus vorherigen Überlegungen legt den Schluss nahe, dass Einstellung, subjektive Norm und wahrgenommene Verhaltenskontrolle im Vergleich zu weiteren Faktoren eine größere Rolle spielen. Daher ist es erforderlich neben demographischen Faktoren diese Konstrukte in das Regressionsmodell als erklärende Variablen einzubeziehen.

Bei der Regressionsanalyse gilt generell, dass alle relevanten Variablen in die Analyse einbezogen werden müssen. Die Zielsetzung ist es, die wichtigsten erklärenden Variablen in das Modell aufzunehmen.[338] Die wichtigsten erklärenden Variablen, die sich aus den theoretische Überlegungen im Vorfeld der Befragung ergeben haben, wurden in die Analyse mit einbezogen, um eine Verzerrung der für die Variablen berechneten Koeffizienten zu vermeiden.

Neben der intervallskalierten abhängigen Variablen Intention wurden die unabhängigen, intervallskalierten Variablen Einstellung, subjektive Norm, wahrgenommene Verhaltenskontrolle und das Alter in die Regressionsanalyse aufgenommen. Die Berufserfahrung wurde aufgrund einer Multikolinearität, die in Verbindung mit dem Alter vorliegen würde, nicht in die Regression mit aufgenommen.

---

[338] Vgl. Brosius, F. (2013), S. 572.

Unabhängige Variablen	B (Nicht standardisierte Koeffizienten)	Standardfehler	B (Standardisierte Regressionskoeffizienten)	t	p-Wert
Konstante	-3,791	1,403		-2,702	0,007
Einstellung	0,359	0,54	0,331	6,717	0,000
Subjektive Norm	0,395	0,79	0,252	5,019	0,000
Wahrgenommene Verhaltenskontrolle	0,261	0,40	0,291	6,495	0,000
Geschlecht[a]	0,199	0,348	0,023	0,571	0,568
Alter	-0,001	0,017	-0,002	-0,038	0,969
Apothekenleiter[b]	0,735	0,658	0,065	1,117	0,265
Apothekenmitarbeiter[b]	1,071	0,790	0,074	1,355	0,176
Anzahl Mitarbeiter[c]	-0,389	0,408	-0,037	-0,953	0,341
Stadtgröße[d]	0,916	0,346	0,103	2,647	0,009

N= 407, R^2= 0,518; angepasstes R^2= 0,505
[a]kodiert als 1= männlich und 0= weiblich
[b]Dummy Variablen wurden für die Berufsgruppe erstellt, Referenzvariable Filialleiter
[c]kodiert als 1= 5 und mehr, 0= 1-4 Mitarbeiter
[d]kodiert als 1= über 20.000, 0= bis 20.000

Tab. 14: Multivariate lineare Regressionsanalyse zur Schätzung der Intention eine Medikationsanalyse anzubieten[339]

[339] Quelle: Eigene Darstellung.

Eine der Erhebung zugrundeliegende Forschungsfrage ist, ob personen- und apothekenbezogene Faktoren einen Einfluss auf die Intention, eine Medikationsanalyse anzubieten haben. Insbesondere die Berücksichtigung von Gender-Aspekten, aber auch der Größe und Lage der Apotheken, in denen die Befragten aktuell beschäftigt sind stellen für die Regressionsschätzung den theoretischen Vorüberlegungen zufolge wesentliche Parameter dar. Für diese Faktoren liegen jedoch keine intervallskalierten Variablen vor. Für die Regressionsanalyse erfolgte daher eine Verwendung von Dummy-Variablen für die Angaben zum Geschlecht, der Anzahl der Mitarbeiter und der Stadtgröße und zur Berufsgruppe.[340]

Die Vorzeichen der Regressionskoeffizienten sollten den Überlegungen des theoretischen Modells entsprechen, da hierdurch eine wesentliche Bedingung für die Plausibilität des Regressionsmodells erfüllt ist.[341] Bei einer Überprüfung der Regressionskoeffizienten zeigt sich, dass die Koeffizienten die erwarteten Vorzeichen aufweisen.

Zunächst wurden die Regressionskoeffizienten der Konstrukte Einstellung, subjektive Norm und wahrgenommene Verhaltenskontrolle näher betrachtet. Wenn sich die Variable subjektive Norm verändert, verändert sich auch die abhängige Variable Intent in dieselbe Richtung, da ein positives Vorzeichen vorliegt. Dies zeigt sich auch für die Konstrukte Einstellung und wahrgenommene Verhaltenskontrolle.

Bei der Betrachtung der Regressionskoeffizienten zu den personenbezogenen Daten wird deutlich, dass auch hier die Koeffizienten die erwarteten Vorzeichen aus der theoretischen Überlegung aufweisen. Das negative Vorzeichen der Variable Alter entspricht den Überlegungen des theoretischen Modells und fungiert damit als ein Indikator für die Plausibilität des Regressionsmodells. Ein geringeres Alter scheint mit einer höheren Verhaltensabsicht einherzugehen als ein höheres Alter.

---

340 Vgl. Backhaus, K., Erichson, B., Plinke, W., Weiber, R. (2011), S. 60.
341 Vgl. Brosius, F. (2013), S. 567.

Auch die Regressionskoeffizienten zu den apothekenbezogenen Faktoren wurden näher betrachtet.[342] Die Änderung der Verhaltensabsicht ist bei Personen in einer Apotheke mit mehr als 5 Mitarbeitern um 38,9 Prozentpunkte niedriger ausgefallen als bei Personen in einer Apotheke mit weniger als 5 Mitarbeitern. Auch ein Anstieg der Verhaltensabsicht bei Vertretern von Apotheken aus größeren Städten im Vergleich zu kleineren Städten ist erkennbar. Die Konstante der Regressionsgleichung wird mit -3,791 ausgewiesen.

Die Aussagen basieren jedoch auf einer Regressionsschätzung, die insgesamt nur einen Teil der Streuung von der abhängigen Variablen erklären kann. Das R^2 weist einen Wert von 0,518 auf. Insgesamt wurde daher für das Modell eine gute Regressionsschätzung erzielt.[343] R^2 als Relation zwischen der Quadratsumme der erklärten Streuung und der Quadratsumme der gesamten Streuung wird als das Bestimmtheitsmaß bezeichnet. Damit misst R^2 als Fit der Regressionsgleichung den Anteil der erklärten Streuung an der gesamten Streuung. Die Werte von R^2 liegen zwischen 0 und 1. Je kleiner R^2, desto schlechter ist die Anpassung der Regressionsgleichung an die beobachteten Werte. R^2 ist nur ein Maß für den linearen Zusammenhang zwischen den Variablen.[344] Zur Prüfung ob die Aufnahme einer erklärenden Variablen in das Regressionsmodell sinnvoll ist, wird das korrigierte R^2 betrachtet. Für das korrigierte R^2 wird ein Wert von 0,505 ausgewiesen. Hierbei wird auch die Anzahl der erklärenden Variablen berücksichtigt, es kommt nicht nur zu einer Verringerung des nicht erklärten Anteils der Streuung. Da die Kennzahlen R^2 und das korrigierte R^2 nur pauschale Aussagen über das Regressionsmodell zulassen, wurden die Regressionskoeffizienten der einzelnen erklärenden Variablen näher analysiert.[345]

Eine mögliche Überschätzung kann auf eine Unvollständigkeit des Schätzmodells zurückgeführt werden. Das R^2 liegt in einem vergleichsweise hohen Bereich, kann

[342] Vgl. Brosius, F. (2013), S. 569.
[343] Vgl. Brosius, F. (2013), S. 565.
[344] Vgl. Brosius, F. (2013), S. 554-556.
[345] Vgl. Brosius, F. (2013), S. 566-567.

jedoch signalisieren, das weitere erklärende Variablen, die in diesem Modell nicht berücksichtigt wurden, einen Effekt haben können.

Die Signifikanz der Regressionskoeffizienten wurde überprüft.[346] Die Signifikanzwerte der Variablen zu Einstellung, subjektiver Norm und wahrgenommener Verhaltenskontrolle liegen deutlich unter dem geforderten Mindestniveau von $p<0{,}05$ ($p<0{,}001$). Die Signifikanzwerte demographischer Faktoren, wie dem Geschlecht (0,568) oder dem Alter der Befragten (0,969) liegen hingegen über dem geforderten Mindestniveau von $p<0{,}05$. Ähnliche Ergebnisse zeigen sich auch für apothekenbezogene Faktoren wie die Anzahl der Mitarbeiter, für die der Signifikanzwert mit 0,341 ebenfalls nicht unter dem geforderten Mindestniveau von 0,05 liegt. In Hinblick darauf, ob es sich bei den Befragten um Apothekenleiter (0,265) oder approbierte Apothekenmitarbeiter (0,176) handelt, zeigten sich ebenfalls keine Signifikanzen. Lediglich für die Stadtgröße zeigte sich ein Signifikanzwert von 0,009, der damit unter dem Mindestniveau von 0,05 liegt.

Das für eine erklärende Variable ein signifikanter Einfluss festgestellt wird, hängt bei multiplen Regressionsschätzungen vom gesamten Regressionsmodell ab und damit auch von den übrigen eingeschlossenen Prädikatoren.[347]

Erklärende und abhängige Variable können unterschiedliche Dimensionen aufweisen. Die Größe des Regressionskoeffizienten kann daher nicht als Maß für die Wichtigkeit der Variable angesehen werden. Bei einem Vergleich des Erklärungsbeitrags der einzelnen Variablen werden unter Berücksichtigung unterschiedlicher Dimensionen der erklärenden Variablen standardisierte Koeffizienten betrachtet, anstatt einer alleinigen Berücksichtigung von Regressionskoeffizienten. Dies ist erforderlich, da eine Änderung der Dimension der erklärenden Variablen Einfluss auf die absolute Höhe des Regressionskoeffizienten hat, der Erklärungsgehalt der Variablen sich jedoch nicht ändert.[348]

---

346 Vgl. Brosius, F. (2013), S. 567.
347 Vgl. Brosius, F. (2013), S. 572.
348 Vgl. Backhaus, K., Erichson, B., Plinke, W., Weiber, R. (2011), S. 70.

Daher wurden im Rahmen der Auswertung standardisierte Koeffizienten (Beta-Koeffizienten) betrachtet, um den Erklärungsgehalt der einzelnen Variablen zu vergleichen.

Die Beta-Koeffizienten würden sich als Regressionskoeffizienten ergeben, wenn die abhängige und die erklärenden Variablen zuvor in Z-Werte transformiert werden. Die standardisierten Variablen weisen ein einheitliches Niveau auf, unabhängig von den ursprünglichen Dimensionen. Ein Vergleich der Beta-Koeffizienten zeigt, dass die Variable Einstellung den größten, die Variable Verhaltenskontrolle den zweitgrößten und die Variable subjektive Norm den drittgrößten Beitrag zur Erklärung der Intention leistet. Der Betrag der Variable zur Einstellung ist dabei mehr als dreimal so hoch wie der der Stadtgröße. Der Erklärungsbeitrag der Stadtgröße als einem apothekenbezogenen Faktor, liegt deutlich über dem Erklärungsbeitrag der weiteren personen- und apothekenbezogener Parametern, die in das Regressionsmodell aufgenommen wurden. Eine wesentliche Voraussetzung für die Interpretation der Beta-Koeffizienten ist die Prüfung der unabhängigen Variablen auf Multikolinearität. Die unabhängigen Variablen dürfen nicht miteinander korreliert sein.[349] Diese Voraussetzung wurde überprüft.

Bei den Residuen einer Regressionsschätzung handelt es sich um die Differenzen zwischen den beobachteten und den anhand der Regressionsgleichung geschätzten Werten der abhängigen Variablen. Eine wesentliche Voraussetzung für das Regressionsmodell ist es das die Residuen als Fehler der Schätzung zufällig auftreten müssen. Die Residuen dürfen dabei keinem systematischen Muster folgen, da man sonst nicht davon ausgehen kann, dass die Signifikanztests zu unverzerrten Ergebnissen führen. Das Auftreten eines Musters könnte ein Hinweis darauf sein, dass das Modell nicht alle relevanten Faktoren zur Erklärung der abhängigen Variablen berücksichtigt. Das Auftreten der Residuen soll zudem einer Normalverteilung folgen.[350] Anhand grafischer Verfahren wird daher geprüft, ob die Residuen einer Normalverteilung folgen. Es wird deutlich, dass die Residuen, die

[349] Vgl. Brosius, F. (2013), S. 573.
[350] Vgl. Brosius, F. (2013), S. 574-575.

leicht über dem Mittelwert liegen, überrepräsentiert sind. Dies kann einen Hinweis darauf geben, dass überdurchschnittlich starke Anstiege in der Verhaltensabsicht damit systematisch unerklärt bleiben. Aus dem Normalverteilungsdiagramm der Regression geht hervor das Abweichungen erkennbar sind. Geringfügige Abweichungen werden jedoch toleriert. Ein möglicher Grund für das Auftreten von systematischen Abweichungen könnte sein, dass eine relevante erklärende Variable nicht im Modell berücksichtigt wurde.[351]

Der Durbin-Watson-Koeffizient wird betrachtet, um zu prüfen ob eine Autokorrelation in der Regressionsschätzung vorliegt. Bei einer Autokorrelation der Residuen wären die geschätzten Standardfehler kleiner als die wahren Standardfehler und damit die Ergebnisse des Signifikanztests verzerrt. Dabei wird geprüft, ob der Koeffizient nahe an den Wert 2 reicht, da dies auf ein geringeres Ausmaß einer Autokorrelation der Residuen schließen lässt. Bei Vorliegen einer Kollinearität würde eine deutliche Korrelation zwischen zwei oder mehreren erklärenden Variablen bestehen. Obwohl bei Vorliegen einer Kollinearität das R^2 der Regressionsgleichung unverzerrt ausgewiesen wird, wäre die Schätzung der Parameter nicht mehr zuverlässig, sondern es treten mit einer großen Wahrscheinlichkeit Verzerrungen auf.[352]

Für jeden Koeffizienten wird ein Toleranzwert ermittelt. Toleranzwerte unter 0,1 können ein Hinweis auf das Vorliegen einer Kollinearität sein. Die Werte liegen deutlich über diesem Wert, mit dem kleinsten Wert bei 0,429, daher wird angenommen, dass keine bedeutende Kollinearität vorliegt. Auch die Werte für den Varianzinflationsfaktor als Kehrwert der Toleranz liegen deutlich unter 10 und deuten daher nicht auf das Vorliegen einer Kollinearität hin.[353] Der größte Konditionsindex beträgt 26,117 und liegt damit unter 30. Ein Wert über 30 würde auf eine starke Kollinearität hinweisen.

351 Vgl. Brosius, F. (2013), S. 577.
352 Vgl. Brosius, F. (2013), S. 579-581.
353 Vgl. Brosius, F. (2013), S. 583.

Dennoch kann auch ein Konditionsindex von >15 auf ein Kolinearitätsproblem hindeuten,[354] Werte zwischen 10 und 30 können in Indikator für eine mäßige Kollinearität fungieren. Auch bei der Analyse der Varianzanteile zeigen sich keine starken Abhängigkeiten. Es wird eine Methode verwendet, bei der alle gewählten Variablen berücksichtigt werden. Eine Vorwärtsregression würde hingegen die Signifikanz des Regressionskoeffizienten als Auswahlkriterium verwenden. Bei diesem Vorgehen würde die Gefahr inhaltlich unplausibler Schätzungen bestehen.[355]

4.3.2.4 Analyse von potenziellen Vergütungsmodellen

4.3.2.4.1 Auswertung Zeitbedarf

Die bayerischen Apotheker wurden danach gefragt, wie hoch sie den für eine Medikationsanalyse benötigten Zeitaufwand pro Kunde für die einzelnen Tätigkeiten einschätzen. Hierbei wurden die Tätigkeiten zur Datensammlung, Erfassung und Dokumentation von arzneimittelbezogenen Problemen, die Erarbeitung von Lösungsvorschlägen und das Arzt-/Patientengespräch vorgegeben. Die Ergebnisse werden in Tabelle 15 dargestellt.

Die Einschätzung der Befragten zum durchschnittlichen Zeitbedarf wurde erfasst. Für die Ermittlung des Gesamtzeitbedarfs wurden die fehlenden Werte der Minutenwerte durch den Mittelwert der Zeitreihe für die Summenbildung ersetzt. Die Voraussetzung für diese Schätzung ist, dass alle Schritte durchgeführt werden. Daher kann hierbei in Hinblick auf den Gesamtzeitbedarf nur von einer näherungsweisen Schätzung ausgegangen werden.

---

[354] Vgl. Fromm, S. (2010), S. 100.
[355] Vgl. Brosius, F. (2013), S. 584.

	Mittelwert [SD]	Median	Minimum	Maximum
Zeitaufwand Datensammlung (n=400)	54,20 [46,723]	30,00	0,00	300,00
Zeitaufwand Dokumentation (n=398)	56,21 [41,574]	45,00	5,00	240,00
Zeitaufwand Lösungsvorschläge (n=399)	64,60 [62,815]	60,00	0,00	723,00
Zeitaufwand Gespräch (n=393)	44,58 [30,524]	30,00	3,00	180,00
Gesamtzeitaufwand (n=407)	219,596 [146,857]	180,00	24,00	900,00

Tab. 15: Durchschnittlicher Zeitaufwand für eine Medikationsanalyse in min pro Kunde[356]

Hierbei zeigte sich, dass die Entwicklung von Lösungsvorschlägen als der Schritt, der mit dem höchsten Zeitaufwand verbunden ist, eingeschätzt wird (64,60 Minuten). Der durchschnittlich angegebene Zeitaufwand für das Gespräch mit dem Patienten war hingegen nach der Einschätzung der befragten Apotheker am geringsten (44,58 Minuten). Die Unterschiede in der Festlegung des Zeitbedarfs können aus den heterogenen Antworten, was die Medikationsanalyse in den einzelnen Apotheken umfasst, resultieren. Diese reichten von einem Brown Bag Review hin zur Medikationsanalyse Typ 2 a und b, aber umfasste auch lediglich Interaktionschecks.

Zu beachten ist hierbei jedoch, dass nicht alle Apotheker in der Befragung bereits Erfahrungen mit der praktischen Durchführung der Medikationsanalyse haben. Daher können die geschätzten Werte für den Zeitbedarf von der tatsächlich benötigen Dauer abweichen.

356 Quelle: Eigene Darstellung.

4.3.2.4.2 Wahl eines präferierten Vergütungsmodells

Die von den Befragten gewählte Vergütung der Medikationsanalyse wird in Tabelle 16 dargestellt. Vergütungsmodell A sieht eine Vergütung der Medikationsanalyse vor die sich nach dem pro Patient benötigten Zeitbedarf richtet. Vergütungsmodell B sieht hingegen einen Pauschalbetrag pro Patientenbesuch vor.

Vergütungsmodell A		**Prozentuale Angabe**
Wahl des Vergütungsmodells		31,27% (n=116)
Vergütung der Medikationsanalyse pro Patient	<1,00 € pro Minute	7,27% (n=8)
	1,00 € bis 1,50 € pro Minute	30,91% (n=34)
	>1,50 € bis 2,00 € pro Minute	30,00% (n=33)
	>2,00 € bis 2,50 € pro Minute	21,82% (n=24)
	>2,50 € pro Minute	10,00% (n=11)
Vergütungsmodell B		
Wahl des Vergütungsmodells		68,73% (n= 255)
Vergütung der Medikationsanalyse pro Patient	<30 € pro Besuch	6,02% (n=15)
	30 € bis 45 € pro Besuch	24,10% (n=60)
	>45 € bis 60 € pro Besuch	37,75% (n=94)
	>60 € bis 75 € pro Besuch	20,08% (n=50)
	>75 € pro Besuch	12,05% (n=30)

Tab. 16: Wahl des Vergütungsmodells[357]

Insgesamt haben sich 116 der Befragten für das Vergütungsmodell A (31,27%) entschieden und 255 (68,73%) für das Modell B. Daher zeichnete sich in der betrachteten Stichprobe eine deutliche Präferenz für das Vergütungsmodell B und

---

357 Quelle: Eigene Darstellung.

damit eine Vergütung pro Besuch eines Patienten ab. Das Vergütungsmodell A mit einer Vergütung pro Minute mit dem Patienten wurde deutlich weniger häufig von den befragten Apothekern gewählt.

In Hinblick auf eine angemessene Vergütung präferieren von den Personen, die sich für Modell B entschieden haben 37,75% ein Honorar in einem Bereich zwischen 45,00 und 60,00 Euro pro Patientenbesuch.

Aus den Ergebnissen der systematischen Literaturrecherche zur Wahrnehmung durch die Apotheker[358,359,360] wird die Hypothese aufgestellt, dass sich die Apotheken die bisher noch keine Medikationsanalyse angeboten haben, dies jedoch planen, von Apotheken unterscheiden, die bereits eine Form der Medikationsanalyse anbieten.

			Häufigkeit%
Angebot einer Medikationsanalyse	Wahl des Vergütungsmodells A		27,37% (n=49)
	Vergütung der Medikationsanalyse pro Patient	<1,00 € pro Minute	12,25% (n=6)
		1,00 € bis 1,50 € pro Minute	24,49% (n=12)
		>1,50 € bis 2,00 € pro Minute	32,65% (n=16)
		>2,00 € bis 2,50 € pro Minute	26,53% (n=13)
		>2,50 € pro Minute	4,08% (n=2)
	Wahl des Vergütungsmodells B		72,63% (n=130)
	Vergütung der Medikationsanalyse pro Patient	<30 € pro Besuch	7,69% (n=10)
		30 € bis 45 € pro Besuch	23,85% (n=31)
		>45 € bis 60 € pro Besuch	36,15% (n=47)

358 Vgl. Wells, K. M., Thornley, T., Boyd, M. J., Boardman, H. F. (2014), S. 63.
359 Vgl. Herbert, K. E., Urmie, J. M., Newland, B. A., Farris, K. B. (2006), S. 308.
360 Vgl. Lounsbery J. L., Green C. G., Bennett, M. S., Pedersen, C. A. (2009), S. 55.

		>60 € bis 75 € pro Besuch	20,00% (n=26)
		>75 € pro Besuch	12,31% (n=16)
Kein Angebot einer Medikationsanalyse	Wahl des Vergütungsmodells A		33,33% (n=49)
	Vergütung der Medikationsanalyse pro Patient	<1,00 € pro Minute	2,04% (n=1)
		1,00 € bis 1,50 € pro Minute	32,65% (n=16)
		>1,50 € bis 2,00 € pro Minute	28,57% (n=14)
		>2,00 € bis 2,50 € pro Minute	20,41% (n=10)
		>2,50 € pro Minute	16,33% (n=8)
	Wahl des Vergütungsmodells B		66,67% (n=98)
	Vergütung der Medikationsanalyse pro Patient	<30 € pro Besuch	4,08% (n=4)
		30 € bis 45 € pro Besuch	24,49% (n=24)
		>45 € bis 60 € pro Besuch	37,76% (n=37)
		>60 € bis 75 € pro Besuch	21,43% (n=21)
		>75 € pro Besuch	12,24% (n=12)

Tab. 17: Vergütung unter Berücksichtigung ob bereits eine Medikationsanalyse angeboten wird[361]

Wird bei der Wahl eines Vergütungsmodells berücksichtigt, ob in der Apotheke der Befragten bereits eine Medikationsanalyse angeboten wird, zeigen sich keine statistisch signifikanten Unterschiede zwischen der Personengruppe, in deren Apotheken eine Medikationsanalyse angeboten wird und den Personen in deren Apotheken bisher keine Medikationsanalyse angeboten wird. Die Wahl des Vergütungsmodells unter Berücksichtigung ob eine Medikationsanalyse bereits zum Leistungsangebot der jeweiligen Apotheke zählt, wird in Tabelle 17 dargestellt.

[361] Quelle: Eigene Darstellung.

Bei Modell A ist in der Gruppe der Befragten, die eine Medikationsanalyse anbieten und sich für Modell A entschieden haben, eine leichte Tendenz hin zu einer Vergütung zwischen 1,50 € und 2,00 € pro Minute erkennbar. Bei Modell B ist in der Gruppe von Vertretern aus Apotheken die eine Medikationsanalyse anbieten eine leichte Tendenz hin zu einer Vergütung zwischen 45,00 und 60,00 Euro als Pauschalbetrag für einen Patientenbesuch erkennbar.

Im Rahmen der Auswertung zeigte sich, dass in Hinblick auf die Höhe der Vergütung von Modell A keine signifikanten Unterschiede zwischen Vertretern aus Apotheken, die eine Medikationsanalyse anbieten und aus Apotheken, die keine anbieten, bestehen (p=0,082). Auch bei Model B konnten keine statistisch signifikanten Zusammenhänge gezeigt werden (p=0,863).

Weitere Faktoren in Hinblick auf die Wahl des Vergütungsmodells wurden untersucht und in Tabelle 18 dargestellt. Hierbei wurde näher untersucht, ob Zusammenhänge in Hinblick auf die Wahl des Vergütungsmodells und den Charakteristika der Befragten oder der jeweiligen Apotheken bestehen. Hierbei wurde auch ein Schwerpunkt auf die Einschätzung des Zeitbedarfs für die einzelnen Schritte der Medikationsanalyse und zur Gesamtzeit gelegt. Im Rahmen der Auswertung wurden Chi-Quadrat-Tests und T-Tests eingesetzt, um mögliche Unterschiede zwischen den Gruppen näher zu untersuchen.

	Vergütungsmodell A **(n= 116)**	**Vergütungsmodell B** **(n= 255)**	**p-Wert**
Gesamtzeit Medikations-analyse	243,33 min [168,637]	209,07 min [135,314]	0 056
Zeitaufwand Datensamm-lung	60,74 min [52,370]	51,45 min [41,834]	0 070
Zeitaufwand Dokumenta-tion	61,67 [45,730]	53,00 [40,021]	0 067

Zeitaufwand Lösungsvorschläge		71,01 [82,992]		60,63 [50,142]		0,141
Zeitaufwand Gespräch		50,26 [34,858]		43,77 [29,285]		0,068
Alter [a]		48,71 [10,003]		48,69 [10,786]		0,988
Berufserfahrung [a]		21,15 [10,058]		20,68 [11,177]		0,705
	Bis 10 Jahre		15,45% (n=17)		22,22% (n=52)	0,488
	11 bis 20 Jahre		35,45% (n=39)		31,20% (n=73)	
	21 bis 30 Jahre		35,45% (n= 39		32,05% (n=75)	
	Über 31 Jahre		13,64% (n=15)		14,53% (n=34)	
Häufigkeit Medikationsanalyse		8,11 [22,407]		17,22 [70,638]		0,583
	0 bis 1		21,28% (n=10)		22,95% (n=28)	0,891
	>1 bis 5		53,19% (n= 25)		54,92% (n=67)	
	>5 und mehr		25,53% (n= 12)		22,13% (n=27)	
Berufsgruppe	Apothekenleiter/in		78,95% (n= 90)		81,67% (n=205)	0,813
	Leiter/in einer Filialapotheke		9,65% (n= 11)		7,97% (n=20)	
	Approbierte/r Apothekenmitarbeiter/in		11,40% (n=13)		10,36% (n=26)	

Stadtgröße	Landapotheke (unter 5000 Einwohner)	25,89% (n=29)	30,80% (n=77)	0,890
	Kleinstadtapotheke (5.000 bis 20.000 Einwohner)	28,57% (n=32)	37,20% (n=93)	
	Mittelstadtapotheke (über 20.000 bis 100.000 Einwohner)	21,43% (n=24)	13,60% (n=34)	
	Großstadtapotheke (über 100.000 Einwohner)	24,11% (n=27)	18,40% (n=46)	
Angebot Medikationsanalyse	ja	51,46% (n=53)	56,22% (n=131)	0,418
	nein	48,54% (n=50)	43,78% (n=102)	

Tab. 18: Wahl des Vergütungsmodells[362]

Obwohl der durchschnittliche Zeitaufwand sowohl für die Gesamtzeit als auch die einzelnen Schritte in der Gruppe der Befragten, die sich für Modell A entschieden haben tendenziell etwas höher eingeschätzt wurde als in der Gruppe die sich für Modell B entschieden haben, konnten keine statistisch signifikanten Unterschiede zwischen den Gruppen gezeigt werden.

Von allen, die in der Befragung das Modell A gewählt haben, sind 78,95% Apothekenleiter. Bei allen Befragten, die das Modell B gewählt haben, sind 81,67% Apothekenleiter. Auch hier konnten keine Signifikanzen gezeigt werden. Im Fol-

[362] Quelle: Eigene Darstellung.

genden wurde untersucht, wie sich die Beobachtungen verändern, wenn berücksichtigt wird, ob eine Medikationsanalyse in der Apotheke bereits angeboten wird oder nicht. In der Gruppe von Vertretern aus Apotheken, in denen keine Medikationsanalyse angeboten wird, konnte ein größerer prozentualer Anteil der Apothekenleiter in der Gruppe die sich für Modell A entschieden hat im Vergleich zur Gruppe die Modell B gewählt hat, beobachtet werden. Die Gesamttendenz und auch die Tendenz bei Betrachtung der Vertreter aus Apotheken in denen eine Medikationsanalyse angeboten wird, sind damit umgekehrt. Auch hier zeigen sich jedoch keine Signifikanzen.

Wenn die beiden Variablen vollkommen unabhängig voneinander verteilt sind, dürften keine wesentlichen Abweichungen der einen Variablen innerhalb der verschiedenen Kategorien der anderen Variablen unter Berücksichtigung der Gesamtverteilung erkennbar sein. Da etwas weniger als dreißig Prozent aller Befragten angaben, dass ihre Apotheke der Kategorie Landapotheke zuzuordnen ist, müsste dies bei einer unabhängigen Verteilung der beiden Variablen in etwa auch für die beiden nach Wahl des Vergütungsmodells unterteilten Gruppen gelten. Die tatsächlich beobachteten Häufigkeiten weichen jedoch deutlich von den erwarteten Häufigkeiten ab. Dies deutet darauf hin, dass die beiden Variablen möglicherweise nicht unabhängig voneinander verteilt sind.[363] Dennoch konnten auch für die Stadtgröße keine Signifikanzen gezeigt werden.

55,62% der Befragten haben angegeben, dass in ihrer Apotheke eine Medikationsanalyse angeboten wird. In der Gruppe der Personen, die das Vergütungsmodell A gewählt haben, ist dieser Anteil mit 51,46% geringer, wohingegen er in der Gruppe der Befragten, die Modell B gewählt haben, mit 56,22% etwas über dem Durchschnitt aller Befragten liegt. Dieser Zusammenhang gilt lediglich für Personen aus der Stichprobe. Aus diesen Erkenntnissen kann nicht auf einen kausalen Zusammenhang in der Grundgesamtheit geschlossen werden. Der Zusammenhang

[363] Vgl. Brosius, F. (2013), S. 421.

wurde durch einen Chi-Quadrat-Test näher untersucht.[364] Auch hier konnte keine statistische Signifikanz gezeigt werden.

Es lassen sich Muster dahingehend erkennen, dass bei den Befragten die das Modell B gewählt haben, die Personengruppe mit einer höheren Berufserfahrung etwas stärker vertreten ist. Bei der Durchführung eines Chi-Quadrat-Tests lässt sich kein signifikanter Zusammenhang zwischen der Berufserfahrung und der Wahl des Vergütungsmodells erkennen.

4.3.2.4.3 Kostenträger

In Hinblick auf die Frage, wer nach der Meinung der befragten Apotheker die Vergütung der Medikationsanalyse übernehmen sollte, zeichnete sich ein eindeutiges Bild ab. Von den 407 Befragten gaben 83,54% (n= 340) an, dass die Vergütung von den Krankenkassen übernommen werden sollte. Eine Übernahme der Leistung durch die Patienten selbst wurde von 5,65% (n=23) der Befragten angegeben. Nur 1,72% (n=7) der Befragten geben an, dass die Apotheken selbst für die Vergütung aufkommen sollten.

6,88% (n=28) der Befragten sprachen sich für weitere Vergütungsmodelle aus. Die Befragten hatten hierbei die Möglichkeit, Freitextformulare zu nutzen, um mögliche Vergütungsmodelle näher zu spezifizieren. Insgesamt 27 Befragte machten Angaben zu weiteren Vergütungsmodellen.

Hierbei konnten sieben Modelle abgeleitet werden. Diese werden in Tabelle 19 dargestellt. Das am häufigsten genannte Modell ist eine Aufteilung zwischen den Krankenkassen und dem Patienten.

---

364 Vgl. Brosius, F. (2013), S. 419-420.

Sonstige Kostenträger	Häufigkeit%
Aufteilung Krankenkasse und Patient	59,26% (n=16)
Hauptteil Krankenkasse, Anteil Patient	11,11% (n=3)
Hauptteil Patient, Anteil Krankenkasse	7,41% (n=2)
Krankenkasse oder Patient	3,70% (n=1)
Patienten rechnen direkt mit den Leistungserbringern ab, Erstattung durch die Krankenkassen (Kostenerstattungsprinzip)	7,41% (n=2)
Patienten, Apotheken, Krankenkassen	3,70% (n=1)
Apotheke und Service Leistung	7,41% (n=2)

Tab. 19: Übersicht sonstige Kostenträger (n= 27)[365]

4.3.2.5 Zielgruppen für unterschiedliche Strategien

Die bayerischen Apotheker wurden dazu befragt, welchen Kunden sie eine Medikationsanalyse anbieten würden. Die Freitextkommentare in Hinblick auf die Vorteile der Medikationsanalyse für die Patienten und relevanten Patientengruppen für eine Medikationsanalyse wurden ausgewertet. Mögliche Zielgruppen für eine Medikationsanalyse aus der Sicht der Apotheker wurden identifiziert. Die einzelnen Nennungen werden in Tabelle 20 dargestellt.

[365] Quelle: Eigene Darstellung.

Kategorien	Anzahl der Nennungen
Polymedikation	138
Multimorbidität	94
Ältere Patienten	74
Allen Patienten	46
Chroniker	44
Interessierte	39
Stammkunden/Kundenkarte/Medikationshistorie	32
Dauermedikation	25
Mehrere Ärzte	21
Probleme mit Neben-/Wechselwirkungen	19
Compliance	10
Komplexe Darreichungsformen/komplexe Medikation	10
Änderungen in der Medikation	8
Altenheime	6
Krankenhausentlassung	4
Angehörige	3
Arzneimittelgruppen mit Überwachungsbedarf	3
Rabattverträge	2

Tab. 20: Bedeutendste Zielgruppen einer Medikationsanalyse (n=352)[366]

Bei der Analyse relevanter Zielgruppen einer Medikationsanalyse aus der Sicht der Apotheker wird deutlich, dass die Kategorien „Ältere Patienten“, „Polymedi-

[366] Quelle: Eigene Darstellung.

kation", „Multimorbidität" und „Chroniker" als die am häufigsten genannten Anwendungsbereiche identifiziert werden konnten. Auch im Grundsatzpapier zur Medikationsanalyse und zum Medikationsmanagement der Bundesvereinigung Deutscher Apothekerverbände werden Multimorbidität und Polymedikation bei älteren Patienten als ein Risikofaktor für arzneimittelbezogene Probleme genannt.[367] Zudem wurde von zahlreichen Befragten angegeben, dass eine Medikationsanalyse idealerweise allen Kunden angeboten wird.

Auch Verordnungen durch mehrere, unterschiedliche Ärzte und Rabattverträge wurden als Gründe von den bayerischen Apothekern angeführt. Zudem wurden Personen mit einem Bedürfnis nach Informationen und Sicherheit als Zielgruppe gesehen. Auch im Grundsatzpapier zur Medikationsanalyse und zum Medikationsmanagement der ABDA wurde auf ein gestiegenes Sicherheitsbedürfnis der Patienten hingewiesen. Neben dem Sicherheitsbedürfnis, wird hier auch auf ein gestiegenes Informationsbedürfnis von Patienten hingewiesen.[368]

Auch der Übergang vom stationären in den ambulanten Sektor wird als Problembereich erkannt und die Krankenhausentlassung wird als ein weiterer Grund dafür angeführt, dass Patienten eine Medikationsanalyse in Anspruch nehmen.

Neben der Durchführung einer Medikationsanalyse basierend auf der Einschätzung der Apotheker, dass die Patienten aufgrund von Patienten- oder Therapiecharakteristika profitieren können, wird auch ein weiterer Aspekt in der Befragung deutlich. Bei den Freitextkommentaren wurde bei 39 Kommentaren auch die aktive Kundennachfrage als eine Determinante genannt, um eine Medikationsanalyse anzubieten. Hieraus ergibt sich eine weitere Zielgruppe, der an der eigenen Therapie interessierten Patienten, in der eine aktive Nachfrage nach Leistungen wie einer Medikationsanalyse besteht.

---

[367] Vgl. Bundesvereinigung Deutscher Apothekerverbände (2014b), S. 4.
[368] Vgl. Bundesvereinigung Deutscher Apothekerverbände (2014b), S. 4.

4.3.2.6 Hürden der Implementierung einer Medikationsanalyse aus Sicht der bayerischen Apotheker

Im Rahmen der Befragung konnte im Rahmen der Bestandsanalyse ermittelt werden, dass eine Medikationsanalyse in bayerischen Apotheken noch nicht flächendeckend angeboten wird. So geben 44,38% der befragten Apotheker an, keine Medikationsanalyse in ihrer Apotheke anzubieten.

Die Befragten hatten die Möglichkeit zu spezifizieren, aus welchen Gründen keine Medikationsanalyse in ihrer Apotheke angeboten wird. Eine Untersuchung von 112 Freitextkommentaren zu den Barrieren für eine Implementierung der Medikationsanalyse lieferte in Ergänzung zur Auswertung der Statements tiefere Einblicke, um mögliche Schwierigkeiten gezielt adressieren zu können.

Hierbei zeichneten sich zentrale Themen, wie eine fehlende Patientennachfrage, der Zeitbedarf für die Durchführung und eine fehlende Vergütung ab. Diese werden in Tabelle 21 dargestellt.

Hürden	Anzahl der Nennungen innerhalb der 112 Kommentare
Fehlende Patientennachfrage	35
Zeitbedarf	28
Fehlende Vergütung	21
Komponenten bereits integriert	17
Zusammenarbeit mit Ärzten	14
Personal	14
Prozess/fehlende Unterlagen	11
Schulungen notwendig	9
Kein aktives Angebot	6
EDV-Ausstattung	4

Tab. 21: Gründe, aus denen aktuell keine Medikationsanalyse angeboten wird (n= 112)[369]

In Verbindung mit der Auswertung der Statements wurden zentrale Hürden für die Implementierung einer Medikationsanalyse identifiziert. Ein Indikator für mögliche Hürden einer breiten Implementierung der Medikationsanalyse ist die Beantwortung des Statements „Eine Medikationsanalyse anzubieten wird meinen Belastungsgrad in der Arbeit erhöhen.“ Hierbei gaben 90,89% der Befragten an, dass sie dieser Aussage stark zustimmen oder zustimmen. Es lehnten hingegen nur 1,97% dieses Statement ab oder stark ab. Bei der Analyse der Freitextkommentare wurde deutlich, dass der notwendige Zeitbedarf und Personalmangel als Hürden wahrgenommen wurden.

Als eine weitere Hürde konnte eine aktive Kundennachfrage identifiziert werden. Insgesamt stimmten nur 20,75% der Befragten dem Statement „Meine Kunden erwarten, dass ich eine Medikationsanalyse anbiete“ zu. Ein ähnliches Bild zeigt

[369] Quelle: Eigene Darstellung.

sich auch in Hinblick auf die Erhaltung der Wettbewerbsfähigkeit der Apotheke. Hierbei stimmte mit 35,33% nur ca. ein Drittel der Befragten der Aussage zu, dass ihre Apotheke eine Medikationsanalyse anbieten muss, um die eigene Wettbewerbsfähigkeit zu sichern.

Eine weitere von den Befragten wahrgenommene Hürde zeigte sich auch in Hinblick auf die Zusammenarbeit mit Ärzten. Insgesamt stimmten nur 12,29% der Befragten der Aussage zu, dass Ärzte in ihrem Umfeld es gutheißen würden, wenn sie eine Medikationsanalyse anbieten würden. Auch bei der Auswertung der Freitextkommentare wurde deutlich, dass Schwierigkeiten in der Kooperation mit Ärzten als eine potenzielle Hürde für die Durchführung der Medikationsanalyse gesehen werden.

Eine weitere zentrale Hürde, die durch die Analyse der Freitextkommentare identifiziert werden konnte, ist eine fehlende Vergütung. Bestehende Unsicherheiten hinsichtlich der aktuellen Diskussion zu einer adäquaten Vergütung für Apotheken wurden geäußert. Zudem wurden prozessbezogene Hürden genannt, die im Zusammenhang mit Fragen zur Standardisierung der Leistungen stehen.

Insgesamt konnten vier bedeutende Hürden im Rahmen der Befragung identifiziert werden. Neben dem notwendigen Zeitbedarf und Personalmangel, aber auch der fehlenden Vergütung wurde deutlich, dass Schwierigkeiten in der Kooperation mit Ärzten wahrgenommene Barrieren darstellen. Aber auch die bisher noch geringe, aktive Nachfrage durch Kunden könnte durch weitere, an Kunden gerichtete Kommunikationsmaßnahmen erhöht werden.

5 Empirische Erhebung zur Perspektive der Patienten

5.1 Hintergrund und Zielsetzung

5.1.1 Die Perspektive der Patienten in internationalen Modellen

5.1.1.1 Wahrnehmung der Arzneimitteltherapie

Insbesondere für Australien, die USA und UK wurden Patientenpräferenzen in qualitativen und quantitativen Studien erhoben. Es ist noch wenig bekannt über die Faktoren, die Patienten dazu motivieren diese Leistungen in Anspruch zu nehmen. Mögliche Motivationsgründe für die Bereitschaft an der Teilnahme können daher Unsicherheit und Besorgnis bezüglich der eigenen Arzneimittel sein. Patienten versprechen sich von einem HMR, wie es sich in Australien etabliert hat, dass sie mehr Informationen zu ihrer Arzneimitteltherapie erhalten, die ihnen letztendlich helfen sollen, besser mit ihren Medikamenten zurechtzukommen.[370]

Die Wahrnehmung der Handhabung der Medikamente wurde in der Studie von Carter et al. erfasst.[371] Auch in einer weiteren Studie von Carter[372] und einer Studie von Garcia[373] wurde untersucht, welche Gedanken sich die Befragten hinsichtlich ihrer Medikamente machen, mit welchen Herausforderungen sie in Bezug auf die Anwendung von Medikamenten bisher konfrontiert waren und wie sie diese in der Vergangenheit gelöst haben.

In der Studie von Carter wurde zusätzlich erfasst, wie die Befragten eine mögliche Gefährdung durch die eigenen Medikamente einschätzen.[374] Die „Theory of motivated information management" ist der theoretische Rahmen, der in der Studie von Carter et al. eingesetzt wird. Diese unterstellt, dass die Bereitschaft von

370 Vgl. White, L., Klinner, C., Carter, S. (2012), S. 5.
371 Vgl. Carter, S. R., Moles, R., White, L., Chen, T. F. (2012b), S. 491.
372 Vgl. Carter, S. R., Moles, R., White, L., Chen, T. F. (2012a), S. 661.
373 Vgl. Garcia G. M., Snyder, M. E., McGrath, S. H., Smith, R. B., McGivney, M. S. (2009), S. 613.
374 Vgl. Carter, S. R., Moles, R., White, L., Chen, T. F. (2012a), S. 661.

Patienten an diesen Leistungen teilzunehmen durch ihre Unsicherheit und Bedenken hinsichtlich ihrer Medikamente motiviert wird.[375] Insbesondere durch Änderungen in der Medikation oder Krankenhausaufenthalte können Bedenken auftreten, da Patienten dazu angeregt werden, sich auf Risiken in Verbindung mit der Arzneimitteltherapie zu konzentrieren.[376]

5.1.1.2 Wahrgenommene Vorteile und Hürden in Hinblick auf Medikationsmanagementmodelle

Auch in der bestehenden Literatur zu diesem Thema wurden die Vorteile, die Patienten in der Nutzung der Leistungen sehen und mögliche Hürden, die sie daran hindern würden eine solche Leistung in Anspruch zu nehmen erfasst. In der qualitativen Studie von Carter et al.[377] wurden die Teilnehmer nach ihrer Einschätzung, inwiefern Patienten von dieser Leistung profitieren können, befragt. Auch in einer weiteren, im Rahmen der systematischen Literaturrecherche identifizierten, qualitativen Studie von Bissell[378] wurde dieser Frage nachgegangen. Die potenziellen Vorteile der Teilnahme an diesen Leistungen wurden zudem in der Studie von Garcia ermittelt.[379] Auch die Einschätzung der Patienten, wie sie persönlich davon profitieren könnten, wurde erfasst.[380]

In einer Studie von Truong und Layson-Wolf sah ein Großteil der Befragten die persönlichen Beratungssitzungen mit dem Apotheker, zur Verbesserung des Arzneimittelgebrauchs und der allgemeinen Gesundheit, als sehr wichtig an. Die Patienten waren der Meinung, dass MTM Leistungen den Medikamentengebrauch verbessern können.[381]

In der Wahrnehmung der Patienten liegen die Vorteile des Medication Managements insbesondere in der Chance, personalisierte Informationen zu den eigenen

---

375 Vgl. Carter, S. R., Moles, R., White, L., Chen, T. F. (2012a), S. 659.
376 Vgl. Carter, S. R., Moles, R., White, L., Chen, T. F. (2012a), S. 664.
377 Vgl. Carter, S. R., Moles, R., White, L., Chen, T. F. (2012a), S. 661.
378 Vgl. Bissell, P., Blenkinsopp, A., Short, D., Mason, L. (2008), S. 365.
379 Vgl. Garcia G. M., Snyder, M. E., McGrath, S. H., Smith, R. B., McGivney, M. S. (2009), S. 613.
380 Vgl. Carter, S. R., Moles, R., White, L., Chen, T. F. (2012a), S. 661.
381 Vgl. Truong H., Layson-Wolf, C., de Bittner, M. R., Own, J.A., Haupt, S. (2009), S. 394.

Medikamenten zu erhalten und dem Potenzial für eine verbesserte Kommunikation im Gesundheitswesen.[382]

In einer qualitativen Studie aus England berichteten die Patienten, dass sie sich bei dem Gespräch mit dem Apotheker wohlfühlten und sie ihn als sachverständigen Experten ansahen. Sie schätzten die Zeit, die er sich für die private Beratung nahm. Die Berichte von Patienten zu MURs deuten darauf hin, dass sie weitgehend positive Meinungen zu diesem Service haben.[383] Insgesamt hatten die Patienten laut Latif, Pollock und Boardman eine positive Meinung zu MURs. Aktuell fehlt eine umfassende Zusammenarbeit zwischen Ärzten und Apothekern, was eine verpasste Chance zur Zusammenarbeit mit den Patienten darstellt. Somit werden Potenziale verpasst, die das Verschreiben sowie den Gebrauch von Arzneimitteln durch die Patienten verbessern könnten.[384]

Auch die Eigenschaften, insbesondere in Hinblick auf die Medikationsmanagement-Komponente der Medikationsanalyse wurden in der Studie von Doucette[385] näher untersucht.

Auch der Einfluss der Empfehlungen von Ärzten in Hinblick auf die Inanspruchnahme eines Medikationsmanagements wurde näher erfasst.[386,387,388] Eine aktuelle Studie aus den USA zeigte, dass eine Unterstützung der Ärzte und die Zusammenarbeit zwischen Ärzten und Apothekern ein relevanter Faktor ist.[389]

Als bedeutende Hindernisse für eine Teilnahme der Patienten an einem solchen Medication Management Programm stellten sich die Kosten sowie die fehlende

---

382 Vgl. Garcia G. M., Snyder, M. E., McGrath, S. H., Smith, R. B., McGivney, M. S. (2009), S. 514.
383 Vgl. Latif, A., Boardman, H. F., Pollok, K. (2013) S. 952.
384 Vgl. Latif, A., Pollock, K., Boardman, H.F. (2013) S. 955.
385 Vgl. Doucette, W. R., Zhang, Y., Chrischilles, E. A., Pendergast, J. F., Newland, B.A., Farris, K. B., Frank J. (2013), S. 485.
386 Vgl. Carter, S. R., Chen, T., White, L. (2012) S. 214.
387 Vgl. Carter, S. R., Moles, R., White, L., Chen, T. F. (2012b), S. 491.
388 Vgl. Doucette, W. R., Zhang, Y., Chrischilles, E. A., Pendergast, J. F., Newland, B. A., Farris, K. B., Frank J. (2013) S. 485.
389 Vgl. Doucette, W. R., Zhang, Y., Chrischilles, E. A., Pendergast, J. F., Newland, B. A., Farris, K. B., Frank J. (2013), S. 484.

Zeit dar.[390] Internationale Studien geben dennoch Hinweise darauf, dass diese intensive Betreuung von den Patienten sehr geschätzt wird.[391]

5.1.2 Zielsetzung

Obwohl Studien die Wichtigkeit der Forschung zu den Wünschen und Bedürfnissen der Patienten betonen[392], die zu einer der wichtigsten Interessensgruppen bei der Entwicklung der Beratungsprogramme zählen, gibt es auf diesem Gebiet noch zahlreiche offene Fragen zu Patientenpräferenzen.[393]

Pilotprojekte scheiterten bereits an einem zu geringen Patienteninteresse. Der Patient nimmt in diesem Zusammenhang eine besondere Stellung ein. Im Gegensatz zu anderen Ländern oder auch den Arztpraxen stehen Apotheken in Deutschland vor der Herausforderung eines sehr eingeschränkten Zugangs zu patientenbezogenen Daten, wie Patientenakten. Daher sind die Apotheken hier besonders auf eine Kooperation mit den Patienten angewiesen.[394] Um innovative Leistungen wie Medikationsanalyse oder Medikationsmanagement optimal zu konzipieren und weiterzuentwickeln ist neben der Ideen- und Konzeptentwicklung die Präsentation des Konzepts gegenüber potenziellen Kunden wichtig, um deren Reaktionen zu erhalten.[395]

Daher werden Fragen formuliert, die Determinanten der Motivation eine Medikationsanalyse in Anspruch zu nehmen, näher untersuchen. Diese werden in Abbildung 18 dargestellt.

---

[390] Vgl. Garcia G. M., Snyder, M. E., McGrath, S. H., Smith, R. B., McGivney, M. S. (2009), S. 614.

[391] Vgl. Doucette, W. R., Zhang, Y., Chrischilles, E. A., Pendergast, J. F., Newland, B. A., Farris, K. B., Frank J. (2013), S. 484.

[392] Vgl. Carter, S. R., Moles, R., White, L., Chen, T. F. (2012b), S. 489.

[393] Vgl. Garcia G. M., Snyder, M. E., McGrath, S. H., Smith, R. B., McGivney, M. S. (2009), S. 612.

[394] Vgl. Dartsch, D., Lim, S., Schmidt, C. (2015), S. 17.

[395] Vgl. Kotler, P., Shalowitz, J., Stevens, R. J. (2008), S. 289-290.

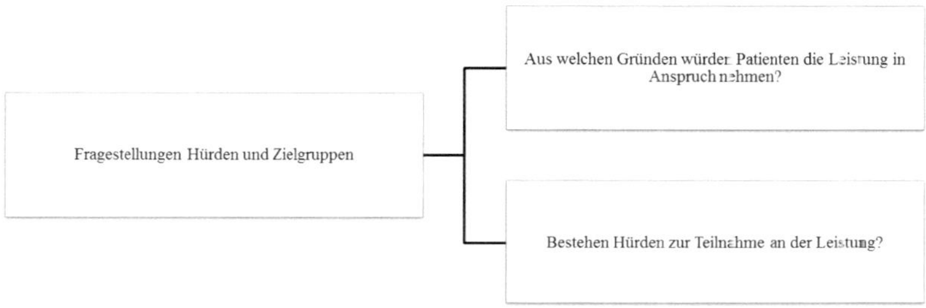

Abb. 18: Forschungsfragen zu den von Patienten wahrgenommenen Hürden und Zielgruppen[396]

Die Forschungsfragen für die empirische Erhebung wurden aus den internationalen Erfahrungen der im Rahmen der systematischen Literaturrecherche identifizierten Publikationen für UK, Australien und die USA abgeleitet. Faktoren, die auf die Bereitschaft eine Medikationsanalyse in Anspruch zu nehmen wirken können, sollen hierdurch näher analysiert werden.

[396] Quelle: Eigene Darstellung.

5.2 Methoden

5.2.1 Auswahl der Stichprobe

An die Festlegung der Fragestellung schließt sich die Auswahl der Stichprobe an.[397] Zur Analyse der Fragestellung muss daher definiert werden, welche Personen in die Untersuchung einbezogen werden sollen. Bei der Auswahl der Stichprobe bei einer Teilerhebung kann zwischen einer Wahrscheinlichkeitsauswahl, einer bewussten Auswahl und einer willkürlichen Auswahl unterschieden werden. Bei der empirischen Erhebung zur Patientenperspektive wurde eine bewusste Auswahl getroffen. Die Auswahl kann sich hierbei auf Extreme, oder auch auf Experten stützen.[398] Hierbei wurde wie auch in weiteren Studien zur Perspektiven weiterer relevanter Anspruchsgruppen, ein zielgerichteter Ansatz bei der Auswahl der Stichprobe verwendet.[399,400] In der Studie von Carter et al. wurden für die Eignungskriterien für ein HMR Risikofaktoren definiert, von denen bei geeigneten Patienten mindestens ein Risikofaktor vorliegen musste.[401] Auch in weiteren Studien von Carter wurden diese Einschlusskriterien definiert.[402,403] Das Ziel bei der Auswahl der Stichprobe war es, Personen mit bestimmten Charakteristika, die für die Untersuchung der Forschungsfrage relevant sind, einzubeziehen.

Ein wesentliches Einschlusskriterium in der Studie von Garcia et al. war, dass die Patienten mindestens an einer chronischen Erkrankung leiden, die mit wenigstens einer Dauermedikation behandelt wird.[404] Doch nicht nur in Studien aus den USA zeichnete sich die Patientengruppe mit chronischen Erkrankungen als eine Zielgruppe für die Leistungen ab. Einerseits richten sich Programme wie der Diabetes MedsCheck in Australien,[405] andererseits aber auch der Medicines Use Review

---

397 Vgl. Mayring P. (2010), S. 15.
398 Vgl. Raithel, J. (2008), S. 56-57.
399 Vgl. Schommer, J. C., Doucette, W. R., Johnson, K. A., Planas, L. G. (2012), S. 13.
400 Vgl. Schommer, J. C., Planas, L. G., Johnson, K. A., Doucette, W. R. (2008a), S. 356.
401 Vgl. Carter, S. R., Moles, R., White, L., Chen, T. F. (2012a), S. 660.
402 Vgl. Carter, S. R., Chen, T., White, L. (2012), S. 211.
403 Vgl. Carter, S. R., Moles, R., White, L., Chen, T. F. (2012b), S. 491.
404 Vgl. Garcia G. M., Snyder, M. E., McGrath, S. H., Smith, R. B., McGivney, M. S. (2009), S. 612.
405 Vgl. Australian Government, Department of Health (2014b).

an Personen mit chronischen Erkrankungen.[406] Daher wurden auch in der empirischen Untersuchung speziell Personengruppen ausgewählt, die an mindestens einer chronischen Erkrankung leiden. Vorab wurde daher definiert, dass Mitglieder von Selbsthilfegruppen mit mindestens einer chronischen Erkrankung befragt werden sollen. Zudem wird davon ausgegangen, dass bei den Mitgliedern der Selbsthilfegruppen eine besondere Expertise im Umgang mit der Erkrankung vorhanden ist. Obwohl das Medikationsmanagement nach dem Vorbild des amerikanischen MTM-Modells ein ganzheitlicher Ansatz sein sollte, der den Patienten und nicht eine spezielle Erkrankung oder ein spezielles Arzneimittel in den Mittelpunkt stellt, kann die Leistung auch speziellen Gruppen, wie Diabetikern angeboten werden. Eine wesentliche Voraussetzung bei der Konzentration auf spezielle Gruppen ist dabei, dass dennoch eine umfassende Überprüfung der gesamten Medikation der Patienten erfolgt.[407]

Im Rahmen der empirischen Erhebung wurde daher eine qualitative Befragung von Patienten in Kooperation mit Patientenorganisationen im Bereich chronischer Erkrankungen durchgeführt.

5.2.2 Entwicklung des Erhebungsinstruments

Um die Patientenperspektive zu erfassen wurde unter Berücksichtigung der Ergebnisse der systematischen Literaturrecherche ein qualitativer Ansatz gewählt, da ein Schwerpunktbereich qualitativer Analyse die Hypothesengenerierung und Theoriebildung ist. Hierdurch sollen mögliche Zusammenhänge relevanter Faktoren im Zusammenhang mit dem Forschungsgegenstand aufgedeckt werden.[408] Das Ziel ist es dabei, dass die Patienten durch eine offene Erhebungsmethode ihre eigenen Meinungen stärker einbringen können.[409] Offene Fragen können eingesetzt werden, um zu erforschen, zu erklären oder um bestehende Ideen zu bekräftigen.

---

406 Vgl. Pharmaceutical Services Negotiating Committee (2015b).

407 Vgl. McGivney, M. S., Meyer, S. M., Duncan-Hewitt, W., Hall, D. L., Goode, J., Smith, R. B. (2007), S. 625.

408 Vgl. Mayring P. (2010), S. 22.

409 Vgl. Mayring P. (2010), S. 9.

In der vorliegenden Analyse wird ein explorativer Ansatz mit diesem Fragetyp verfolgt.[410]

Im Rahmen der Befragung wurde ein Fragebogen mit 7 zentralen, offenen Fragen entwickelt. Diese können Tabelle 22 entnommen werden. Die Schwerpunkte der Erhebung sind die aus den internationalen Erfahrungen abgeleiteten Bereiche: Wahrnehmung der Arzneimitteltherapie, wahrgenommene Vorteile und Hürden in Hinblick auf die Leistungen und die Rolle der Empfehlung des Arztes. Diese werden in Abbildung 19 visualisiert.

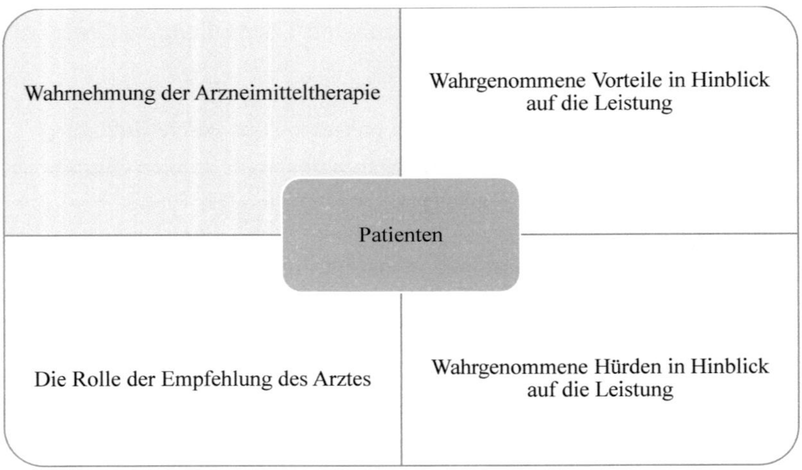

Abb. 19: Schwerpunkte der qualitativen Erhebung zur Perspektive der Patienten[411]

[410] Vgl. Jackson, K. M., Trochim, W. M. (2002), S. 308.
[411] Quelle: Eigene Darstellung.

Zu Beginn wurde die Wahrnehmung der eigenen Arzneimitteltherapie durch die Befragten näher untersucht. Daran schließen sich Fragen speziell zu einer vorgestellten Medikationsanalyse an. Die Fragen wurden durch einen im Vorfeld der Befragung durchgeführten Pretest weiterentwickelt.

Im weiteren Verlauf der empirischen Erhebung wurde den Befragten eine Definition eines Modells einer Medikationsanalyse vorgelegt. Die Definition enthält auch die wesentlichen Schritte, die in der Definition der ABDA[412] für die Medikationsanalyse (2a)[413] genannt werden. Für die leichtere Verständlichkeit erfolgte in Zusammenarbeit mit einer Selbsthilfegruppe zu Herz-Kreislauferkrankungen eine patientengerechte Formulierung der Definition. In der Definition wurden zudem schriftliche Informationen, die den Patienten zur Verfügung gestellt werden erweitert und die Rolle des Arztes wurde in Anlehnung an internationale Modelle stärker betont.

412 Vgl. Bundesvereinigung Deutscher Apothekerverbände (2014b), S. 7.
413 Vgl. Bundesvereinigung Deutscher Apothekerverbände (2014b), S. 13.

	Haben Sie Bedenken hinsichtlich Ihrer Medikamente
	Wie kommen Sie mit Ihren Medikamenten zurecht?
Sie erhalten nun einige Informationen zu einer speziellen Medikationsanalyse[a]	
	Würden Sie die gerade vorgestellte Medikationsanalyse nutzen?
	Aus welchen Gründen würden Sie diesen Service nutzen?
	Welche Rolle spielt bei Ihrer Entscheidung die Empfehlung des Arztes?
	Was würde Sie daran hindern, an dieser Analyse teilzunehmen?
	Was glauben Sie, wie würden Sie persönlich von dieser Medikationsanalyse profitieren?

[a] Patientenorientierte Informationen zum Ablauf der Medikationsanalyse und den Beteiligten an der Medikationsanalyse

Tab. 22: Befragung der Mitglieder der Selbsthilfegruppen[414]

Zur Charakterisierung des Patientenkollektivs wurden Kriterien wie die Anzahl der eingenommenen Arzneimittel, Krankenhauseinweisungen oder die Anzahl der verschreibenden Ärzte, die auch in den im Rahmen der systematischen Literaturrecherche identifizierten Publikationen berücksichtigt wurden, im Fragebogen erfasst. In den quantitativen Studien von Carter et al.[415,416] und einer qualitativen Studie von Carter et al.[417], werden Risikofaktoren, wie die Anzahl der täglich eingenommenen Arzneimittel erfasst. Zudem wurde in Studien die Anzahl der verschriebenen Arzneimittel[418] oder der Dauermedikationen die täglich eingenommen werden, erfasst.[419] Weitere in internationalen Studien berücksichtigte Risiko-

414 Quelle: Eigene Darstellung.
415 Vgl. Carter, S. R., Moles, R., White, L., Chen, T. F. (2012b), S. 491.
416 Vgl. Carter, S. R., Chen, T., White, L. (2012), S. 212.
417 Vgl. Carter, S. R., Moles, R., White, L., Chen, T. F. (2012a), S. 660.
418 Vgl. Doucette, W. R., Zhang, Y., Chrischilles, E. A., Pendergast, J. F., Newland, B. A., Farris, K. B., Frank J. (2013), S. 484.
419 Vgl. Garcia G. M., Snyder, M. E., McGrath, S. H., Smith, R. B., McGivney, M. S. (2009), S. 613.

faktoren sind auch Veränderungen in der Arzneimitteltherapie innerhalb der letzten drei Monate[420,421] oder auch innerhalb des letzten Monats[422]. Krankenhausaufenthalte innerhalb des letzten Monats werden in zwei quantitativen Studien von Carter[423,424] erfasst, ein Krankenhausaufenthalt innerhalb der letzten 3 Monate in einer qualitativen Studie von Carter et al.[425] Als ein weiterer Arzneimitteltherapiebezogener Risikofaktor für die Patienten wurde die Anzahl der regelmäßig verschreibenden Ärzte in Studien[426,427,428] erfasst.

Daher werden neben demographischen Daten wie dem Alter, dem Geschlecht, Schulabschluss, Haushaltsgröße, Krankenversicherungsstatus und Familienstand auch arzneimittelbezogene Risikofaktoren erfasst. Auch in der vorliegenden qualitativen Erhebung wurden die Patienten danach befragt, ob sich ihre Medikamentenverordnung innerhalb der letzten 3 Monate geändert hat. Auch ob sie in den letzten drei Monaten einen Krankenhausaufenthalt hatten, wurde in der Umfrage ermittelt. Zudem wurden Daten zu der Anzahl der Arzneimittel erhoben, die Patienten wurden hierbei gefragt ob sie mehr als 5 Arzneimittel einnehmen. Die Anzahl der regelmäßig verschreibenden Ärzte wurde ebenfalls in der Umfrage erfasst. Auch Daten zur Krankengeschichte in Hinblick auf die erstmalige Diagnose der chronischen Erkrankung wurden erhoben.

Das vollständige für die Befragung der Selbsthilfegruppen entwickelte Erhebungsinstrument wird in Anhang 2 dargestellt.

---

420 Vgl. Carter, S. R., Moles, R., White, L., Chen, T. F. (2012b), S. 491.
421 Vgl. Carter, S. R., Chen, T., White, L. (2012), S. 212.
422 Vgl. Carter, S. R., Moles, R., White, L., Chen, T. F. (2012a), S. 660.
423 Vgl. Carter, S. R., Moles, R., White, L., Chen, T. F. (2012b), S. 491.
424 Vgl. Carter, S. R., Chen, T., White, L. (2012), S. 212.
425 Vgl. Carter, S. R., Moles, R., White, L., Chen, T. F. (2012a), S. 660.
426 Vgl. Carter, S. R., Moles, R., White, L., Chen, T. F. (2012b), S. 491.
427 Vgl. Carter, S. R., Moles, R., White, L., Chen, T. F. (2012a), S. 660.
428 Vgl. Carter, S. R., Chen, T., White, L. (2012), S. 211.

5.2.3 Auswertungsverfahren

Durch die formale Gestaltung der Umfrage wird die Länge der Antwort begrenzt, die Befragten werden gezwungen sich knapper in einer Art von Aufzählung auszudrücken, dennoch haben sie gleichzeitig die Möglichkeit sich in einer kurzen, narrativen Form auszudrücken. Dies bedingt Variationen in den Antworten, die von einigen wenigen Begriffen und Sätzen, bis hin zu längeren Abschnitten reichen können und sich damit stark in ihrem Detaillierungsgrad unterscheiden können. Dies führt zu Herausforderungen bei der Analyse dieser Textart und erschwert die Wahl einer geeigneten Auswertungsmethode. Eine wesentliche Herausforderung eines Forschungsdesgins mit offenen Fragen liegt im Vergleich zu Interviewtranskripten, in denen mehr Kontext die Auswertung erleichtert, in den knappen Antworten der Befragten. Das Befragungsdesign erlaubt zudem keine unmittelbaren Nachfragen um das Verständnis hinsichtlich der Aussagen der Probanden zu verbessern. Zudem weisen die Befragten unterschiedliche Fähigkeiten zum Ausdruck ihrer Gedanken auf. Hierdurch wird die Reduktion der Daten erschwert und insbesondere die Häufigkeitsanalyse verliert an Aussagekraft. Die Interpretation der Ergebnisse muss daher vorsichtig erfolgen.[429]

Für die Auswertung werden daher unterschiedliche Methoden diskutiert, unter anderem auch die Inhaltsanalyse.[430] Diese findet insbesondere für die Aggregation von Texten Einsatz, um bestimmte Muster aufzuzeigen.[431] Die qualitative Inhaltsanalyse ist eine Methode für die subjektive Interpretation des Inhalts von Textdaten durch den systematischen Klassifizierungsprozess der Kodierung und der Identifikation von Themen oder Mustern.[432] Die Inhaltsanalyse findet Anwendung bei der Auswertung von Antworten offener Fragen.[433] Dabei konnte in der Vergangenheit beobachtet werden, dass die Inhaltsanalyse anderen Ansätzen bei der

---

429 Vgl. Jackson, K. M., Trochim, W. M. (2002), S. 308-309.
430 Vgl. Jackson, K. M., Trochim, W. M. (2002), S. 309-310.
431 Vgl. Krippendorff, K. (1989), S. 404.
432 Vgl. Hsieh, H. F., Shannon, S. E. (2005), S. 1278.
433 Vgl. Krippendorff, K. (1989), S. 404.

Auswertung von Umfragen mit offenen Fragen vorgezogen wird.[434] Für die Auswertung der Daten wird daher die Inhaltsanalyse als eine weit verbreitete qualitative Methode in Studien im Bereich Gesundheit eingesetzt.[435]

Durch die qualitative Inhaltsanalyse sollen die Informationen reduziert und dadurch handhabbar gemacht werden, inhaltlich sinnvolle Kategorien sollen abgeleitet werden.[436] Die Zielsetzung der Inhaltsanalyse ist eine Analyse von Inhalten aus Kommunikation. Der Gegenstand der Inhaltsanalyse sind dabei Texte als eine fixierte Form der Kommunikation. Ein systematisches Vorgehen ist dabei ein wesentlicher Bestandteil der Inhaltsanalyse.[437]

Ausgangspunkt der Inhaltsanalyse ist eine theoretisch begründete Fragestellung.[438] Auch die Ergebnisinterpretation erfolgt basierend auf den theoretischen Erkenntnissen.[439] Eine spezifische Fragestellung ist dabei die Voraussetzung für die Inhaltsanalyse. Die qualitative Analyse knüpft an den gegenwärtigen Forschungsstand, insbesondere den internationalen Erfahrungen aus Australien an.[440]

434 Vgl. Jackson, K. M., Trochim, W. M. (2002), S. 311.
435 Vgl. Hsieh, H. F., Shannon, S. E. (2005), S. 1277.
436 Vgl. Gillham, B. (2007), S. 63.
437 Vgl. Mayring P. (2010), S. 11-12.
438 Vgl. Mayring P. (2010), S. 57.
439 Vgl. Mayring P. (2010), S. 13.
440 Vgl. Mayring P. (2010), S. 56-58.

5.3 Durchführung der empirischen Erhebung

5.3.1 Erhebung der Daten

Im Vorfeld der eigentlichen Erhebung wurde ein Pretest mit einer Selbsthilfegruppe zu Herz-Kreislauferkrankungen durchgeführt. Das Ziel war es, die Verständlichkeit des Befragungsinstruments zu erhöhen und mögliche Schwierigkeiten bei der Beantwortung der Fragen aufzudecken.[441] Daher erfolgte in Zusammenarbeit mit einer Selbsthilfegruppe zu Herz-Kreislauferkrankungen in Nürnberg im Juni 2014 eine patientengerechte Formulierung der Definition. Zudem wurden die Fragen in Hinblick auf die Formulierung angepasst, um die Verständlichkeit zu erhöhen.

Das Ziel war es, im Pretest Zielpersonen unter weitgehend vergleichbaren Bedingungen, wie sie in der empirischen Erhebung vorgesehen sind, zu befragen.[442] Für die Vorstudie wurden daher Patienten mit chronischen Erkrankungen ausgewählt, die aufgrund der für die Untersuchung definierten Kriterien in die Erhebung eingeschlossen werden könnten. Ein zentrales Ergebnis des Pretests war, dass das vorgestellte Modell der Medikationsanalyse für die Befragten verständlich war.

Nach dem Abschluss des Pretests wurde die eigentliche Erhebung durchgeführt. Der erste Schritt war ein telefonischer Kontakt mit den Leitern der Selbsthilfegruppen. Hierbei wurde das Forschungsvorhaben vorgestellt und die Gründe für die Auswahl der Selbsthilfegruppe wurden aufgezeigt. Bei der Signalisierung der Teilnahmebereitschaft erfolgte ein persönlicher Termin mit den Leitern der Selbsthilfegruppen, bei dem die Leiter ausführlichere Informationen zum Forschungsvorhaben und der Nutzung und Anonymisierung der Daten erhielten.

Die Befragungen der Mitglieder der Selbsthilfegruppen erfolgten im Zeitraum von Juni 2014 bis Januar 2015. Die Selbsthilfegruppen weisen jeweils zwischen 15 und 20 Mitglieder auf, durch den Kontakt mit den Leitern der Selbsthilfegruppen konnten insgesamt 35 Personen erreicht werden. Für die empirische Erhebung

[441] Vgl. Häder, M. (2015), S. 396.
[442] Vgl. Häder, M. (2015), S. 396.

wurden Mitglieder aus Selbsthilfegruppen befragt. Insgesamt wurden 17 Vertreter aus Selbsthilfegruppen für Diabetes und chronische Schmerzen in Mittelfranken befragt. Die Beteiligung lag damit bei 48,57%.

5.3.2 Ergebnisse

5.3.2.1 Charakteristika der Daten

Die Charakteristika der Daten zu den Befragten werden in Tabelle 23 dargestellt.

		Mittelwert [Standardabweichung]	Häufigkeit (%)
Alter		65,00 [8,456]	
Geschlecht	Männlich		38,46% (n=7)
	Weiblich		61,54% (n=10)
Schulabschluss	Noch in schulischer Ausbildung		
	Haupt-(Volks-) schulabschluss		7,69% (n=2)
	Realschule oder gleichwertiger Abschluss		38,46% (n=6)
	Fachhochschul- oder Hochschulreife		46,15% (n=8)
	Ohne allgemeinen Schulabschluss		
	Keine Angabe		5,88% (n=1)
Haushaltsgröße	1		23,53% (n=4)
	2		64,71% (n=11)
	3 und mehr		11,76% (n=2)
Krankenversicherungsstatus	GKV		76,47 % (n=13)

	PKV		23,53% (n=4)
	Nicht versichert		
Familienstand	Verheiratet		70,59% (n=12)
	Ledig		
	Geschieden		23,53% (n=4)
	Verwitwet		5,88% (n=1)
Änderungen in der Medikamentenverordnung in den letzten 3 Monaten	Ja		47,06% (n=8)
	nein		52,94% (n=9)
Krankenhausaufenthalt innerhalb der letzten 3 Monate	Ja		35,29% (n=6)
	nein		64,71% (n=11)
Einnahme von mehr als 5 Arzneimitteln täglich	ja		64,71% (n=11)
	nein		35,29% (n=6)
Erkrankungsdauer		35,53 [12,590]	
Anzahl der regelmäßig verschreibenden Ärzte		2,206 [0,920]	

Tab. 23: Charakteristika zu den Befragten und der Arzneimitteltherapie (n=17)[443]

[443] Quelle: Eigene Darstellung.

Die Befragten waren durchschnittlich 65 Jahre alt, und Frauen waren anteilig stärker vertreten (61,54%) als Männer (38,46%). Insgesamt 46,15% der Befragten gaben an, über eine Fachhochschul- oder Hochschulreife zu verfügen. Zudem ist der Großteil der Befragten in der gesetzlichen Krankenversicherung (76,47%). In Hinblick auf die Risikofaktoren wird deutlich, dass es bei 47,06% der Befragten in den letzten drei Monaten zu einer Veränderung der Medikamentenverordnung kam. Der Anteil der Befragten die angegeben haben, einen Krankenhausaufenthalt innerhalb der letzten drei Monate gehabt zu haben, ist mit 35,29% deutlich niedriger. Bei den Befragten nehmen 64,71% mehr als fünf Arzneimittel täglich ein. Die Anzahl der regelmäßig verschreibenden Ärzte lag durchschnittlich bei 2,21 Ärzten, die durchschnittliche Zeit, seitdem bei den Befragten erstmalig ein Diabetes oder chronische Schmerzen diagnostiziert wurden, lag durchschnittlich bei 35,53 Jahren.

5.3.2.2 Ergebnisse zur Wahrnehmung der Patienten

Eine zusammenfassende Inhaltsanalyse wurde für die Auswertung gewählt. Das Ablaufmodell der Inhaltsanalyse ist angepasst an die Fragestellung und definiert die einzelnen Schritte der Analyse. Ein zentraler Bestandteil der Analyse ist das Kategoriensystem. Dieses erhöht die Nachvollziehbarkeit der Analyse.[444] Das entwickelte Kategoriensystem adressiert Bedenken hinsichtlich der eigenen Medikation, Erwartungen zu Vorteilen und Hürden des Modells und die Wahrnehmung der Akteure. Das Kategoriensystem orientiert sich an den zuvor formulierten Fragestellungen der Erhebung. Hierbei wurden die Elemente definiert, die hinsichtlich ihrer Häufigkeit untersucht werden. Die entsprechenden Analyseeinheiten, die einer Kategorie zugeordnet werden können, werden bestimmt. Daran schließt sich die Kodierung an. Die relevanten Ergebnisse werden aufgezeigt und interpretiert.[445] Dabei können drei Grundformen der Interpretation unterschieden werden, die Zusammenfassung, die Explikation und die Strukturierung. In der Analyse erfolgte eine Zusammenfassung.[446]

---

[444] Vgl. Mayring P. (2010), S. 49.
[445] Vgl. Mayring P. (2010), S. 15.
[446] Vgl. Mayring P. (2010), S. 65-67.

Die Analyseeinheiten wurden bestimmt und die einzelnen den Inhalt tragenden Textstellen wurden paraphrasiert. Das Abstraktionsniveau der ersten Reduktion wurde bestimmt, bedeutungsgleiche Paraphrasen wurden gestrichen. In einer zweiten Reduktion wurden Paraphrasen zusammengefasst. Die Kategorienbildung erfolgte dabei induktiv.[447] Im Rahmen der Analyse wurde überprüft, ob die Kategorien dem Analyseziel entsprechen. Das Ausgangsmaterial konnte hierdurch so zusammengefasst werden, dass die wesentlichen Inhalte resultieren.[448] Die Kategorien wurden in die Ergebnisse der systematischen Literaturrecherche eingeordnet.

Aufgrund der eingeschränkten Übertragbarkeit der Ergebnisse internationaler Studien wurde in diesem Fall eine induktive Kategorienbildung verwendet. Das Ziel war es ein tieferes Verständnis für die Einschätzung der Patienten zu erhalten. Insgesamt wurden 11 Kategorien abgeleitet. Die Daten wurden kategorisiert in Unterthemen, die sich innerhalb der beiden Themenbereiche zur Wahrnehmung des Nutzens und möglicher Hürden des Modells ergaben.

Im Rahmen der Auswertung kommen Häufigkeitsanalysen zum Einsatz. Dabei werden Elemente des in der empirischen Erhebung erhaltenen Materials ausgezählt. Die Häufigkeiten des Auftretens der einzelnen Elemente werden miteinander verglichen. Ausgangspunkt der Frequenzanalyse ist die Festlegung der Fragestellung.[449] Die Anzahl der Nennungen wird durch eine Häufigkeitsanalyse über die 17 befragten Patienten bestimmt. Im Rahmen der Detailanalyse ergaben sich für den Themenbereich der Vorteile der Analyse 4 Unterkategorien, für den Bereich der Hürden ergaben sich in der Auswertung 6 Kategorien.

---

[447] Vgl. Mayring P. (2010), S. 66-69.
[448] Vgl. Mayring P. (2010), S. 83-85.
[449] Vgl. Mayring P. (2010), S. 13-15.

	Kategorien	Häufigkeitsanalyse
Vorteile/Anwendungs-gebiete	Sicherheit/Eigeninitiative/Stärkung eigener Kompetenzen/Eigenverantwortung	5/17
	Bedenken arzneimittelbezogene Probleme	3/17
	Änderung in der Medikation	2/17
	Unzureichende Aufklärung durch Ärzte/fehlende Zeit	2/17
Hürden	Kein Bedarf	6/17
	Arzt-Patienten-Beziehung	2/17
	Privatsphäre	2/17
	Kommerzielle Interessen	1/17
	Vermeidung	1/17
	Apotheker nicht vertraut	1/17
	Kosten	1/17

Tab. 24: Wahrnehmung der Intervention (n=17)[450]

Basierend auf der Häufigkeit der Nennungen wurde eine Rangfolge erstellt. Hierbei konnten zwei besonders relevante Faktoren identifiziert werden. Dabei wurde deutlich, dass ein wesentlicher Faktor für die Inanspruchnahme der Leistung der Wunsch nach mehr Sicherheit bei der Anwendung und Eigeninitiative in Hinblick auf die eigene Arzneimitteltherapie sein kann. Durch die Stärkung der eigenen Kompetenzen wird mehr Sicherheit bei der Anwendung der eigenen Medikamente erwartet. Die am häufigsten genannte Hürde war, dass von den Befragten kein Bedarf für die Leistung wahrgenommen wurde.

In Hinblick auf die Wahrnehmung von beteiligten Akteuren wurde deutlich, dass bei 58,82% der Befragten der Arzt eine Rolle in Hinblick auf die Entscheidung

[450] Quelle: Eigene Darstellung.

ein Medikationsmanagement in Anspruch zu nehmen, spielt. Nur bei 41,18% Befragten nahm der Arzt eine untergeordnete Rolle ein.

In Hinblick auf die Wahrnehmung der eigenen Arzneimitteltherapie zeigte sich, dass Probleme in der Wahrnehmung der Patienten weniger präsent sind. Insgesamt zeigte sich das 70,59% (n= 12) der Patienten angeben wenig Probleme hinsichtlich der Handhabung ihrer Arzneimittel zu sehen und gut mit ihrer Arzneimitteltherapie zurechtzukommen. Auch Bedenken hinsichtlich der eigenen Medikamente wurden nur von einzelnen Befragten geäußert 41,18% (n=7). Aufgrund der geringen Stichprobengröße werden keine Aussagen bezüglich Zusammenhängen zwischen Bedenken hinsichtlich der eigenen Medikamente, bestimmten Ereignissen wie Änderungen in der Medikation oder Krankenhausaufenthalten und der Einschätzung der Vorteile der Medikationsanalyse getroffen. Dennoch werden erste Tendenzen deutlich, die auf Zusammenhänge hindeuten, die jedoch im Rahmen quantitativer Auswertungen mit einem größeren Patientenkollektiv näher untersucht werden sollten.

6 Evaluation eines Praxismodells

6.1 Hintergrund und Zielsetzung

6.1.1 Internationale Erfahrungen

Eine zentrale Frage, die sich bei der Medikationsanalyse und Medikationsmanagement-Modellen stellt, ist inwieweit diese Programme einen Vorteil für die relevanten Anspruchsgruppen haben. Diese Frage wurde für UK auch von Zermanski und Freemantle formuliert.[451] Bei der Bewertung der Leistung sind neben medizinischen Parametern zur Arzneimitteltherapie vor allem auch die Kosten relevant.

Im Rahmen der Bewertung von MTM-Leistungen und weiteren, vergleichbaren Programmen, wurden unter anderem von Zermanski et al.[452] oder Holland et al.[453] und Krska et al.[454] kontrollierte Studien zu den Ergebnissen und Kosten der Intervention in Großbritannien durchgeführt. Eine randomisiert kontrollierte Studie zur Überprüfung der Medikation durch Apotheker mit klinischem Schwerpunkt wurde von Zermanski 2001 veröffentlicht.[455] In der Studie wurden 1188 Patienten die 65 Jahre oder älter waren und mindestens eine Dauerverordnung erhalten, berücksichtigt. Erfasst wurden dabei die Anzahl der Veränderungen bei den Verschreibungen in einem Jahr, die Arzneimittelkosten und die Inanspruchnahme von Gesundheitsleistungen. Dabei zeigte sich, dass die Medikationsüberprüfung zu deutlichen Veränderungen in der Medikation führen kann und das Potenzial hat, Kosten zu senken.[456]

In einer groß angelegten, randomisiert kontrollierten Studie von Holland et al. wurde ermittelt, ob die Einweisungsraten in Krankenhäuser bei älteren Patienten

---

451 Vgl. Zermansky, A. G., Freemantle, N. (2007), S. 92.
452 Vgl. Zermansky, A., Petty, D. R., Raynor, D. K., Freemantle, N., Vail, A., Lowe, C. J. (2001), S. 1340.
453 Vgl. Holland, R., Lenaghan, E., Harvey, I., Smith, R., Shepstone, L., Lipp, A., Christou, M., Evans, D., Hand, C. (2005).
454 Vgl. Krska, J., Cromarty, J.A., Arris, F., Jamieson, D., Hansford, D., Duffus, P. R .S., Downie, G., Seymour, D. G. (2001).
455 Vgl. Zermansky, A., Petty, D. R., Raynor, D. K., Freemantle, N., Vail, A., Lowe, C. J. (2001), S. 1340.
456 Vgl. Zermansky, A., Petty, D. R., Raynor, D. K., Freemantle, N., Vail, A., Lowe, C. J. (2001), S. 1342.

durch eine Überprüfung der Medikation im häuslichen Umfeld beeinflusst werden. In der Studie wurden Patienten, die älter als 80 Jahre waren und bei der Krankenhausentlassung zwei oder mehr Arzneimittel verschrieben bekommen, rekrutiert. Die Intervention erfolgte durch Hausbesuche von Apothekern. Dabei wurden die Handhabung der Arzneimittel durch die Patienten und die Adhärenz näher betrachtet.[457]

Die Probanden in der Kontrollgruppe erhielten die reguläre Versorgung. Neben der Anzahl der Krankenhauseinweisungen in die Notaufnahme wurden auch die Selbsteinschätzung der Lebensqualität, aber auch Todesfälle betrachtet. Insgesamt wurden 872 Patienten und 22 Apotheker zur Durchführung der Medikationsüberprüfung in die Studie eingeschlossen. Insgesamt war die Intervention mit einer signifikant höheren Rate an Krankenhauseinweisungen verbunden. Die Lebensqualität und auch die Anzahl der Todesfälle konnten nicht signifikant verbessert werden.[458]

Eine Studie zur Kosteneffektivität des Programms wurde von Pacini et al. veröffentlicht. Diese ökonomische Evaluation wurde basierend auf der HOMER-Studie durchgeführt. Die ökonomische Evaluation wurde aus der NHS Perspektive durchgeführt. Der Fokus lag dabei unter anderem auf den Kosten der Intervention und Kosten für Krankenhauseinweisungen. Die Apotheker erhielten im Rahmen der Studie eine Vergütung für die Intervention. In der Interventionsgruppe erhielten 358 Patienten eine Überprüfung der Medikation, die mit Kosten von £124 pro Patienten in der Interventionsgruppe verbunden waren. Die Gesamtkosten eine Intervention zur Überprüfung der Medikation anzubieten lagen bei £51.622.[459] Die durchschnittlichen Kosten pro Patient in der Interventionsgruppe lagen bei £1.695 im Vergleich zu £1.424 in der Kontrollgruppe. Die inkrementellen Kosten pro gewonnenem Lebensjahr lagen bei £33.541. Die inkrementellen Kosten pro gewonnenem QALY lagen bei £54.454.[460] Die Schlussfolgerung der Studie ist, dass die

---

457 Vgl. Holland, R., Lenaghan, E., Harvey, I., Smith, R., Shepstone, L., Lipp, A., Christou, M., Evans, D., Hand, C. (2005), S. 393.

458 Vgl. Holland, R., Lenaghan, E., Harvey, I., Smith, R., Shepstone, L., Lipp, A., Christou, M., Evans, D., Hand, C. (2005), S. 394-395.

459 Vgl. Pacini, M., Smith, R. D., Wilson, E. C. F., Holland, R. (2007), S. 172-174.

460 Vgl Pacini, M., Smith, R. D., Wilson, E. C. F., Holland, R. (2007), S. 176-177.

Implementierung der Leistungen in Anbetracht der Ergebnisse überdacht werden sollte, da einem geringen, nicht signifikanten Gewinn an Lebensqualität und keiner Reduktion von Krankenhausweisungen eine geringe Wahrscheinlichkeit einer Kosten-Effektivität gegenüber steht.[461]

Dennoch stehen diese Studien teilweise in der Kritik. Als ein Hauptproblem bei der Bestimmung des Nutzens der Leistungen in unterschiedlichen Studien ist nach Zermanski eine ähnliche Namensgebung der Interventionen, die sich inhaltlich jedoch stark unterscheiden. Es bestehen Unterschiede was die Leistung beinhaltet, wer diese ausführt und an welche Personengruppen sich die Leistung richtet. In der Veröffentlichung von Zermansky und Freemantle wird die Kosten-Effektivitätsanalyse, wie sie im Rahmen des HOMER-Trial von Pacini durchgeführt wird, kritisiert.[462]

Hierbei werden vor allem die Studienpopulation und die teure Form der Intervention angeführt, insbesondere da sich die Studie von Pacini auf Patienten nach der Krankenhausentlassung konzentriert. Auch die Arzneimittelkosten vor und nach der Intervention werden nicht erfasst, ein Bereich in dem Einsparungspotenziale wahrscheinlich gewesen wären. Zermanski und Freemantle verdeutlichen in ihrer Veröffentlichung, dass einheitlichere Ergebnisse bei der Verwendung vergleichbarer Methoden beobachtet werden könnten. Darüber hinaus verweisen die Autoren darauf, dass eine Meta-Analyse zum Nutzen der Programme aufgrund der uneinheitlichen Daten nicht möglich wäre. Aufgrund der mit den Ergebnissen der einzelnen Studien verbundenen Unsicherheit, ist eine vorsichtige Interpretation der Ergebnisse erforderlich.[463]

Weitere randomisiert kontrollierte Studien legen einen Fokus auf die Analyse von Interventionen in Pflegeheimen, hierzu zählen die Publikationen von Desborough

---

461 Vgl. Pacini, M., Smith, R. D., Wilson, E. C. F., Holland, R. (2007), S. 179.
462 Vgl. Zermansky, A. G., Freemantle, N. (2007), S. 91-92.
463 Vgl. Zermansky, A. G., Freemantle, N. (2007), S. 91-92.

et al.[464], Zermansky et al.[465] und Furniss et al.[466] In den Studien von Desborough[467] und Zermansky[468] werden auch Kostenaspekte berücksichtigt.

Ein systematischer Review von Nkansah untersucht die Ergebnisparameter von Studien zum Medikationsmanagement, Kosten werden jedoch nicht betrachtet. Diese beinhalten objektive primäre Endpunkte oder patientenrelevante Endpunkte. Subjektive Endpunkte wie die Selbsteinschätzung von Symptomen, das Wissen bezüglich der Medikation oder die Zufriedenheit mit den Leistungen der Apotheke werden daher nicht berücksichtigt.[469] Der systematische Review zeigt eine große Heterogenität von Studien zu pharmazeutischen Dienstleistungen, hinsichtlich der Endpunkte. Auch eine große Heterogenität hinsichtlich der Vergleichsgruppen erschwert die Ableitung generalisierter Aussagen hinsichtlich des Einflusses der Apotheker.[470]

Auch zahlreiche nicht-randomisierte Studien zur Bewertung von Medikationsmanagement-Modellen wurden international veröffentlicht. Für die USA wurden von Bunting[471], Barnett[472] und de Oliveira[473] Studien zur klinischen, aber auch ökonomischen Bewertung von MTM-Modellen veröffentlicht.

---

464 Vgl. Desborough, J., Houghton, J., Wood, J., Wright, D., Holland, R., Sach, T., Ashwell, S., Shaw, V. (2011), S. 218.

465 Vgl. Zermansky, A. G., Alldred, D. P., Petty, D. R., Raynor, D. K., Freemantle, N., Eastaugh, J., Bowie, P. (2006).

466 Vgl. Furniss, L., Burns, A., Craig, S. K. L., Scobie, S., Cooke, J., Faragher, B. (2000).

467 Vgl. Desborough, J., Houghton, J., Wood, J., Wright, D., Holland, R., Sach, T., Ashwell, S., Shaw, V. (2011).

468 Vgl. Zermansky, A. G., Alldred, D. P., Petty, D. R., Raynor, D. K., Freemantle, N., Eastaugh, J., Bowie, P. (2006).

469 Vgl. Nkanasah, N., Mostovetsky, O., Yu, C., Chheng, T., Beney, J., Bond, C. M., Bero, L. (2010), S. 4.

470 Vgl. Nkanasah, N., Mostovetsky, O., Yu, C., Chheng, T., Beney, J., Bond, C. M., Bero, L. (2010), S. 12.

471 Vgl. Bunting, B. A., Cranor, C. W. (2006).

472 Vgl. Barnett M. J., Frank J., Wehring, H., Newland, B., VonMuenster, S., Kumbera P., Hatterman, T., Perry P. J. (2009).

473 Vgl. Ramalho de Oliveira, D., Brummel, A. R., Miller, D. B. (2010).

6.1.2 Erhebungen in Deutschland

Eine Studie von Schröder untersucht die Auswirkungen pharmazeutischer Betreuung in öffentlichen Apotheken in Deutschland auf die Qualität der Arzneimitteltherapie. Hierbei wurde ein multizentrisches Design mit einer Interventionsgruppe und einer Vergleichsgruppe gewählt.[474]

In der für Deutschland von Fiß publizierten Studie ist es das Ziel, Ergebnisse unter Realbedingungen zu erfassen.[475] Eine Randomisierung, war aufgrund der Patientenselektion auf Basis der Ansprache der Patienten durch den Apotheker oder die direkte Nachfrage der Patienten selbst nicht möglich. Auch die von Hämmerlein et al.[476] 2007, die von Eickhoff et al.[477] 2012 und die von Nicolas et al.[478] 2013 veröffentlichten Publikationen analysieren die Identifikation von arzneimittelbezogenen Problemen in der täglichen Apothekenpraxis. Die Studie von Eickhoff, in der arzneimittelbezogene Probleme bei OTC-Präparaten, die während der Routinetätigkeit in öffentlichen Apotheken identifiziert wurden, näher quantifiziert und spezifiziert werden, basiert auf der Erhebung von Hämmerlein.[479] Die Ergebnisse können durch eine begrenzte zur Verfügung stehende Zeit bei der Prüfung der arzneimittelbezogenen Probleme, aber auch fehlende klinische Daten zu den Patienten beeinflusst werden.[480] Neben der Prävalenz wird auch die Relevanz arzneimittelbezogener Probleme, die in der Apothekenpraxis in öffentlichen Apotheken festgestellt werden können, in der Studie von Lewiniski et al. in 69 öffentlichen Apotheken untersucht. Die Relevanz der arzneimittelbezogenen Probleme für die Sicherheit wurde durch eine Expertengruppe festgestellt.[481]

---

474 Vgl. Schroeder, S., Martus, P., Odin, P., Schaefer, M. (2012), S. 747.
475 Vgl. Fiß, T., Meinke-Franze, C., van den Berg, N., Hoffmann, W. (2013), S. 769.
476 Vgl. Hämmerlein, A., Griese, N., Schulz, M. (2007). S. 1826.
477 Vgl. Eickhoff, C., Hämmerlein, A., Griese, N., Schulz, M. (2012), S. 255.
478 Vgl. Nicolas, A., Eickhoff, C., Griese, N., Schulz, M. (2013), S. 477.
479 Vgl. Eickhoff, C., Hämmerlein, A., Griese, N., Schulz, M. (2012), S. 255.
480 Vgl. Eickhoff, C., Hämmerlein, A., Griese, N., Schulz, M. (2012), S. 259.
481 Vgl. Lewinski, D., Wind, S., Belgardt, C., Plate, V., Behles, C., Schweim, H.G. (2010), S. 142.

6.1.3 Ableitung von Fragestellungen der empirischen Erhebung zu Determinanten einer Implementierung

Eine zentrale Fragestellung der Erhebung war es, ob Zielgruppen und Anwendungsbereiche für eine Medikationsanalyse identifiziert werden können. Insbesondere viele ältere Pateinten haben durch eine große Anzahl an Arzneimitteln für die Behandlung unterschiedlicher Erkrankungen ein erhöhtes Risiko für unerwünschte Arzneimittelwirkungen, aber auch Wechselwirkungen zwischen Arzneimitteln.[482] Daher wird bei älteren Patienten erwartet, dass mehr Auffälligkeiten in der Arzneimitteltherapie festgestellt werden. Auch Sprachbarrieren können im Zusammenhang mit arzneimittelbezogenen Problemen stehen. In der Literatur wird darauf hingewiesen, dass es aufgrund von Sprachbarrieren zu Schwierigkeiten bei der Verständigung zwischen dem Gesundheitspersonal und Patienten kommen kann. Die Überwindung von Kommunikationsbarrieren wird dabei häufig als die alleinige Aufgabe der Patienten angesehen. Sprachbarrieren sind jedoch eine bedeutende Herausforderung für das Gesundheitssystem, um eine angemessene Versorgung und vor allem auch Aufklärung der Patienten sicherstellen zu können.[483]

Personen mit Sprachbarrieren stellen eine sehr heterogene Gruppe dar.[484] In Hinblick auf die Gesundheitsversorgung können immer noch Zugangsbarrieren beobachtet werden. Diese können eine Inanspruchnahme der Leistungen beeinträchtigen. Insbesondere Sprachbarrieren oder kulturell bedingte Unterscheide beim Krankheitsverständnis, aber auch fehlende Informationen zu den Prozessen und Einrichtungen innerhalb des Gesundheitssystems und eine fehlende interkulturelle Kompetenz der Anbieterseite können eine Nutzung angemessener Versorgung beeinträchtigen. In der stationären Versorgung können vor operativen Eingriffen Fach-Dolmetscher in Anspruch genommen werden, im ambulanten Bereich ist die

---

482 Vgl. Higashi, T., Shekelle, P. G., Solomon, D. H., Knight, E.L., Roth, C., Chang, J. T., Kamberg, C. J., MacLean, C. H., Young, R. T., Adams, J., Reuben, D. B., Avorn, J., Wenger, N. S. (2004), S. 714.

483 Vgl. Rasky, E. (2009), S. 81-83.

484 Vgl. Beier, F. (2012), S. 1.

Finanzierung des Einsatzes von Dolmetschern nicht entsprechend sichergestellt.[485] In Hinblick auf die Arzneimitteltherapie wurde aus theoretischen Überlegungen davon ausgegangen, dass Probleme bei der Anwendung im Zusammenhang mit bestehenden Sprachbarrieren vorliegen könnten.

Werden die Arzneimittel näher betrachtet, die zu vermeidbaren Krankenhauseinweisungen führen, dann zeichneten sich Risikogruppen ab. Die Arzneimittelgruppen, die in der Studie von Howard et al. am häufigsten mit vermeidbaren, arzneimittelbezogenen Krankenhauseinweisungen, im Zusammenhang standen waren Thrombozytenaggregationshemmer, Diuretika, Nichtsteroidale antiinflammatorische Arzneimittel (NSAIDs) und die Antikoagulantien.[486] Obwohl das Risiko der NSAIDs für Magengeschwüre und damit verbundene Komplikationen bekannt sind, ist die Entwicklung einer geeigneten Strategie zur Risikoverminderung schwierig und die Einschätzungen zum Risiko der NSAIDs variieren.[487] Daher stellt sich die Frage, ob für Schmerzmittel auch im Rahmen der Dokumentation des vorliegenden Praxismodells der AOK Auffälligkeiten gezeigt werden können.

In Hinblick auf die Dokumentation wird auch unter Berücksichtigung der Ergebnisse aus der systematischen Literaturrecherche und der Befragung der bayerischen Apotheker davon ausgegangen, dass Unterschiede in Hinblick auf die quantitative und qualitative Beteiligung der einzelnen Apotheken bestehen. Daher wurden in Hinblick auf Patienten- und Therapiecharakteristika Fragestellungen zur Operationalisierung der Forschungsfrage abgeleitet. Diese werden in Abbildung 20 dargestellt.

485 Vgl. Beier, F. (2012), S. 11-12.

486 Vgl. Howard, R.L., Avery, A.J., Slavenburg, S., Royal, S., Pipe, G., Lucassen, P., Pirmohamed, M. (2007), S. 143.

487 Vgl. Hawkey, C. J., Langman, M. J. S. (2003), S. 600.

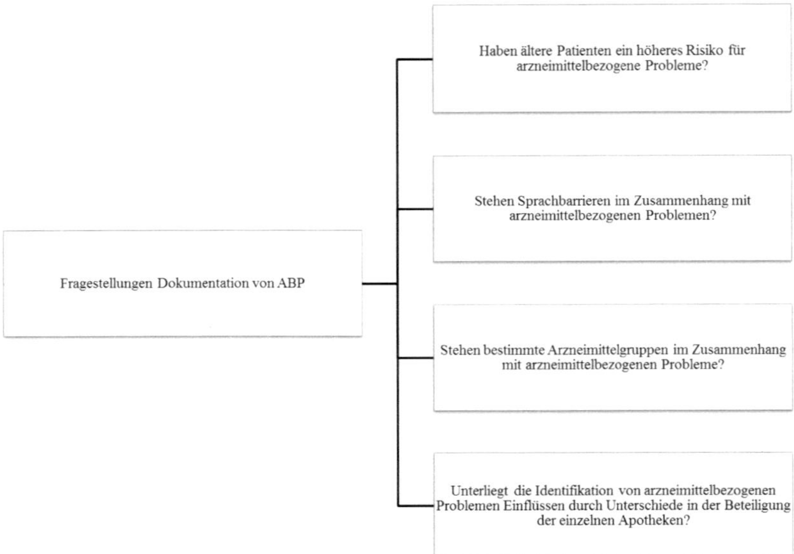

Abb. 20: Forschungsfragen zu dokumentierten arzneimittelbezogenen Problemen[488]

[488] Quelle: Eigene Darstellung.

6.2 Methoden

6.2.1 Konzeption des Modells

In der empirischen Erhebung erfolgt die Erfassung von arzneimittelbezogenen Problemen im Rahmen der Apothekenpraxis unter Alltagsbedingungen zur Identifikation von wesentlichen Anwendungsbereichen und Hürden bei der Erbringung der Leistungen. Das Ziel ist daher nicht die Nutzenbewertung der Intervention, denn diese würde die Betrachtung einer Kontrollgruppe erfordern. Auch eine Randomisierung wird deshalb nicht vorgenommen.[489] Daher erfolgt im Rahmen der Auswertung der Dokumentation eine Anknüpfung an weitere, für Deutschland beschriebene Publikationen. Der Fokus liegt somit wie auch im Rahmen der Publikationen von Fiß[490], Hämmerlein et al.[491], Eickhoff et al.[492] Nicolas[493] und Lewinski et al.[494] auf den Alltagsbedingungen.

Im Rahmen des AOK-Projekts „Arzneimittel sicher einnehmen" erfolgte eine Zusammenarbeit der AOK mit Partnerapotheken zunächst in Nürnberg im Jahr 2010, mit einer Ausweitung auf Mittelfranken im Jahr 2011. Eine Liste mit den teilnehmenden Apotheken und deren Kontaktdaten wurde insbesondere den AOK-Versicherten zur Verfügung gestellt. Der Arzneimittelcheck ist dabei für AOK-Versicherte kostenfrei. Die Vorgabe war, dass alle an der Aktion teilnehmenden AOK-Versicherten ihre eingenommenen Arzneimittel auf einem Formblatt auflisten. Die Aufgabe der teilnehmenden Apotheken ist dann eine Analyse der ausgefüllten Formblätter und die Beratung zur korrekten Einnahme der Arzneimittel. Das AOK-Modell wird in Abbildung 21 visualisiert.

489 Vgl. Institut für Qualität und Wirtschaftlichkeit im Gesundheitswesen (2015), S. 153.

490 Vgl. Fiß, T., Meinke-Franze, C., van den Berg, N., Hoffmann, W. (2013), S. 769.

491 Vgl. Hämmerlein, A., Griese, N., Schulz, M. (2007), S. 1826.

492 Vgl. Eickhoff, C., Hämmerlein, A., Griese, N., Schulz, M. (2012), S. 255.

493 Vgl. Nicolas, A., Eickhoff, C., Griese, N., Schulz, M. (2013), S. 477.

494 Vgl. Lewinski, D., Wind, S., Belgardt, C., Plate, V., Behles, C., Schweim, H.G. (2010), S. 142.

Das Modell der Arzneimittelchecks umfasst zunächst eine Dokumentation der aktuell eingenommenen Arzneimittel durch die Versicherten. Dabei wurden die Versicherten dazu angewiesen, alle Medikamente in einer durch die AOK zur Verfügung gestellten Medikamentenliste einzutragen.

Die Versicherten haben dann die Möglichkeit, aus der seitens der AOK zur Verfügung gestellten Liste der beteiligten Apotheken mit den jeweiligen Adressdaten, eine Apotheke für die Durchführung eines Medikationschecks auszuwählen.

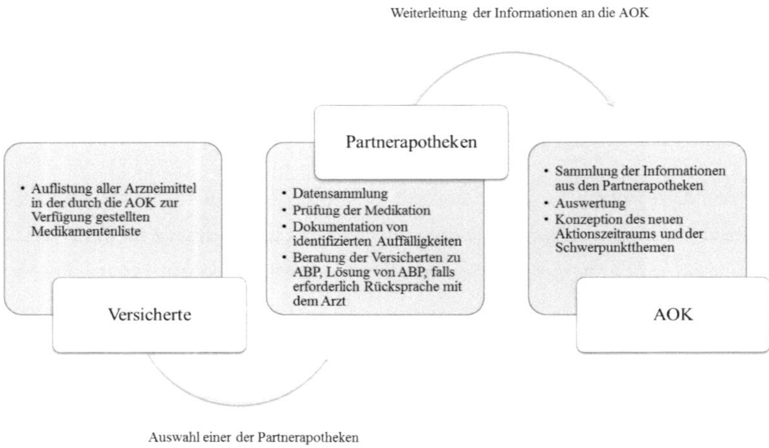

Abb. 21: Modell der Medikationschecks der AOK-Aktion „Arzneimittel sicher einnehmen“[495]

In den Partnerapotheken erfolgte eine Prüfung der Arzneimitteltherapie um Auffälligkeiten identifizieren zu können. Diese umfassen Wechselwirkungen, Unklarheiten bei der richtigen Anwendung und Überversorgung. Zudem wurde die Anzahl der verschiedenen Wirkstoffe dokumentiert. Die Apotheker, die an der AOK-Aktion teilgenommen haben wurden im Vorfeld des Aktionszeitraums durch

[495] Quelle: Eigene Darstellung.

schriftliche Hinweise zu den Dokumentationsbögen der einzelnen Jahre informiert. Die Unterlagen enthalten Informationen zur Identifikation von Wechselwirkungen nach der ABDA-Datenbank, aber auch Erklärungen wann Unklarheiten bei der richtigen Anwendung vorliegen und wann von einer Überversorgung auszugehen ist. Zusätzlich werden Informationen zu den Schwerpunktthemen der einzelnen Jahre gegeben. Werden weitere Studien für Deutschland betrachtet, zeigt sich, dass die Schulung der beteiligten Apotheken sehr unterschiedlich gehandhabt wurde. In der Studie von Eickhoff et al. wurden die beteiligten Apotheken nicht speziell geschult.[496] In der Studie von Nicolas hingegen wurden die teilnehmenden Apotheker vorab im Umgang mit den Dokumentationsunterlagen und zu arzneimittelbezogenen Problemen geschult.[497] Die teilnehmenden Apotheker wurden in der Studie von Lewinski et al. speziell geschult und untersuchten durch gezielte Fragen an die Patienten, ob arzneimittelbezogene Probleme vorliegen.[498]

Ergänzt wurden diese durch die Schwerpunktthemen zu besonderen Arzneimittelgruppen wie Schlaf- oder Schmerzmitteln, aber auch zu patientenrelevanten Daten ob es sich um Stammkunden handelt oder ob Sprachbarrieren bestehen.

Obwohl das innovative Modell der AOK bereits lange Zeit vor der Veröffentlichung einer einheitlichen Definition des Modells im Grundsatzpapier der ABDA entwickelt wurde, wird eine näherungsweise Einordung in die von der ABDA vorgegebenen Systematik vorgenommen. Das Modell der AOK vereint Komponenten der einfachen und einer erweiterten Medikationsanalyse vom Typ 2a. In der Auswertung der empirischen Daten zeigte sich, dass die in der Apotheke vorliegende Medikationsdatei häufig die Grundlage der Medikationsüberprüfung war. Dieses Vorgehen wird auch für die einfache Medikationsanalyse beschrieben. Zudem werden aus dem Patientengespräch und der vom Patienten mitzubringenden Liste seiner aktuellen Medikation Informationen zu den Arzneimitteln gesammelt. Das Patientengespräch und damit eine weitere Informationsquelle für

---

496 Vgl. Eickhoff, C., Hämmerlein, A., Griese, N., Schulz, M. (2012), S. 255.
497 Vgl. Nicolas, A., Eickhoff, C., Griese, N., Schulz, M. (2013), S. 477.
498 Vgl. Lewinski, D., Wind, S., Belgardt, C., Plate, V., Behles, C., Schweim, H.G. (2010), S. 142.

die Analyse von arzneimittelbezogenen Problemen ist auch eine wesentliche Komponente der Medikationsanalyse vom Typ 2a.[499]

Die Prüfung der arzneimittelbezogenen Probleme ist im Rahmen des Modells der AOK weniger umfangreich als dies in der Medikationsanalyse vom Typ 2a vorgesehen ist. Daher wurden im Gegensatz hierzu unter anderem keine Daten zu einer mangelnden Therapie- und Einnahmetreue erfasst.[500] Das systematische Vorgehen, das in den Leitlinien der ABDA beschrieben wird,[501] ist dabei umfangreicher. Dies zeigt sich unter anderem auch in der Auswahl der Patienten mit einem potenziellen Nutzen der Medikationsanalyse[502], aber auch der Dokumentation.[503]

6.2.2 Auswertungsmethoden

Die von der AOK in der elektronischen Version als PDF-Dokumente übermittelten, 6.734 auf den Auswertungsbögen dokumentierten Medikationschecks, aus den beteiligten Apotheken, wurden ausgewertet und manuell in das Programm SPSS Version 21.0 (IBM Corp. Released 2012. IBMSPSS Statistics for Windows, Version 21.0. Armonk, NY:IBM Corp.) übernommen. Diese Daten für die Aktionszeiträume von 2010 bis 2015 des Projekts „Arzneimittel sicher einnehmen“ wurden unter Nutzung des Programms SPSS Version 21.0 analysiert.

Zunächst wurden die Daten hinsichtlich Ausreißern geprüft, die Lage und auch die Verteilung der Werte wurden hierfür näher betrachtet. Eine Plausibilitätsprüfung wurde durchgeführt. Zudem wurden durch eine explorative Analyse die Voraussetzungen für weitere statistische Auswertungen getestet, die eine Normalverteilung einzelner Variablen oder das Vorliegen von gleich hohen Varianzen der Werte einer Variablen in verschiedenen Teilstichproben erfordern. Zunächst wurden die Werte der Variablen durch eine Häufigkeitstabelle näher untersucht.[504] Da

---

[499] Vgl. Bundesvereinigung Deutscher Apothekerverbände (2014b), S. 12-13.
[500] Vgl. Bundesvereinigung Deutscher Apothekerverbände (2014b), S. 13.
[501] Vgl. Bundesapothekerkammer (2014), S. 6.
[502] Vgl. Bundesapothekerkammer (2014), S. 4.
[503] Vgl. Bundesapothekerkammer (2014), S. 7.
[504] Vgl. Brosius, F. (2013), S. 389- 390.

der Analyse eine große Stichprobe zugrunde liegt, wird der Kolmogorov-Smirnov-Test herangezogen.[505]

Für die Analyse der Daten werden deskriptive Auswertungen durchgeführt. Für nominalskalierte Daten werden Häufigkeiten bestimmt, Prozentwerte und absolute Zahlen werden angegeben. Bei ordinalskalierten Daten wird zusätzlich zu den Häufigkeiten auch der Median angegeben. Bei Daten, die mindestens ein Intervallskalenniveau aufweisen, werden der Mittelwert und die Standardabweichung zusätzlich zu den Angaben zu den Häufigkeiten angegeben. Um die Übersichtlichkeit bei der Darstellung der Ergebnisse zu erhöhen, werden die Daten zum Alter, der Anzahl der Wirkstoffe, aber auch der Beteiligung und der Einwohnerzahl der Standorte der einzelnen Apotheken auf ein niedrigeres Skalenniveau transformiert.[506]

Bei einem Vergleich der einzelnen Jahre wurden Chi-Quadrat Tests verwendet.[507] Auch für Zusammenhänge zwischen dokumentierten Auffälligkeiten und Patientencharakteristika und dokumentierten Auffälligkeiten und Therapiecharakteristika werden Chi-Quadrat-Tests verwendet. Auch für die Analyse von Apothekencharakteristika in Verbindung mit den dokumentierten Auffälligkeiten in der Arzneimitteltherapie wurden Chi-Quadrat-Tests eingesetzt.

Bei dieser Auswertung soll bei der Anwendung von multivariaten Analyseverfahren ermittelt werden, ob Zusammenhänge zwischen den Variablen statistisch signifikant sind. Die Ergebnisse werden als statistisch signifikant bei einer Irrtumswahrscheinlichkeit $p<0,05$ eingestuft. Wenn $p<0,001$, werden diese als hoch signifikant angesehen. Bei einem $p>0,05$, werden die Ergebnisse als nicht statistisch signifikant angesehen.[508]

---

505 Vgl. Brosius, F. (2013), S. 405.
506 Vgl. Backhaus, K., Erichson, B., Plinke, W., Weiber, R. (2011), S. 10-11.
507 Vgl. Brosius, F. (2013), S. 422.
508 Vgl. Raithel, J. (2008), S. 123.

6.3 Empirische Analyse von Medikationschecks in öffentlichen Apotheken

6.3.1 Erhebung der Daten

Im Rahmen der AOK Aktion „Arzneimittel sicher einnehmen“ erfolgte eine Dokumentation von Medikationschecks in einem zweimonatigen Aktionszeitraum zwischen Mai und Juni in den Jahren von 2010 bis 2015. Insgesamt wurden hierbei in den Jahren von 2010 bis 2015 6.734 Medikationschecks von den teilnehmenden Apotheken dokumentiert und die jeweiligen Dokumentationsbögen wurden an die Krankenversicherung übermittelt.

Während die Anzahl der teilnehmenden Apotheken 2011 mit insgesamt 251 Apotheken im Vergleich zu den 70 teilnehmenden Apotheken im ersten Durchgang der Aktion im Jahr 2010 nahezu vervierfacht wurde, war der Anstieg im folgenden Jahr weniger ausgeprägt. Ein Grund für den starken Anstieg in den Zahlen war eine Ausweitung des Aktionsradius von Nürnberg auf Mittelfranken. Für das Jahr 2012 konnte ein weiterer, jedoch weniger stark ausgeprägter Anstieg von 251 Apotheken im Jahr 2011 hin zu insgesamt 309 teilnehmenden Apotheken beobachtet werden. Obwohl die Zahl der Apotheken, die an der Aktion teilgenommen haben, in den Folgejahren 2013 (n=302), 2014 (n=307) und 2015 (n=299) weitgehend konstant blieb, zeigt sich, dass in den Jahren 2011 und 2012 insgesamt die meisten Medikationschecks mit 1.996 (29,64%) im Jahr 2011 und 1.650 (24,50%) im Jahr 2012 durchgeführt wurden. Obwohl 2012 das Jahr mit der größten Anzahl an teilnehmenden Apotheken war (n=309), wurden die meisten Medikationschecks im Jahr 2011 (n=1.996) durchgeführt.

Der geringste prozentuale Anteil bei den durchgeführten Medikationschecks wurde im Jahr 2010 mit 549 (8,15%) erreicht. Bei einer Betrachtung der Anzahl der Apotheken in Mittelfranken wird die große regionale Reichweite der AOK-Aktion deutlich. Allein im Jahr 2014 haben sich mit 307 Apotheken, insgesamt 71% der Apotheken in Mittelfranken beteiligt.[509]

---

[509] Vgl. AOK Bayern (2014).

6.3.2 Ergebnisse

6.3.2.1 Charakteristika der Daten

Eine deskriptive Analyse gibt einen Überblick über die Patienten- und Apothekencharakteristika, die Beteiligung der Apotheken und der Patienten und die dokumentierten Auffälligkeiten in der Medikation innerhalb des Gesamtdatensatzes.

Variable		Mittelwert [SD]	Häufigkeit (%)
Alter der Patienten		64,00 [17,411]	
	Bis 34		7,42% (n=454)
	35 bis 44		6,20% (n=379)
	45 bis 54		12,00% (n=734)
	55 bis 64		17,86% (n=1.093)
	65 und älter		56,54% (n=3.461)
Geschlecht	Männlich		41,20% (n=2.545)
	weiblich		58,81% (n=3.633)
Anzahl der Medikationschecks in den einzelnen Jahren	2010		8,15% (n=549)
	2011		29,64% (n=1.996)
	2012		24,50% (n=1.650)
	2013		15,50% (n=1.044)
	2014		11,82% (n=796)
	2015		10,38% (n=699)
Anzahl der teilnehmenden Apotheken	2010		70
	2011		251

	2012		309
	2013		302
	2014		307
	2015		299
Einstufung als unauffällige Arzneimitteltherapie	Ja		54,08% (n=3.639)
	Nein		45,92% (n=3.090)
Auffälligkeiten auf dem Bogen vermerkt	Ja		54,16% (n=3.647)
	nein		45,84% (n=3.087)
Wechselwirkungen	Ja		39,67% (n=2.667)
	Nein		60,33% (n=4.056)
Unklarheiten bei der richtigen Anwendung	Ja		19,20% (n=1.291)
	Nein		80,80% (n=5.433)
Überversorgung	Ja		5,69% (n=382)
	Nein		94,31% (n=6.331)
Anzahl der verschiedenen Wirkstoffe		5,17 [3,035]	
	Weniger als 5		48,82% (n=3.176)
	5 und mehr		51,18% (n=3.329)
Lage der Apotheken	In Landapotheken (unter 5.000 Einwohner) durchgeführte Medikationschecks		12,98 % (n=874)

	In Kleinstadtapotheken (5.000 bis 20.000 Einwohner) durchgeführte Medikationschecks	24.00% (n=1.616)
	In Mittelstadtapotheken (über 20.000 bis 100.000 Einwohner) durchgeführte Medik-ationschecks	11,73% (n=790)
	In Großstadtapotheken (über 100.000 Einwohner) durchgeführte Medikationschecks	51,29% (n=3.454)
Beteiligung der Apotheken im gesamten Zeitraum	Apotheken mit insgesamt unter 20	19,99% (n=1.346)
	Apotheken mit 20 bis 49	26,51% (n=1.785)
	Apotheken mit 50 und mehr	53,50% (n=3.603)

Tab. 25: Übersicht Medikationschecks[510]

[510] Quelle: Eigene Darstellung.

Bei der Betrachtung des Gesamtdatensatzes wird deutlich, dass ein Großteil der Medikationschecks bei Kunden, die 65 Jahre und älter waren, durchgeführt wurde (56,54%). Das Durchschnittsalter der Kunden, die einen Medikationscheck erhalten haben, lag bei 64 Jahren. Der geringste Anteil der Kunden stammt aus der Altersgruppe der 35 bis 44-Jährigen (6,20%), aber auch die unter 35-Jährigen sind mit einem prozentualen Anteil von 7,42% vergleichsweise unterrepräsentiert. Der älteste Teilnehmer war dabei 98 Jahre.

In Hinblick auf die Geschlechterverteilung innerhalb der Population, in der Medikationschecks in den einzelnen Jahren durchgeführt wurden, zeigt sich, dass die Frauen mit einem Anteil von 58,81% stärker vertreten sind als die Männer (41,20%).

Insgesamt wurden bei 3329 und damit etwas mehr als der Hälfte der Medikationschecks (51,18%) angegeben, dass 5 oder mehr verschiedene Wirkstoffe von dem betreffenden Kunden eingenommen werden. Das Maximum lag hier bei 23 verschiedenen Wirkstoffen. Die durchschnittliche Anzahl lag bei 5,17 verschiedenen Wirkstoffen.

Zur Charakterisierung der teilnehmenden Apotheken wurde die Lage der Apotheken durch die Verwendung der Einwohnerzahl des Ortes, in dem sich die teilnehmenden Apotheken befinden, berücksichtigt. Diese wurde für die einzelnen Apotheken basierend auf den Daten des bayerischen Landesamts für Statistik mit den vorhandenen Daten zu den Postleitzahlen ermittelt.[511] Zur Einteilung der Standorte wurden die Kategorien Klein-, Mittel-, Großstädte und Landgemeinden gewählt. Ein wesentliches Kriterium zur Bildung der Kategorien ist dabei die Bevölkerungszahl. Bei einer Einwohnerzahl von mindestens 5000 Einwohnern wird dabei der Begriff Stadt gebraucht, kleinere Gemeinden werden der Kategorie Landgemeinden zugeordnet. Der Kategorie Großstadt werden dabei Städte mit mindestens 100.000 Einwohnern zugeordnet, eine weitere Unterteilung in große Großstädte mit mindestens 500.000 Einwohnern und kleine Großstädte erfolgt auf-

---

511 Vgl. Bayerisches Landesamt für Statistik (2014).

grund der Durchführung der Aktion im Raum Mittelfranken nicht. Eine Zuordnung in die Kategorie der Mittelstädte erfolgte bei einer Zahl von 20.000 bis 100.000 Einwohnern. Auch hier wurde keine detailliertere Unterscheidung in kleine und große Mittelstädte vorgenommen. Eine Zuordnung zur Kategorie der Kleinstädte erfolgte bei 5.000 bis unter 20.000 Einwohnern.[512]

Bei 54,08% aller in den Jahren 2010 bis 2015 dokumentierten Medikationschecks wurde die Arzneimitteltherapie als unproblematisch eingestuft. Dennoch wurden bei etwas mehr als der Hälfte der insgesamt 6.734 Medikationschecks (54,16%) Auffälligkeiten dokumentiert. Bei der Einstufung, ob die Arzneimitteltherapie als unauffällig angesehen wird, ging bei 5 Medikationschecks (0,07%) nicht eindeutig aus dem Bogen hervor, wie die Arzneimitteltherapie insgesamt eingestuft wurde. Bei 2.667 (39,67%) aller Medikationschecks wurden Wechselwirkungen festgestellt, Unklarheiten bei der richtigen Anwendung wurden lediglich bei 19,20% aller in den Jahren 2010 bis 2015 dokumentierten Medikationschecks auf dem Auswertungsbogen vermerkt. Noch geringer war der Anteil der Medikationschecks, in denen eine Überversorgung dokumentiert wurde. Der Anteil lag hier bei 5,69%. Bei der Betrachtung der Wechselwirkungen ging bei 11 Medikationschecks (0,16%) nicht eindeutig aus dem Bogen hervor, ob Wechselwirkungen vorlagen. Bei der Bestimmung von Unklarheiten bei der richtgien Anwendung ging bei 10 Medikationschecks (0,15%) nicht eindeutig aus dem Bogen hervor, ob Probleme bei der Anwendung festgestellt werden konnten. Bei der Betrachtung der Überversorgung ging bei 21 Medikationschecks (0,31%) nicht eindeutig aus dem Bogen hervor, ob eine Überversorgung vorlag.

Der Zusammenhang zwischen einer Gesamteinschätzung der Arzneimitteltherapie und den festgestellten Auffälligkeiten wurde näher untersucht. In der Gruppe der Medikationschecks für die auf dem Auswertungsbogen vermerkt wurde, dass die Arzneimitteltherapie insgesamt als unproblematisch eingestuft wurde (n=3.639), wurden bei 18,16% (n=661) dennoch Auffälligkeiten auf dem Bogen vermerkt.

512 Vgl. Bundesinstitut für Bau-, Stadt- und Raumforschung (2013).

Der entsprechende Anteil der Gruppe der Medikationschecks, bei denen die Arzneimitteltherapie als problematisch eingestuft wurde, lag bei 96,50% (n=2.982). Der Unterschied zwischen den Gruppen einer als unproblematisch eingestuften Arzneimitteltherapie und einer als problematisch eingestuften Arzneimitteltherapie war statistisch signifikant ($p<0,001$). Dies kann ein Indikator dafür sein, dass nicht automatisch jede im Rahmen der Medikationschecks festgestellte Wechselwirkung oder Schwierigkeit bei der Anwendung auch zu einer Einstufung der Arzneimitteltherapie als problematisch führt. Die Medikationschecks mit und ohne dokumentierte Wechselwirkungen wurden daher näher betrachtet (n=6718). In der Gruppe der Medikationschecks mit einer als unproblematisch eingestuften Arzneimitteltherapie lag der Anteil der Medikationschecks mit dokumentierten Wechselwirkungen bei 10,45% (n=380), in der Gruppe mit problematischer Arzneimitteltherapie lag der Anteil bei 74,11% (n=2.284).

Die Analyse vermeidbarer unerwünschter Arzneimittelwirkungen sollte unter Berücksichtigung der klinischen Relevanz erfolgen. Potenziell vermeidbare unerwünschte Arzneimittelwirkungen können daher nach unerwünschten Arzneimittelwirkungen, die vermieden werden könnten und solchen, die vermieden werden sollten unterteilt werden. Dabei kann es im Rahmen der Therapie erforderlich sein, leichte unerwünschte Arzneimittelwirkungen zu tolerieren, ein ärztliches Eingreifen ist dabei nicht erforderlich. Dem Umstand, dass Probleme in der Arzneimitteltherapie auch in Hinblick auf deren klinische Relevanz betrachtet werden müssen, wird im Rahmen der Aktion Rechnung getragen.[513] So kann eine Arzneimitteltherapie trotz festgestellter Auffälligkeiten wie Wechselwirkungen oder Problemen bei der Anwendung der Arzneimittel dennoch insgesamt als unproblematisch eingestuft werden.

Daher wurde in der Auswertung nicht nur die reine Erfassung von Wechselwirkungen, sondern auch der Schweregrad der festgestellten Wechselwirkungen näher analysiert. Zur Klassifikation der Wechselwirkungen wird die Einteilung nach

---

513 Vgl. Dormann, H., Criegee-Rieck, M., Neubert, A., Egger, T., Geise, A., Krebs, S., Schneider, T., Levy, M., Hahn, E., Brune, K. (2003), S. 360.

der ABDA-Datenbank für die Jahre von 2011 bis 2014 verwendet. Für den Aktionszeitraum im Jahr 2015 wird die neue Klassifikation der ABDA-Datenbank der Einteilung der Wechselwirkungen zugrunde gelegt. In Hinblick auf die klinische Bedeutung der Interaktionen werden Maßnahmen aufgezeigt, die in dem jeweiligen Fall ergriffen werden sollten.[514]

2011 bis 2014[a]			**2015[b]**		
Einteilung der Wechselwirkungen nach der ABDA-Datenbank*					
	Häufigkeit (%)	Häufigkeit (%)		Häufigkeit (%)	Häufigkeit (%)
	Wechselwirkung 1 (n=506)	Wechselwirkung 2 (n=46)		Wechselwirkung 1 (n=327)	Wechselwirkung 2 (n=49)
Schwerwiegende Folgen wahrscheinlich, kontraindiziert	4,35% (n=22)		Schwerwiegende Folgen wahrscheinlich - kontraindiziert	3,36% (n=11)	
			Schwerwiegende Folgen wahrscheinlich - in bestimmten Fällen kontraindiziert	5,50% (n=18)	6,12% (n=3)
Vorsichtshalber kontraindiziert	10,67% (n=54)	2,17% (n=1)	Schwerwiegende Folgen möglich – vorsichtshalber kontraindiziert	7,34% (n=24)	4,08% (n=2)
			Gleichzeitige Anwendung nicht empfohlen	12,84% (n=42)	4,08% (n=2)

[514] Vgl. ABDATA Pharma-Daten-Service (2014).

Überwachung bzw. Anpassung nötig	62,65% (n=317)	26,09% (n=12)	Überwachung bzw. Anpassung nötig	33,03% (n=108)	20,41% (n=10)
In bestimmten Fällen Überwachung bzw. Anpassung nötig	20,55% (n=104)	71,74% (n=33)	In bestimmten Fällen Überwachung bzw. Anpassung nötig	11,31% (n=37)	38,78% (n=19)
			Vorsichtshalber überwachen	20,49% (n=67)	20,41% (n=10)
Gering leicht	1,78% (n=9)		In der Regel keine Maßnahmen erforderlich	6,12% (n=20)	6,12% (n=3)

*Ab 2015 neues Klassifikationssystem verwendet
[a]Auf dem Auswertungsbogen vermerkt
[b]Eigenes Feld auf dem Auswertungsbogen

Tab. 26: Schweregrad der festgestellten Wechselwirkungen[515]

Hierbei zeigte sich, dass 2015 in 8,87% (n=29) der Fälle, in denen die erste festgestellte Wechselwirkung in der Dokumentation näher spezifiziert wurde, schwerwiegende Folgen als wahrscheinlich eingestuft wurden und mit einer Kontraindikation oder einer Kontraindikation in bestimmten Fällen verbunden war. Bei einem wesentlich größeren Anteil von 33,03% (n= 108) der Fälle, in denen Wechselwirkungen festgestellt und näher charakterisiert wurden, gaben die Apotheker an, dass eine Überwachung oder Anpassung erforderlich ist.

In der Betrachtung über alle 6 Jahre hinweg wurden bei 3,96% (n=33) von allen 833 Medikationschecks, in denen mindestens eine Wechselwirkung dokumentiert und näher spezifiziert wurde, angegeben, dass schwerwiegende Folgen wahrscheinlich sind und daher eine Kontraindikation vorliegt. In Hinblick auf die Spezifikation der zweiten, dritten oder vierten festgestellten und näher spezifizierten Wechselwirkungen war die Anzahl der dokumentierten Wechselwirkungen deutlich geringer.

---

[515] Quelle: Eigene Darstellung.

6.3.2.2 Vergleichende Betrachtung der einzelnen Jahre

Die Daten wurden für die einzelnen Jahre näher betrachtet Einen Überblick über die Aktionszeiträume von 2010 bis 2015 gibt Tabelle 27.

		2010 (n=549)	**2011 (n=1993)**	**2012 (n=1649)**	**2013 (n=1044)**	**2014 (n=796)**	**2015 (n=698)**	**p-Wert [a]**
Alter			66,05 [14,910]	62,03 [18,690]	62,68 [18,145]	64,74 [17,026]	63,94 [19,407]	0,000
	Bis 35[b]		4,23% (n=83)	10,01% (n=163)	8,64% (n=90)	6,56% (n=52)	9,48% (n=66)	0,000
	35 bis 44		4,79% (n=94)	6,38% (n=104)	6,81% (n=71)	6,94% (n=55)	7,90% (n=55)	
	45 bis 54		11,42% (n=224)	12,89% (n=210)	13,34% (n=139)	12,23% (n=97)	9,20% (n=64)	
	55 bis 64		17,70% (n=347)	18,66% (n=304)	18,62% (n=194)	17,28% (n=137)	15,95% (n=111)	
	65 und älter		61,86% (n=1213)	52,06% (n=848)	52,59% (n=548)	57,00% (n=452)	57,47% (n=400)	
Geschlecht	männlich		40,11% (n=799)	43,11% (n=710)	40,52% (n=423)	40,83% (n=325)	41,20% (n=288)	0,448
	weiblich		59,89% (n=1193)	56,89% (n=937)	59,48% (n=621)	59,17% (n=471)	58,80% (n=411)	
Anzahl der verschiedenen Wirkstoffe		5,34 [2,625]	5,78 [2,977]	4,37 [2,800]	4,96 [3,042]	5,28 [3,063]	5,39 [3,517]	0,000
	0 bis 4	43,44% (n=222)	38,91% (n=754)	60,15% (n=954)	52,43% (n=540)	47,39% (n=372)	50,99% (n=334)	0,000
	5 und mehr	56,56% (n=289)	61,09% (n=1184)	39,85% (n=632)	47,57% (n=490)	52,61% (n=413)	49,01% (n=321)	
Unauffällige	ja	71,40% (n=392)	62,97% (n=1255)	51,43% (n=848)	49,23% (n=514)	45,98% (n=366)	37,82% (n=264)	0,000

Arznei-mittel-therapie								
	Nein	28,60% (n=157)	37,03% (n=738)	48,57% (n=801)	50,77% (n=530)	54,02% (n=430)	62,18% (n=434)	
Auffäl-ligkeiten auf dem Bogen ver-merkt	Ja	45,54% (n=250)	51,15% (n=1021)	52,00% (n=858)	56,890% (n=594)	56,78% (n=452)	67,53% (n=472)	0,000
	Nein	54,46% (n=299)	48,85% (n=975)	48,00% (n=792)	43,10% (n=450)	43,22% (n=344)	32,47% (n=227)	
Wech-selwir-kungen	Ja	27,32% (n=150)	37,65% (n=750)	38,50% (n=633)	40,65% (n=424)	43,22% (n=344)	52,36% (n=366)	0,000
	Nein	72,68% (n=399)	62,35% (n=1242)	61,50% (n=1011)	59,35% (n=619)	56,78% (n=452)	47,64% (n=333)	
Unklar-heiten bei der richtigen Anwen-dung	Ja	19,53% (n=107)	18,10% (n=361)	17,49% (n=288)	24,78% (n=258)	18,59% (n=148)	18,48% (n=129)	0,000
	Nein	80,47% (n=441)	81,90% (n=1633)	82,51% (n=1359)	75,22% (n=783)	81,41% (n=648)	81,52% (n=569)	
Über-versor-gung	Ja	5,49% (n=30)	5,19% (n=103)	4,92% (n=81)	7,10% (n=74)	6,93% (n=55)	5,59% (n=39)	0,111
	Nein	94,51% (n=526)	94,81% (n=1883)	95,08% (n=1566)	92,90% (n=968)	93,07% (n=739)	94,41% (n=659)	
Lage der Apo-theke	Unter 5000	0,00% (n=0)	6,01% (n=120)	16,24% (n=268)	21,84% (n=228)	19,60% (n=156)	14,59% (n=102)	0,000

	5000 bis 20000	0,00% (n=0)	31,86 % (n=636)	22,55 % (n=372)	23,47% (n=245)	27,39% (n=218)	20,74% (n=145)	
	20000-100000	0,00% (n=0)	14,38% (n=287)	6,42% (n=106)	12,26% (n=128)	17,59% (n=140)	18,45% (n=129)	
	Über 100000	100,00% (n=549)	47,75% (n=953)	54,79% (n=904)	42,43% (n=443)	35,43% (n=282)	46,21% (n=323)	
Beteiligung der Apotheken	Apotheken mit insgesamt unter 20	24,77% (n= 136)	31,81% (n=635)	11,64% (n=192)	19,83% (n=207)	9,67% (n=77)	14,16% (n=99)	0,000
	Apotheken mit 20 bis 49	20,22% (n=111)	30,56% (n=610)	18,73% (n=309)	26,15% (n=273)	37,69% (n=300)	26,04% (n=182)	
	Apotheken mit 50 und mehr	55,01% (n=302)	37,63% (n=751)	69,64% (n=1149)	54,02% (n=564)	52,64% (n=419)	59,80% (n=418)	

[a]Der P-Wert wurde unter Verwendung von Chi-Quadrat-Test und einfaktorielle ANOVA bestimmt
[b]Einteilung in Anlehnung an statistisches Bundesamt

Tab. 27: Veränderungen im Zeitraum von 6 Jahren.[516]

Das Alter der Kunden wurde erst ab 2011 erfasst, daher liegen für das Jahr 2010 hierzu keine Daten vor. Das Alter der Kunden, die einen Medikationscheck erhalten haben, lag durchschnittlich zwischen 62,03 im Jahr 2012 und 66,05 im Jahr 2011. Im Jahr 2013 lag das durchschnittliche Alter der Kunden, für die ein Medikationscheck dokumentiert wurde bei 62,68, 2014 bei 64,74 und 2015 bei 63,94 Jahren.

516 Quelle: Eigene Darstellung.

In 2011 waren insgesamt 83 Kunden in der Gruppe der unter 35-Jährigen, dies sind lediglich 4,23% aller Kunden, die 2011 einen Medikationscheck erhalten haben. In der Gruppe ab 65 waren dies hingegen 1213 Kunden und damit ein Anteil von 61,86% für alle Medikationschecks, die 2011 von den teilnehmenden Apotheken dokumentiert wurden. Daher war für 2011 etwas mehr als jeder Zweite 65 Jahre oder älter. Für das Jahr 2012 beträgt der entsprechende Anteil der unter 35-Jährigen 10,01%, die Gruppe der über 65-Jährigen macht hierbei nur einen Anteil von 52,06% aus.

Bei der Betrachtung der auf den Bögen vermerkten durchschnittlichen Anzahl der verschiedenen Wirkstoffe zeigt sich, dass die Personen, die 2012 einen Medikationscheck erhalten haben, die geringste Zahl an verschiedenen Wirkstoffen aufweisen (4,37). Die durchschnittliche Anzahl der verschiedenen Wirkstoffe weist in den übrigen Jahren mit 4,96 im Jahr 2013 bis 5,78 im Jahr 2011 höhere Werte auf.

Bei der Anzahl der verschiedenen Wirkstoffe wurden 2010 bei 289 Kunden und damit 56,56% der Kunden die in 2010 einen Medikationscheck erhalten haben, 5 oder mehr verschiedene Wirkstoffe von den Apotheken identifiziert. 2011 erreichte dieser Anteil den höchsten Wert mit 61,09%, 2013 lag der entsprechende Anteil bei 47,57% und 2015 bei 49,01%. Von den Kunden, die 2012 einen Medikationscheck erhalten haben, waren dies hingegen nur 39,85%.

Für eine nähere Analyse von Zusammenhängen in Hinblick auf die beobachteten Unterschiede zwischen den einzelnen Jahren, für die Medikationschecks durchgeführt wurden, wurden Chi-Quadrat-Tests durchgeführt.[517] Eine entscheidende Voraussetzung des Chi-Quadrat-Tests war erfüllt, da die erwartete Anzahl in keinem der Fälle unter 5 lag.[518]

Über die Jahre der Durchführung hinweg ist eine Abnahme des prozentualen Anteils der als unproblematisch eingestuften Arzneimitteltherapien erkennbar. Während 2010 noch 71,40% der in diesem Jahr durchgeführten und im Rahmen der

---

517 Vgl. Brosius, F. (2013), S. 422.
518 Vgl. Brosius, F. (2013), S. 425.

Aktion dokumentierten Medikationschecks zur Einstufung der Therapie als unproblematisch führten, lag dieser Anteil 2014 nur noch bei 45,98%. Im aktuell letzten Durchgang in 2015 wurde nur noch etwas mehr als jede dritte Arzneimitteltherapie als unproblematisch eingestuft (37,82%). Die Unterschiede zwischen den einzelnen Jahren waren dabei statistisch signifikant ($p<0{,}001$).

Bei der Anzahl der identifizierten und dokumentierten Wechselwirkungen ist hingegen im Zeitablauf ein Anstieg zu erkennen. Während von allen Medikationschecks im Jahr 2010 nur bei 27,32% angegeben wurde, dass Wechselwirkungen identifiziert wurden, lag der Anteil 2014 bei mehr als der Hälfte der Medikationschecks mit 43,22%. In den Jahren 2011 bis 2013 stieg dieser Anteil von 37,65% zunächst auf 38,50% im Jahr 2012 und erreichte dann einen Anteil von 40,65% im Jahr 2013. Der größte prozentuale Zuwachs konnte im Vergleich zu den übrigen Jahren 2015 mit einem Anteil von 52,36% der Medikationschecks, für die das Vorliegen von Wechselwirkungen dokumentiert wurde, gezeigt werden. Auch hierbei waren die Unterschiede zwischen den einzelnen Jahren statistisch signifikant ($p<0{,}001$). Diese Tendenzen zeigten sich nicht in gleicher Weise für festgestellte Unklarheiten bei der richtigen Anwendung der Medikamente oder eine Überversorgung.

Deutliche Abweichungen zwischen den erwarteten und den beobachteten Häufigkeiten geben Hinweise darauf, dass die Variablen nicht unabhängig verteilt sind. Dies zeigt sich insbesondere in Hinblick auf die Gesamtbewertung der Arzneimitteltherapie und die identifizierten Auffälligkeiten in der Arzneimitteltherapie. Für eine nähere Analyse der Zusammenhänge bei den beobachteten Unterschieden zwischen den einzelnen Jahren, wurde auch hier ein Chi-Quadrat-Test durchgeführt. Bei der Identifikation von Auffälligkeiten wird für den Pearsonschen χ^2 -Test ein Wert von 82,462 ausgewiesen. Für diesen ergibt sich bei den fünf Freiheitsgraden die vorliegen, eine Signifikanz von 0,000. Aufgrund der geringen Irrtumswahrscheinlichkeit kann das Vorliegen eines Zusammenhangs zwischen den Variablen angenommen werden. Hierdurch sind jedoch keine Rückschlüsse auf die Kausalität möglich.[519] Daher kann nur die zuvor genannte Hypothese, dass vermutet wird, dass sich die Identifikation von Auffälligkeiten im Zeitablauf verändert, mit den empirischen Beobachtungen analysiert werden. Hierbei sind jedoch keine Rückschlüsse auf die Stärke des Zusammenhangs möglich[520] und die Ergebnisse müssen vorsichtig interpretiert werden. In Abbildung 22 wird die Anzahl der in den einzelnen Jahren identifizierten Wechselwirkungen, der Unklarheiten bei der richtigen Anwendung und einer dokumentierten Überversorgung visualisiert.

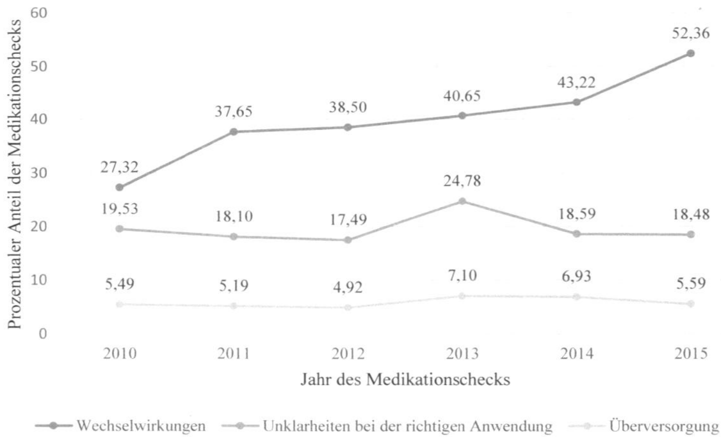

Abb. 22: Veränderungen bei der Identifikation von ABPs[521]

Während in Hinblick auf die Identifikation von Wechselwirkungen eine steigende Tendenz deutlich wird, ist bei der Entwicklung der Überversorgung über die Jahre hinweg ein weitgehend unveränderter Verlauf erkennbar. Insbesondere in 2015 ist ein deutlicher Anstieg in der Anzahl der Medikationschecks bei denen das Vorliegen von Wechselwirkungen dokumentiert wurde, erkennbar. Ein Grund für diesen starken Anstieg könnte die Beteiligung der Bayerischen Landesapothekerkammer

519 Vgl. Brosius, F. (2013), S. 422-424.
520 Vgl. Brosius, F. (2013), S. 432.
521 Quelle: Eigene Darstellung.

und der Friedrich-Alexander-Universität Erlangen-Nürnberg sein. Im Jahr 2013 ist ein deutlicher Sprung bei der Identifikation von Unklarheiten bei der richtigen Anwendung erkennbar, während der Wert in den anderen Jahren einen weitgehend gleichbleibenden Verlauf zeigt.

6.3.2.3 Zielgruppen und Anwendungsgebiete der Medikationschecks

6.3.2.3.1 Identifikation von ABPs unter Berücksichtigung von Patientencharakteristika

Die dokumentierten Auffälligkeiten werden in Hinblick auf Patientencharakteristika näher analysiert. In Tabelle 28 wird der Anteil der dokumentierten Auffälligkeiten unter Berücksichtigung von Alter und Geschlecht dargestellt.

			Auffälligkeiten festgestellt	**Keine Auffälligkeiten festgestellt**	**P-Wert**
Patienten-charakteristika	Altersgruppen	Bis 35	5,04% (n=169)	10,29% (n=285)	0,000
		35 bis 44	4,60% (n=154)	8,12% (n=225)	
		45 bis 54	9,55% (n=320)	14,95% (n=414)	
		55 bis 64	16,74% (n=561)	19,21% (n=532)	
		65 und älter	64,07% (n=2147)	47,44% (n=1314)	
	Geschlecht[a]	männlich	39,45% (n=1138)	43,32% (n=1.207)	0,002
		weiblich	60,55% (n=2.054)	56,68% (n=1.579)	

[a]Berechnung einer 2x2-Tabelle

Tab. 28: Analyse der Auffälligkeiten in der Arzneimitteltherapie unter Berücksichtigung von Patientencharakteristika[522]

[522] Quelle: Eigene Darstellung.

Während von allen Personen, für die Auffälligkeiten in der Arzneimitteltherapie dokumentiert wurden, 64,07% 65 Jahre und älter waren, lag der entsprechende Anteil bei den Personen, bei denen keine Auffälligkeiten in der Arzneimitteltherapie festgestellt wurden, lediglich bei 47,44%.

In der Gruppe der Personen, bei denen Auffälligkeiten in der Arzneimitteltherapie dokumentiert wurden, stammen nur 5,04% aus der Gruppe der unter 35-Jährigen. Im Vergleich hierzu konnte etwas mehr als jeder zehnte Kunde, bei dem keine Auffälligkeiten festgestellt wurden, der Altersgruppe der unter 35-Jährigen zugeordnet wurde (10,29%).

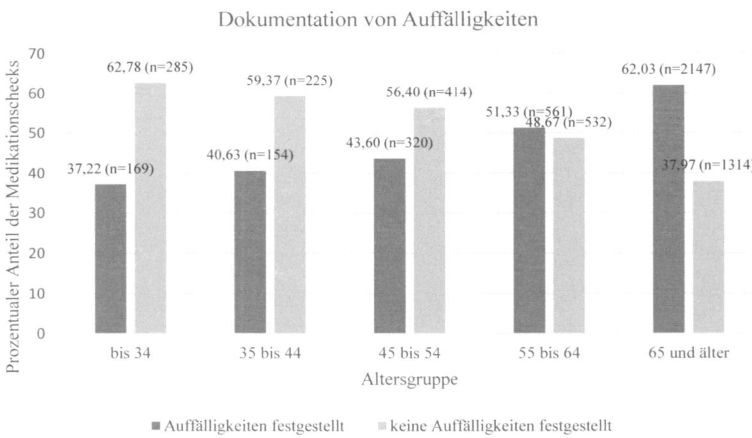

Abb. 23: Dokumentierte Auffälligkeiten innerhalb der verschiedenen Altersgruppen[523]

Noch deutlicher werden diese Unterschiede bei einer Betrachtung der Verteilung innerhalb der jeweiligen Altersgruppen. Diese werden in Abbildung 23 dargestellt. Während von allen Personen die 65 Jahre und älter waren 62,03%

[523] Quelle: Eigene Darstellung.

(n=2.147) Auffälligkeiten zeigten, waren dies in der Gruppe der 35 bis 44-Jährigen lediglich 40,63% (n=154). Im Vergleich zur Gruppe der unter 35-Jährigen wird dieser Unterschied sogar noch deutlicher, hier wurden bei 37,22% (n=169) der Medikationschecks Auffälligkeiten in der Arzneimitteltherapie dokumentiert. Die Unterschiede zwischen den einzelnen Altersgruppen waren statistisch signifikant (p<0,001).

Während in den Altersgruppen der unter 34-Jährigen, aber auch der 35 bis 44-Jährigen und der 45 bis 54-Jährigen der prozentuale Anteil der Medikationschecks mit dokumentierten Auffälligkeiten niedriger war als der Anteil der Medikationschecks ohne Auffälligkeiten, zeigte sich ab der Altersgruppe der über 55-Jährigen ein umgekehrtes Bild. In der Altersgruppe der 55 bis 64-Jährigen lag der Anteil der Medikationschecks ohne dokumentierte Auffälligkeiten lediglich bei 48,67% (n=532), in der Altersgruppe der Personen ab 65 Jahren sogar nur noch bei 37,97% (n=1.314).

In Hinblick auf die Unterschiede zwischen Männern und Frauen zeigte sich, dass der Anteil der Frauen in der Gruppe mit 60,55% Auffälligkeiten etwas höher war als in der Gruppe ohne Auffälligkeiten mit 56,68% (p=0,002). Hierbei umfassten die Tabellen weniger als fünf Felder, bei der Durchführung der 2x2 Tabelle können sich Einschränkungen bei der Zuverlässigkeit des Tests ergeben, durch die hohe Fallzahl wird jedoch nicht von gravierenden Einschränkungen ausgegangen. Die erwartete Häufigkeit lag in keinem der Felder unter 5.[524]

In den einzelnen Jahren wurden unterschiedliche Schwerpunktthemen in den Fokus gestellt. Dabei wurden auch Patientencharakteristika näher betrachtet. Einen Überblick zu diesen Schwerpunktthemen gibt Tabelle 29.

---

[524] Vgl. Brosius, F. (2013), S. 425.

Jahr	Schwerpunktthemen		Häufigkeit (%)
2012 (n=1650)	Stammkunde/Kundenkarte	Ja	71,27% (n=1.176)
		Nein	28,73% (n=474)
2015 (n=690)	Deutsch als Muttersprache	Ja	86,52% (n=597)
		Nein	13,48% (n=93)

Tab. 29: Übersicht Schwerpunktthemen Patientencharakteristika[525]

Im Jahr 2012 wurde erfasst, ob es sich bei den Kunden, deren Medikation in der Aktion überprüft wurde, um Stammkunden oder Kunden mit einer Kundenkarte handelt. Hierbei zeigte sich das Großteil der Teilnehmer mit 71,27% dieser Kategorie zugeordnet wurde. 2015 lag ein Schwerpunkt der AOK-Aktion auf Sprachbarrieren, die möglicherweise die Arzneimittelanwendung beeinträchtigen können. Hierbei wurde deutlich, dass im Jahr 2015 bei einem Anteil von 13,48% der Patienten Deutsch nicht die Muttersprache war.

Es wurde analysiert, ob Zusammenhänge zwischen diesen Patientencharakteristika und Auffälligkeiten in der Arzneimitteltherapie bestehen können und ob diese signifikant sind.[526] Diese werden in Tabelle 30 dargestellt.

[525] Quelle: Eigene Darstellung.

[526] Vgl. Backhaus, K., Erichson, B., Plinke, W., Weiber, R. (2011), S. 304.

			Auffälligkeiten festgestellt	Keine Auffälligkeiten festgestellt	P-Wert
Patientencharakteristika	Migrationshintergrund[a]	Ja	13,49% (n=63)	13,45% (n=30)	0,989
		Nein	86,51% (n=404)	86,55% (n=193)	
	Stammkunde[b]	Ja	75,99% (n=652)	66,16% (n=524)	0,000
		Nein	24,01% (n=206)	33,84% (n=268)	

[a]Im Aktionszeitraum 2015
[b]Im Aktionszeitraum 2012

Tab. 30: Analyse der Auffälligkeiten in der Arzneimitteltherapie unter Berücksichtigung von Patientencharakteristika im Rahmen der Schwerpunktthemen[527]

In Hinblick auf Stammkunden und Kundenkarten konnte gezeigt werden, dass der prozentuale Anteil der Stammkunden in der Gruppe der Medikationschecks mit Auffälligkeiten höher war, als in der Gruppe der Medikationschecks ohne dokumentierte Auffälligkeiten. Auch diese Unterschiede waren statistisch signifikant ($p<0,001$). Bei den dokumentierten Auffälligkeiten konnten jedoch keine statistisch signifikanten Unterschiede in Hinblick auf potenzielle Sprachbarrieren gezeigt werden ($p=0,989$).

Wird speziell die Arzneimittelanwendung betrachtet, so ergibt sich ein anderes Bild. Die Verteilung wird in Tabelle 31 dargestellt.

[527] Quelle: Eigene Darstellung.

			Unklarheiten bei der richtigen Anwendung der Arzneimittel	Keine Unklarheiten bei der Anwendung der Arzneimittel festgestellt	P-Wert
Patientencharakteristika	Migrationshintergrund[a]	Ja	21,88% (n=28)	11,59% (n=65)	0,002
		Nein	78,13% (n=100)	88,41% (n=496)	
	Stammkunde[b]	Ja	65,97% (n=190)	72,33% (n=983)	0,030
		Nein	34,03% (n=98)	27,67% (n=376)	

[a]Im Aktionszeitraum 2015
[b]Im Aktionszeitraum 2012

Tab. 31: Analyse von Problemen bei der richtigen Anwendung der Arzneimittel vor dem Hintergrund von Patientencharakteristika[528]

Während in der Gruppe der Medikationschecks mit dokumentierten Unklarheiten bei der Arzneimittelanwendung der Anteil der Personen mit potenziellen Sprachbarrieren bei 21,88% lag, war der entsprechende Anteil in der Gruppe ohne dokumentierte Unklarheiten bei der Anwendung mit 11,59% deutlich geringer. Die Unterschiede waren statistisch signifikant (p=0,002).

Zudem wurde untersucht, ob sich durch die zusätzliche Betrachtung weiterer Faktoren, die zuvor beobachteten Zusammenhänge in Hinblick auf potenzielle Sprachbarrieren verändern oder näher erklärt werden können.[529]

Um zu untersuchen, ob zwischen den Personengruppen Unterschiede in Hinblick auf die Anzahl der verschiedenen Wirkstoffe bestehen, wurden die prozentualen

---

528 Quelle: Eigene Darstellung.
529 Vgl. Backhaus, K., Erichson, B., Plinke, W., Weiber, R. (2011), S. 304.

Anteile der Gruppe mit 5 oder mehr Wirkstoffen in den beiden Gruppen verglichen. Der Anteil der Personen mit 5 oder mehr verschiedenen Wirkstoffen war in der Gruppe der Personen mit potenziellen Sprachbarrieren mit 26,67% deutlich geringer als in der Gruppe der Personen bei denen keine Sprachbarrieren vermutet wurden. In dieser Gruppe lag der prozentuale Anteil bei 52,70%, die Unterschiede zwischen den Gruppen waren statistisch signifikant ($p<0{,}001$). In Hinblick auf eine dokumentierte Überversorgung konnten hingegen keine statistisch signifikanten Unterschiede zwischen den Gruppen festgestellt werden ($p=0{,}899$).

Bei dokumentierten Wechselwirkungen ergaben sich statistisch signifikante Unterschiede. Es wurde jedoch festgestellt, dass in der Gruppe der Personen für die keine Sprachbarrieren vermutet wurden in 54,10% (n=323) der Fälle Wechselwirkungen dokumentiert wurden, in der Gruppe der Personen mit potenziellen Sprachbarrieren lag der entsprechende Anteil nur bei 41,94% (n=39). In Hinblick auf die Art der festgestellten Wechselwirkungen wurden jedoch keine statistisch signifikanten Unterschiede zwischen den beiden Gruppen festgestellt ($p=0{,}192$).

Im Rahmen der Analyse muss jedoch berücksichtigt werden, dass das durchschnittliche Alter in der Gruppe mit potenziellen Sprachbarrieren bei 56,97 (n=93) Jahren lag, in der Gruppe der Personen mit Deutsch als Muttersprache bei 65,23 (n=594) Jahren. Dies könnte auch im Zusammenhang mit den Unterschieden in Hinblick auf die Anzahl der verschiedenen Wirkstoffe und den dokumentierten Wechselwirkungen stehen.

Zudem wird vermutet, dass sich für Großstädte eine andere Verteilung ergibt als für Mittel-, Kleinstädte oder Landgemeinden.[530] Die Auswertung zeigt, dass von allen Medikationschecks bei denen angegeben wurde, dass Deutsch nicht die Muttersprache war, 75,27% (n=70) in Großstadtapotheken durchgeführt wurden. Lediglich 7,53% (n=7) der Medikationschecks wurden in Landapotheken durchgeführt, 12,90% (n=12) in Kleinstadtapotheken und der geringste prozentuale Anteil mit 4,30% (n=4) in Mittelstadtapotheken. Die Unterschiede zwischen den

530 Vgl. Backhaus, K., Erichson, B., Plinke, W., Weiber, R. (2011), S. 304.

Apothekenkategorien waren dabei statistisch signifikant (p<0,001). Von allen Medikationschecks, die in Großstadtapotheken 2015 durchgeführt wurden, wurde bei einem Anteil von 21,74% (n=70) angegeben, dass es sich um Kunden mit potenziellen Sprachbarrieren handelt. Bei den Medikationschecks, die in Mittelstadtapotheken durchgeführt wurden, lag der entsprechende Anteil lediglich bei 3,13% (n=4), bei den Kleinstadtapotheken bei 8,70% (n=12) und bei den Landapotheken bei 6,86% (n=7).

6.3.2.3.2 Identifikation von ABPs unter Berücksichtigung von Therapiecharakteristika

Bei dem Vergleich von Personen, bei denen Auffälligkeiten festgestellt wurden und Personen für die keine Auffälligkeiten dokumentiert wurden, zeigt sich, dass sich auch der prozentuale Anteil der Anzahl der verschiedenen Wirkstoffe unterscheidet. Während in der Gruppe mit dokumentierten Auffälligkeiten 64,16% der Gruppe der Personen mit 5 und mehr verschiedenen Wirkstoffen zugeordnet wurden, lag der entsprechende Anteil bei Personen mit einer unauffälligen Arzneimitteltherapie bei 35,35% (p=0,000). Eine höhere Anzahl an verschiedenen Wirkstoffen scheint damit ein Risikofaktor für Auffälligkeiten in der Arzneimitteltherapie zu sein.

Auch in Hinblick auf die Anzahl der verschiedenen Wirkstoffe wird deutlich, dass in der Gruppe mit dokumentierten Unklarheiten bei der Anwendung der prozentuale Anteil der Patienten mit 5 und mehr Arzneimitteln mit 56,44% deutlich höher war als der entsprechende Anteil in der Gruppe ohne dokumentierte Unklarheiten bei der Anwendung. Der prozentuale Anteil in dieser Gruppe lag bei 49,83% und die Unterschiede zwischen den Gruppen waren statistisch signifikant (p<0,001).

Neben der Anzahl der verschiedenen Wirkstoffe wurden bei den Schwerpunktthemen in den Jahren 2012 und 2013 bestimmte Arzneimittelgruppen in den Fokus genommen. Diese werden in Tabelle 32 dargestellt.

Jahr	Schwerpunktthemen		Häufigkeit (%)
2013 (n=1040)	Einnahme von Schmerzmitteln		
		Ja	47,50% (n=494)
		Nein	52,50% (n=546)
2014 (n=795)	Einnahme von Schlafmitteln		
		Ja	23,65% (n=188)
		Nein	76,35% (n=607)

Tab. 32: Übersicht Schwerpunktthemen Therapiecharakteristika[531]

Der Schwerpunkt lag dabei auf Arzneimittelgruppen, die als potenzielle Risikofaktoren für arzneimittelbezogene Probleme wirken können. Von den 1.040 im Jahr 2013 dokumentierten Medikationschecks wurde bei einem Anteil von 47,50% auch die Einnahme von Schmerzmitteln festgestellt. Im Jahr 2014 lag der Wert für die Medikationschecks bei denen auch Schlafmittel unter den eingenommenen Präparaten waren bei 23,65%.

Die dokumentierten Auffälligkeiten in der Arzneimitteltherapie werden unter Berücksichtigung von Therapiecharakteristika in Tabelle 33 näher betrachtet.

531 Quelle: Eigene Darstellung.

			Auffälligkeiten festgestellt aus Übersicht	Keine Auffälligkeiten festgestellt	P-Wert
Therapiecharakteristika	Einnahme von Schmerzmitteln[a]	Ja	53,12% (n=315)	40,04% (n=179)	0,000
		Nein	46,88% (n=278)	59,96% (n=268)	
	Einnahme von Schlafmitteln[b]	Ja	24,62% (n=112)	22,77% (n=79)	0,543
		Nein	75,38% (n=343)	77,23% (n=268)	

[a]Im Aktionszeitraum 2013
[b]Im Aktionszeitraum 2014

Tab. 33: Analyse der Auffälligkeiten in der Arzneimitteltherapie vor dem Hintergrund von Therapiecharakteristika[532]

Bei den Personen für die Auffälligkeiten in der Arzneimitteltherapie festgestellt wurden lag der Anteil der Personen die Schmerzmittel einnehmen bei 53,12%. In der Gruppe der Personen bei denen keine Auffälligkeiten festgestellt wurde lag der Anteil bei 40,04%. Die Unterschiede waren statistisch signifikant (p<0,0001). Auch bei den Schlafmitteln war der prozentuale Anteil der Personen mit Schlafmitteln in der Gruppe mit dokumentierten Auffälligkeiten höher als in der Gruppe ohne dokumentierte Auffälligkeiten. Die Unterschiede waren hier jedoch nicht statistisch signifikant.

Auch mögliche Unklarheiten bei der richtigen Anwendung werden unter Berücksichtigung von Therapiecharakteristika in Tabelle 34 näher betrachtet.

---

532 Quelle: Eigene Darstellung.

		Unklarheiten bei der richtigen Anwendung der Arzneimittel	Keine Unklarheiten bei der Anwendung der Arzneimittel festgestellt	P-Wert
Einnahme von Schmermitteln	Ja	49,03% (n=126)	46,92% (n=366)	0,558
	Nein	50,97% (n=131)	53,077% (n=414)	
Einnahme von Schlafmitteln	Ja	34,90% (n=52)	21,29% (n=139)	0,000
	Nein	65,10% (n=97)	78,71% (n=514)	

Tab. 34: Analyse von Problemen bei der richtigen Anwendung der Arzneimittel vor dem Hintergrund von Therapie- und Patientencharakteristika[533]

Wird auch bei den Therapiecharakteristika speziell die Arzneimittelanwendung betrachtet, so zeigt sich, dass nur bei Schlafmitten statistisch signifikante Unterschiede zwischen den Gruppen mit und ohne dokumentierten Unklarheiten bei der Anwendung bestehen, nicht jedoch bei den Schmerzmitteln.

Die dokumentierten Wechselwirkungen werden in Hinblick auf eine Medikation die Schmerzmittel umfasst näher analysiert und in Tabelle 35 dargestellt.

533 Quelle: Eigene Darstellung.

Variablen		Schmerzmittel eingenommen	Keine Schmerzmittel eingenommen	P-Wert
Wechselwirkungen wurden festgestellt		48,79% (n=241)	33,58% (n=183)	0,000
Art der Wechselwirkungen	Schwerwiegende Folgen wahrscheinlich	17,39% (n=4)	0,00% (n=0)	0,520
	Vorsichtshalber kontraindiziert	21,74% (n=5)	15,38% (n=2)	
	Überwachung/Anpassung nötig	47,83% (n=11)	61,54% (n=8)	
	In bestimmten Fällen Überwachung/Anpassung nötig	8,70% (n=2)	15,38% (n=2)	
	Gering/leicht	4,35% (n=1)	7,69% (n=1)	

Tab. 35: Schweregrad der Wechselwirkungen unter Berücksichtigung der Einnahme von Schmerzmitteln[534]

In Hinblick auf dokumentierte Wechselwirkungen zeigt sich, dass sich nur bei den Schmerzmitteln statistisch signifikante Unterscheide in Hinblick auf die Feststellung von Wechselwirkungen im Vergleich zu Personen die keine Schmerzmittel erhalten, abzeichnen. Bei der Schwere der Wechselwirkungen zeichnen sich für beide Arzneimittelgruppen keine statistisch signifikanten Unterschiede ab.

Die Ergebnisse der Untersuchung zu Schlafmitteln werden in Tabelle 36 aufgezeigt.

[534] Quelle: Eigene Darstellung.

Variablen		Schlafmittel eingenommen	Keine Schlafmittel eingenommen	P-Wert
Wechselwirkungen wurden festgestellt		39,79% (n=76)	44,19% (n=270)	0,284
Art der Wechselwirkungen	Schwerwiegende Folgen wahrscheinlich/kontraindiziert	0,00% (n=0)	10,42% (n=10)	0,223
	Vorsichtshalber kontraindiziert	38,46% (n=5)	16,67% (n=16)	
	Überwachung/Anpassung nötig	46,15% (n=6)	54,17% (n=52)	
	In bestimmten Fällen Überwachung/Anpassung nötig	15,38% (n=2)	18,75% (n=2)	

Tab. 36: Schweregrad der Wechselwirkungen unter Berücksichtigung der Einnahme von Schlafmitteln[535]

Werden demographische Faktoren in Verbindung mit dem Arzneimittelgebrauch betrachtet zeigt sich, dass ein Gebrauch von Schlafmitteln tendenziell eher bei älteren Personen und bei weiblichen Personen dokumentiert wurde.

6.3.2.4 Apothekenbeteiligung bei der Dokumentation von Auffälligkeiten

6.3.2.4.1 Identifikation von Auffälligkeiten unter Berücksichtigung von Apothekencharakteristika

Die Dokumentation von Auffälligkeiten in der Arzneimitteltherapie wurde in Hinblick auf die Identifikation von möglichen Hürden unter Berücksichtigung von Apothekencharakteristika näher analysiert. Die Verteilungen werden in Tabelle 37 dargestellt.

[535] Quelle: Eigene Darstellung.

			Auffälligkeiten festgestellt	Keine Auffälligkeiten festgestellt	P-Wert
Apothekencharakteristika	Beteiligung der Apotheken	Apotheken mit insgesamt unter 20	19,14% (n=698)	20,99% (n=648)	0,000
		Apotheken mit 20 bis 49	28,65% (n=1045)	23,97% (n=740)	
		Apotheken mit 50 und mehr	52,21% (n=1904)	55,04% (n=1699)	
	Lage der Apotheke	Landapotheke (unter 5.000 Einwohner)	14,81% (n=540)	10,82% (n=334)	0,000
		Kleinstadtapotheke (5.000 bis 20.000 Einwohner)	23,11 % (n=843)	25,04% (n=773)	
		Mittelstadtapotheke (über 20.000 bis 100.000 Einwohner)	13,79% (n=503)	9,30% (n=287)	
		Großstadtapotheke (über 100.000 Einwohner)	48,29% (n=1761)	54,84% (n=1693)	

Tab. 37: Dokumentation von Auffälligkeiten unter Berücksichtigung von Apothekencharakteristika[536]

Bei einer näheren Betrachtung der Apotheken zeichneten sich weniger deutliche Tendenzen als bei den identifizierten Auffälligkeiten im Zusammenhang mit Patientencharakteristika ab. In Hinblick auf die Lage der Apotheken ergibt sich kein eindeutiges Bild. Während von den Medikationschecks, in denen Auffälligkeiten dokumentiert wurden, nur 48,29% in Großstadtapotheken durchgeführt wurden,

[536] Quelle: Eigene Darstellung.

liegt dieser Anteil in der Gruppe der Medikationschecks ohne Auffälligkeiten bei einem deutlich höheren Anteil von 54,84%. Umgekehrt verhält es sich bei den Kleinstadtapotheken, bei den Medikationschecks in denen Auffälligkeiten festgestellt wurden, lag der Anteil dieser Apotheken bei 14,81%. Bei den Medikationschecks ohne Auffälligkeiten liegt der Anteil der Kleinstadtapotheken lediglich bei 10,82%. Diese Ergebnisse geben Hinweise darauf, dass Auffälligkeiten eher in Kleinstadtapotheken identifiziert werden und weniger in Großstadtapotheken. Eine Detailanalyse zu den Standorten der Apotheken wurde durchgeführt und die Ergebnisse werden in Abbildung 24 visualisiert.

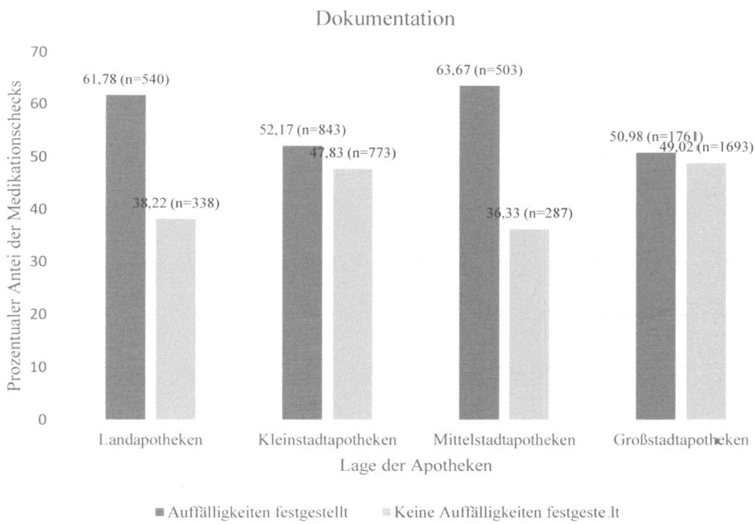

Abb. 24: Dokumentierte Auffälligkeiten innerhalb der einzelnen Apothekenkategorien[537]

[537] Quelle: Eigene Darstellung.

Die Detailanalyse der Apothekenlage zeigt, dass der prozentuale Anteil der Medikationschecks, in denen Auffälligkeiten dokumentiert wurden in den Mittelstadtapotheken mit 63,67% (n=503) und den Landapotheken mit 60,13% (n=570) am höchsten waren. In jeder der Apothekenkategorien war der prozentuale Anteil der Medikationschecks mit dokumentierten Auffälligkeiten höher als der Anteil der Medikationschecks ohne Auffälligkeiten.

Am niedrigsten war der Anteil der Medikationschecks mit festgestellten Auffälligkeiten in den Großstadtapotheken mit 50,98% (n=1.761). Eine mögliche Ursache für die deutlichen Abweichungen in den prozentualen Anteilen zwischen Großstadtapotheken und Landapotheken könnten auf Unterschiede in der Frequentierung der Apotheken zurückgeführt werden. Die Unterschiede zwischen den einzelnen Kategorien waren statistisch signifikant (p<0,001).

6.3.2.4.2 Analyse der Beteiligung unter Berücksichtigung von Unterschieden in der Dokumentation

Neben der Dokumentation von Auffälligkeiten wurde auch die Beteiligung der Apotheken bei der Aktion „Arzneimittel sicher einnehmen“ in den Jahren von 2010 bis 2015 in Hinblick auf mögliche Hürden näher analysiert. Hierfür wurden Indikatoren einer qualitativen und quantitativen Beteiligung der Apotheken an der Aktion herangezogen.

Für die deskriptive Auswertung zur Beteiligung der Apotheken wurde die Anzahl der Kommentare von Apotheken, die in den jeweiligen Jahren Medikationschecks durchgeführt haben und Kommentare auf den Bögen vermerkt haben, verwendet. Die Anzahl der Kommentare der einzelnen Jahre wurde addiert um einen Gesamtwert zu erhalten. Die durchschnittliche Anzahl der durchgeführten Medikationsanalysen lag bei 80,52 [73,418], das Minimum lag hier bei einer Medikationsanalyse, das Maximum bei 280 Medikationsanalysen über die 6 Jahre hinweg. Wenn man die Anzahl der Kommentare je Apotheke für die Apotheken, die in den einzelnen Jahren beteiligt waren betrachtet, werden die Unterschiede zwischen den einzelnen Apotheken deutlich. Während die Untergrenze von 2011 bis 2015 bei einem Kommentar pro Apotheke liegt, reicht die Obergrenze von 8 Kommentaren bis 44 Kommentaren in den einzelnen Jahren.

Die Ergebnisse werden in Abbildung 25 visualisiert. Für die Analyse der Beteiligung wurden jedoch nicht nur die Kommentare betrachtet, sondern auch die Anzahl der insgesamt dokumentierten Medikationschecks wurde näher untersucht.

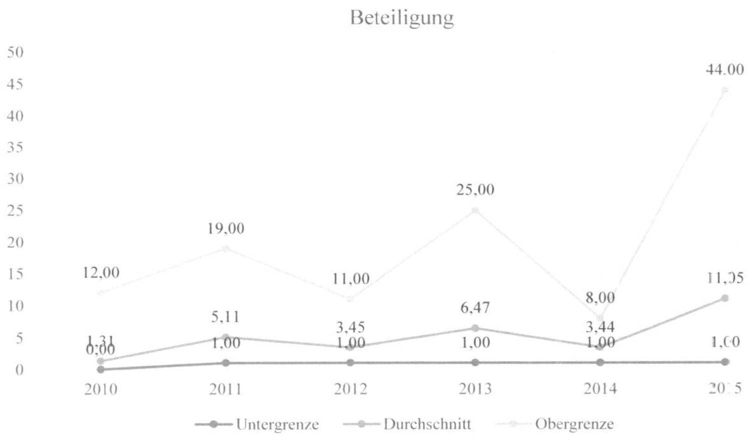

Abb. 25: Indikator für die Beteiligung über die einzelnen Jahre[538]

Die teilnehmenden Apotheken wurden unter Berücksichtigung der quantitativen Teilnahme drei Gruppen zugeordnet. Die Gruppe mit der höchsten Beteiligung von 50 und mehr Medikationsanalysen über den Zeitraum von 6 Jahren machte dabei einen Anteil von 53,50% aus, die Gruppe mit einer mittleren Beteiligung zwischen 20 und 49 Medikationsanalyse lag bei einem Anteil von 26,51% und die Gruppe mit der geringsten Beteiligung machte einen prozentualen Anteil von 19,99% aus.

Signifikante Unterschiede zwischen Apotheken mit einer höheren und einer niedrigeren Beteiligung bei der Dokumentation von Auffälligkeiten konnten festgestellt werden. Während die Medikationsanalysen, bei denen Auffälligkeiten fest-

[538] Quelle: Eigene Darstellung.

gestellt wurden, bei 52,21% von Apotheken mit der höchsten Beteiligung durchgeführt wurden, lag der entsprechende Anteil bei Personen, bei denen keine Auffälligkeiten festgestellt wurden, etwas höher bei 55,04%. Dies könnte tendenziell darauf hindeuten, dass weniger Auffälligkeiten in Apotheken mit höherer Beteiligung dokumentiert wurden.

Diese Tendenz setzte sich jedoch nur teilweise in Hinblick auf Apotheken mit einer geringeren Beteiligung fort. Von allen Medikationschecks, bei denen keine Auffälligkeiten festgestellt wurden, wurden 23,97% von Apotheken mit einer mittleren Beteiligung durchgeführt. In der Gruppe der Medikationschecks mit Auffälligkeiten lag dieser Anteil bei 28,65%. Der Anteil der Apotheken mit einer geringen Beteiligung lag bei den Medikationschecks, bei denen Auffälligkeiten festgestellt wurden bei 19,14%, bei den Medikationschecks, bei denen keine Auffälligkeiten dokumentiert wurden, bei 20,99%.

Die Identifikation von Auffälligkeiten innerhalb der drei Kategorien unterschiedlich starker Beteiligung der Apotheken wird in Abbildung 26 dargestellt.

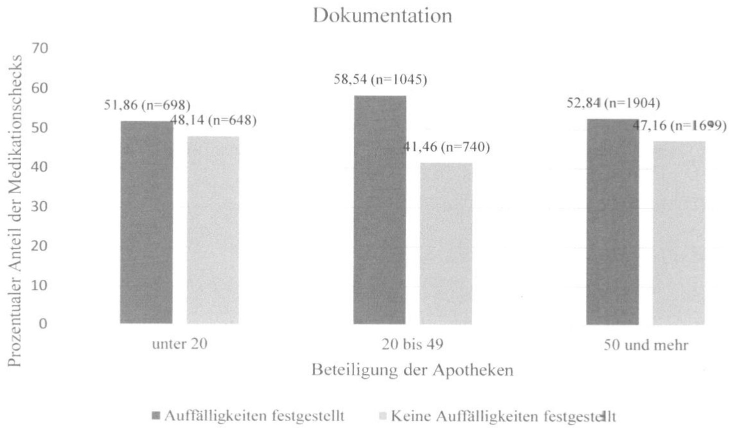

Abb. 26: Dokumentierte Auffälligkeiten innerhalb der Gruppen unterschiedlich stark beteiligter Apotheken[539]

In jeder der betrachteten Kategorien mit einer unterschiedlichen Beteiligung der Apotheken zeigte sich, dass der prozentuale Anteil der Medikationschecks mit dokumentierten Auffälligkeiten höher war, als der Anteil der Medikationschecks ohne Auffälligkeiten.

Bei einer näheren Betrachtung der Apotheken zeigt sich, dass in den Apotheken mit einer mittleren Beteiligung von 20 bis 49 im Aktionszeitraum dokumentierten und an die Krankenkasse übermittelten Medikationschecks der prozentuale Anteil der Medikationschecks mit festgestellten Auffälligkeiten tendenziell mit 58,54% (n=1.045) am höchsten war. Ein niedrigerer prozentualer Anteil zeigte sich mit 52,84% (n=1.904) in der Gruppe mit der höchsten Beteiligung von 50 oder mehr, der in den sechs Jahren dokumentierten Medikationschecks. Noch geringer war der Anteil der Medikationschecks mit festgestellten Auffälligkeiten in der Gruppe der Apotheken mit der geringsten Beteiligung von insgesamt weniger als 20 do-

[539] Quelle: Eigene Darstellung.

kumentierten Medikationschecks mit 51,86% (n=698). Die Unterschiede zwischen den Gruppen der Apotheken mit unterschiedlich hoher Beteiligung waren dabei statistisch signifikant ($p<0,001$).

6.4 Ökonomische Aspekte der Medikationschecks

6.4.1 Hintergrund und Zielsetzung

6.4.1.1 Erfassung der Arbeitsbelastung

International wurden zahlreiche Studien publiziert, in denen die Arbeitsbelastung in Apotheken näher untersucht wurde. In einer Studie von Lea et al. wurde eine systematische Literaturrecherche zur Arbeitsbelastung in Apotheken in Großbritannien durchgeführt. Hierbei wurden auch Methoden zur Erfassung der Arbeitsbelastung berücksichtigt. Beobachtungsstudien, aber auch Work-Sampling oder Arbeitsprotokolle wurden eingesetzt um die Arbeitsbelastung von Apothekern zu ermitteln. Diese wurden teilweise von den Apothekern selbst ausgefüllt.[540] Auch Mixed-Methods Ansätze wurden in diesem Zusammenhang verwendet. Zur Erfassung der Arbeitsbelastung kamen bei den im Rahmen der systematischen Literaturrecherche identifizierten Studien insbesondere die Methoden einer direkten Beobachtung, Work Sampling Methoden und Befragungen zum Einsatz.[541]

Eine Studie von Bond et al. umfasst eine postalische Umfrage und die qualitativen Ergebnisse von Fallstudien an fünf Standorten. Für die Standorte wurden Interviews und Fokusgruppen unter anderem mit Apothekern, Ärzten und Patienten durchgeführt. In der Apothekenumfrage wurden Fragen zur Arbeitsbelastung integriert. Ein Erhebungsinstrument zur Erfassung der Arbeit wurde entwickelt und an die teilnehmenden Apotheker gesendet, um prospektiv eine detailliertere Analyse der Zeit, die Apotheker auf die unterschiedlichen Aktivitäten während eines durchschnittlichen Tages verwenden, zu ermöglichen.[542]

---

540 Vgl. Lea, V. M., Corlett, S. A., Rodgers, R. M. (2012), S. 261-263.
541 Vgl. Lea, V. M., Corlett, S. A., Rodgers, R. M. (2012), S. 264-266.
542 Vgl. Bond, C., Blenkinsopp, A., Inch, J., Celino, G., Gray, N. (2008), S. 4-6.

Beobachtungen wurden in den Studien von Savage von 1995[543] und von 1997[544] und Rutter et al. von 1999[545] eingesetzt. Eine Selbsteinschätzung wie die Apotheker ihre Zeit einteilen, wurde in einer 1998 von Rutter veröffentlichten Studie beschrieben.[546] Teilstrukturierte Interviews zur Analyse der Effekte gesteigerter Arbeitsbelastung auf Apotheker wurden bei Gidman et al. eingesetzt.[547]

Eine qualitative Studie von Latif, Pollock und Boardman zu Medicines Use Reviews in UK beinhaltete Beobachtungen in zwei Apotheken und Interviews mit dem Apothekenpersonal. Die Beobachtungen erfolgten in jeder Apotheke über einen Zeitraum von 5 Wochen und es wurden Aufzeichnungen zu allen Aktivitäten, zum Arbeitsumfeld, den Gesprächen mit den Patienten und allen Aktivitäten die in Verbindung zu MURs stehen, erstellt. Beobachtungsmethoden wurden eingesetzt. Eine Kombination aus direkten Beobachtungen durch den Forscher und Interviews führte zu einem wirksamen Ansatz, um die Komplexität der Sichtweise der Befragten zu erfassen. Die Apotheker wurden dazu aufgefordert Patienten für MURs zu identifizieren und ihnen die Leistungen im Rahmen ihrer üblichen Tätigkeit anzubieten. Nach den Beobachtungen wurden die Apotheker befragt um ihre Wahrnehmungen der MURs zu erfassen. Die Interviews wurden durchgeführt, um die Beobachtungsdaten abzuklären und zu erweitern. Eine genaue Zeiterfassung fand jedoch nicht statt.[548]

Eine weitere Übersichtsarbeit zu Methoden für die Erfassung der Arbeitsvorgänge in Apotheken wurde von Rutter et al. 1998 veröffentlicht.[549] Hierbei wurden unterschiedliche Methoden zur Messung der Arbeit in Apotheken identifiziert und bewertet. Als eine Methode, die besondere Relevanz für die vorliegende empirische Erhebung hat, wurde die subjektive Evaluation aufgezeigt. Hierfür wird die Arbeit in die elementaren Bestandteile aufgeschlüsselt und in einzelne Aufgaben unterteilt. Die Teilnehmer schätzen dann wie viel Zeit sie für die Durchführung

543 Vgl. Savage, I. (1995).
544 Vgl. Savage, I. (1997).
545 Vgl. Rutter, P. M., Hunt, A. J., Darracott, R., Jones I. F. (1999).
546 Vgl. Rutter, P. M., Hunt, A.J., Darracott, R., Jones, I. F. (1998).
547 Vgl. Gidman, W. (2011).
548 Vgl. Latif, A., Pollock, K., Boardman, H.F. (2011), S. 337.
549 Vgl. Rutter, P. M., Brown, D., Jones, I. F. (1998), S. 46.

der einzelnen Aufgaben benötigt haben. Die Datensammlung kann dabei über jeden beliebigen Zeitraum erfolgen. Die auf diese Art gewonnen Ergebnisse können als Ausgangspunkt für weitere Forschung dienen und wurden auch bereits im Apothekenbereich eingesetzt. Eine weitere Methode, die im Rahmen der Studie von Rutter et al. identifiziert werden konnte, war die Selbsteinschätzung mit einer kontinuierlichen Dokumentation des Zeitbedarfs durch die Teilnehmer in Protokollen oder Tagebüchern, anstelle von Einschätzungen wie die Zeit eingesetzt wurde. Voraussetzung hierfür ist die Kenntnis aller Aktivitäten im Rahmen der Tätigkeit der Teilnehmer.[550] In der Studie wurden weitere Methoden, wie die Verwendung von Produktivitätsdaten, eine kontinuierliche Messung im Rahmen eines „Stoppuhr"-Verfahrens[551] oder Work Sampling Methoden beschrieben.[552]

Eine Work Sampling Technik wurde bei Bell et al. eingesetzt.[553] In einer von McCann, Hughes und Adair 2010 veröffentlichten Work Sampling Studie wurde das in der Studie von Bell entwickelte Klassifikationssystem um alle Aktivitäten zu definieren, die von Apothekern potenziell durchgeführt werden, genutzt.[554] In der Erhebung von Bell et al. wurde der Arbeitstag der beteiligten Apotheker beobachtet und die Aktivitäten des Apothekers wurden im Rahmen eines normalen Arbeitstages erfasst.[555] Eine weitere Studie, die eine Work Sampling Technik zu der Frage, wie Apotheker ihre Zeit einsetzten, verwendet, wurde von McCann et al. veröffentlicht.[556]

In einer Studie von Ampt et al. in Australien werden Work Sampling Techniken durch Selbsteinschätzung und Beobachtung zur Erfassung des Zeitbedarfs verglichen. Bei Work Sampling Techniken werden Aufzeichnungen zu den Aktivitäten gemacht, die von den Arbeitnehmern selbst während der Durchführung erstellt

550 Vgl. Rutter, P. M., Brown, D., Jones, I. F. (1998), S. 46- 47.
551 Vgl. Rutter, P. M., Brown, D., Jones, I. F. (1998), S. 48.
552 Vgl. Rutter, P. M., Brown, D., Jones, I. F. (1998), S. 50.
553 Vgl. Bell, H., McElnay, J. C., Hughes, C. M. (1999).
554 Vgl. McCann, L., Hughes, C. M., Adair, C. G. (2010), S. 573.
555 Vgl. Bell, H., McElnay, J. C., Hughes, C. M. (1999), S. 211.
556 Vgl. McCann, L., Hughes, C. M., Adair, C. G. (2010).

werden oder mittels Beobachtung. Hier erfolgen die Aufzeichnungen zu den Aktivitäten durch einen Forscher.[557] Erfahrungen zu den Aufzeichnungen durch die Teilnehmer an der Studie zeigen, dass diese Technik mit unvollständigen Daten einhergehen kann, da es als aufwändig eingeschätzt wird zusätzliche Aufzeichnungen im Arbeitsalltag durchzuführen.[558]

In einer Studie von Finkler et al. werden die Ergebnisse von Time- and Motion Techniken und Work Sampling-Methoden gegenübergestellt. Im Rahmen eines Work Sampling werden Daten zu bestimmten Zeitintervallen erfasst. Auch Protokolle, in denen der Teilnehmer selbst Aufzeichnungen zu seiner Tätigkeit erstellt, werden eingesetzt. Im Gegensatz zu den Work Sampling Methoden werden im Rahmen von Time and Motion Studien Beobachter eingesetzt, die exakte Aufzeichnungen dazu erstellen, wie viel Zeit für jede Aufgabe aufgewendet wird. Diese Methode ist daher wesentlich arbeitsintensiver als andere Ansätze. Die Beobachter müssen den Teilnehmern dabei kontinuierlich über einen längeren Zeitraum folgen.[559]

6.4.1.2 Schätzung von Kosten

In einer für Deutschland veröffentlichten Studie von Fiß et al. erfolgt ebenfalls eine Kostenschätzung für die Umsetzung eines Medikamentenreviews. Ausgangspunkt der Erhebung waren fehlende Studien zu Kosten einer Erfassung von arzneimittelbezogenen Problemen im häuslichen Umfeld für Deutschland. Das Ziel der Studie war es, einen Beitrag in Hinblick auf die Frage leisten, ob Medikationsreviews in die Regelversorgung übernommen werden sollten. Hierbei wurde der Zeitbedarf einer umfassenden Anamnese der Medikation im häuslichen Umfeld und einer pharmazeutischen und medizinischen Evaluation der Therapie ermittelt. Zusätzlich wurden die Kosten, die mit der Durchführung einer umfassenden Anamnese der Medikation verbunden sind, erfasst.[560]

---

557 Vgl. Ampt, A., Westbrook, J., Creswick, N., Mallock, N. (2007), S. 19.
558 Vgl. Ampt, A., Westbrook, J., Creswick, N., Mallock, N. (2007), S. 21.
559 Vgl. Finkler, S., Knickman, J.R., Hendrickson, G., Lipkin, M., Thompson, W. G. (1993), S. 578.
560 Vgl. Fiß, T., Schaefer, M., van den Berg, N., Hoffmann, W. (2012), S. 323.

Der Zeitbedarf bei der Erhebung von Daten durch die AGnEs-Fachkräfte wurde automatisiert erfasst. Die Erfassung wurde über die in der Dokumentation eingesetzte Software realisiert. Die einzelnen Schritte der Anamnese zu den Medikamenten umfassten die Datenerhebung im häuslichen Umfeld durch die AGnES Fachkraft, mit einer Befragung zu potenziellen arzneimittelbezogenen Problemen und der Erfassung der Medikation. Die Apotheker führten in einem weiteren Schritt eine pharmazeutische Bewertung durch und überprüften die Arzneimitteltherapie hinsichtlich Wechselwirkungen zwischen den Arzneimitteln. Ein weiterer Prozessschritt war eine ärztliche Bewertung, die durch den Hausarzt erfolgte. Die von den beteiligten Apothekern und Ärzten ausgefüllten Dokumentationsunterlagen wurden von AGnES-Fachkräften in der Dokumentationssoftware eingegeben. Der Zeitbedarf für die pharmazeutische und ärztliche Bewertung wurde von den beteiligten Apothekern und Ärzten im Rahmen eines Selbstberichts auf dem Dokumentationsbogen erfasst. Der Zeitbedarf für die Eingabe der Dokumentationsbögen wurde automatisiert aufgezeichnet. Die Intervention und die damit verbundenen Gespräche von Ärzten und Apothekern mit den Patienten wurden dabei nicht dokumentiert. Auch die Rahmenfaktoren, wie Fahrtzeiten und der Zeitbedarf für weitere Gespräche wie die Begrüßung wurden nicht dokumentiert. Eine Modellierung wurde durchgeführt, um die Kosten eines Medikationsreviews zu schätzen. Bei der Schätzung wurden die durchschnittlichen Vorsteuereinkommen von Apothekern und Ärzten herangezogen und die Brutto-Stundenlöhne für niedergelassene Hausärzte und Apotheker wurden bestimmt.[561]

6.4.2 Methoden

6.4.2.1 Ermittlung des Zeitbedarfs und Auswahl der Stichprobe

In der vorliegenden empirischen Erhebung begleitend zum Programm der AOK wurde ein Ansatz mit einer direkten Beobachtung und einer teilstrukturierten Befragung gewählt. Wie in der Studie von Latif et al. wurden die Beobachtungen in

[561] Vgl. Fiß, T., Schaefer, M., van den Berg, N., Hoffmann, W. (2012), S. 323.

den Apotheken durch Interviews mit den Apothekern und dem Apothekenpersonal ergänzt, um die Beobachtungsdaten näher erklären und erweitern zu können.[562]

Im Vorfeld der empirischen Erhebung wurde noch keine wissenschaftliche Erhebung zum Zeitbedarf der Apotheker für die Durchführung der Medikationschecks im Rahmen der Aktion „Arzneimittel sicher einnehmen" durchgeführt. Die Kenntnis aller Aktivitäten im Rahmen der Tätigkeit der Apotheker wäre eine wesentliche Voraussetzung für eine Selbsteinschätzung mit einer kontinuierlichen Dokumentation des Zeitbedarfs durch die Apotheker in Protokollen oder Tagebüchern.[563] Daher wurde eine direkte Beobachtung und Befragung einer Selbsteinschätzung mit einer kontinuierlichen Dokumentation in Studienprotokollen durch die Apotheker vorgezogen, da die wesentlichen Arbeitsschritte zunächst identifiziert werden mussten. Basierend auf den identifizierten Schritten aus der empirischen Erhebung wäre jedoch eine kontinuierliche Dokumentation in Studienprotokollen durch die Apotheker denkbar.

In Hinblick auf die Sample-Größe wurden in der Studie von Savage von 1995 4 Apotheker[564] und in der Studie von 1997 15 Apotheker[565] bei der Auswertung der Beobachtungen einbezogen. In der Studie von Rutter aus dem Jahr 1999 waren es 5 Apotheken. In der Studie von Rutter wurden im Rahmen der Selbstevaluation mit 1.084 verwendbaren Rückläufen deutlich mehr Apotheker in die Studie einbezogen.[566]

Auch bei den Work Sampling Techniken wurden im Rahmen der bei Lea et al. identifizierten Studien[567] mehr Apotheken als bei den Beobachtungen eingesetzt.

---

562 Vgl. Latif, A., Pollock, K., Boardman, H. F. (2011), S. 337.
563 Vgl. Rutter, P. M., Brown, D., Jones, I. F. (1998), S. 47.
564 Vgl. Savage, I. (1995).
565 Vgl. Savage, I. (1997).
566 Vgl. Rutter, P. M., Hunt, A. J., Darracott, R., Jones I. F. (1999).
567 Vgl. Lea, V. M., Corlett, S. A., Rodgers, R. M. (2012), S. 264.

In den Studien von Bell et al.[568] und McCann et al.[569] waren dies 30 Apotheken. Bei der Befragung von Gidman wurden 30 Apothekerinnen befragt.[570]

Im Rahmen der Apothekenbefragung wurden die Standorte mit einer hohen quantitativen Beteiligung über die 6 Jahre hinweg ausgewählt. Die Teilnehmer wurden vorab telefonisch kontaktiert und über die Studienziele informiert. Zudem wurde eine schriftliche Einverständniserklärung der Teilnehmer eingeholt. Eine Stichprobe von insgesamt 6 Apotheken wurde gewählt. Hierbei wurden drei Apotheken aus der Kategorie der Großstadtapotheken, zwei Apotheken aus der Kategorie Mittelstadtapotheken und eine Landapotheke in die Subgruppenanalyse einbezogen.

Eine Überlegung hinsichtlich des Zeitbedarfs steht im Zusammenhang mit Lernkurveneffekten. Die Personalkosten der Leistungserbringung werden im Zeitablauf abnehmen, da das Apothekenpersonal effizienter bei der Leistungserbringung wird. Hierdurch können auch die Gesamtkosten für die Leistungserbringung reduziert werden. Daher sollte der benötigte Zeitbedarf in regelmäßigen Abständen ermittelt werden.[571] Daher werden für die Schätzung der Kosten Apotheken aus der Gruppe mit der höchsten quantitativen Beteiligung über die 6 Jahre hinweg ausgewählt, um eine möglichst realistische Einschätzung des tatsächlichen Zeitbedarfs zu erhalten.

Voraussetzung war daher, dass die beteiligten Apotheken Vertreter der Gruppe mit der höchsten Beteiligung von 50 und mehr dokumentierten Medikationschecks von 2010 bis einschließlich 2014 waren. Diese Voraussetzung war bei allen 6 Apotheken erfüllt. Von den ausgewählten 6 Apotheken wurden in der Apotheke mit der geringsten Beteiligung bis einschließlich 2014 insgesamt 69 Medikationschecks dokumentiert. Die Anzahl der insgesamt über die 6 Jahre im Rahmen der AOK Aktion dokumentierten Medikationschecks bewegte sich in einem Bereich von 73 bis 280 Medikationschecks. Im Durchschnitt wurden innerhalb

---

568 Vgl. Bell, H., McElnay, J. C., Hughes, C. M. (1999).
569 Vgl. McCann, L., Hughes, C. M., Adair, C. G. (2010).
570 Vgl. Gidman, W. (2011).
571 Vgl. Rupp, M. T. (2011), S. 59.

der betrachteten Gruppe 162,83 Medikationschecks über die 6 Jahre der AOK-Aktion hinweg dokumentiert.

6.4.2.2 Kalkulation von Dienstleistungen im Kontext von Überlegungen zur Preisbildung

Wenn ein Preis für die Leistung festgesetzt werden soll, aber auch wenn die Anbieter entscheiden müssen, ob sie einen bestimmten von den Krankenkassen vorgegebenen Preis akzeptieren, ist die Kenntnis der Kosten die Basis für eine fundierte Entscheidung.[572] Auch in Hinblick auf die Entscheidung ob die Apotheke Leistungen kostenlos oder ausschließlich gegen ein Entgelt anbieten, sind ökonomische Aspekte von Bedeutung.[573] Da für Apotheken die Kenntnis der Kosten wesentlich ist, wurde im Rahmen der empirischen Erhebung auch eine Schätzung von möglichen Kosten durchgeführt. Die Kosten der Leistungen werden in der Regel pro Patientenkontakt betrachtet.[574]

Bei Dienstleistungen im Apothekenbereich erfolgt typischerweise eine Teilkostenkalkulation, daher gehen nicht alle Kosten in die Preisbildung ein.[575] Die Gemeinkosten, wie die Kosten für die Räume oder EDV-Kosten, werden dabei in der Regel nicht in der Preisbildung berücksichtigt. Die direkt zurechenbaren Einzelkosten werden für die Preisbildung herangezogen. Hierzu zählen die Personalkosten, diese umfassen die direkt unter Berücksichtigung der für die Leistung benötigten Zeit ermittelten Lohn- und Lohnnebenkosten. Neben den Personalkosten sind weitere Kosten, wie Abschreibungen für die Anschaffung spezieller Software, Informationsmaterial, das den Kunden beispielsweise in Form eines Medikationsplanes mitgegeben wird, aber auch Kosten für die Werbung für die Leistung, wie Flyer oder Anzeigen in Zeitschriften für die Apotheken relevant.[576] Der Zeitbedarf für die Erbringung der Leistung für das Apothekenpersonal ist in der Regel jedoch der bedeutendste Beitrag zu den Kosten, die mit dem Angebot von

---

572 Vgl. Rupp, M. T. (2011), S. 57.
573 Vgl. Witte, A., Zur Mühlen, D. (2013), S. 87.
574 Vgl. Rupp, M. T. (2011), S. 57-58.
575 Vgl. Witte, A., Zur Mühlen, D. (2013), S. 87.
576 Vgl. Witte, A., Zur Mühlen, D. (2013), S. 88.

Leistungen wie Medikationsanalyse oder Medikationsmanagement verbunden sind.[577]

Die Leistungen sind in der Regel personalintensiv.[578] Im Rahmen der empirischen Erhebung erfolgt daher eine vereinfachende Betrachtung mit einem Fokus auf die Personalkosten, weitere Kosten werden in der empirischen Erhebung nicht berücksichtigt.

Im Gegensatz zu der von Fiß publizierten Studie sollen in der vorliegenden empirischen Erhebung die Kosten einer Erfassung von arzneimittelbezogenen Problemen nicht im häuslichen Umfeld der Patienten, sondern in der Apotheke näher untersucht werden. Für die Schätzung der Kosten wurde vergleichbar wie bei Fiß die Arbeitszeit, wie sie Bundesdurchschnitt vorliegt, zugrunde gelegt.[579] Da in der vorliegenden Arbeit der Fokus auf Modelle die ausschließlich von Apotheken und nicht von Ärzten angeboten werden, gelegt wird, werden auch nur diese Kosten für die Schätzung verwendet.

Die Zuordnung der Kosten erfolgt bei der Kalkulation von Dienstleistungen durch die Festlegung des Zeitbedarfs.[580] Die Ermittlung der Kosten ist gerade in diesem Bereich schwierig, daher ist es von Bedeutung diese möglichst korrekt zu erfassen. Die Kostenanalyse muss den gesamten Zeitbedarf, der üblicherweise erforderlich ist, um die Leistung zu erbringen, berücksichtigen. Dieser umfasst mehr als nur die Zeit, die der Apotheker für das Patientengespräch aufwendet. Hierzu zählen auch die Vor- und Nachbereitung der Leistung. Auch der Zeitbedarf für die Dokumentation und eine mögliche Rücksprache mit dem Arzt müssen daher erfasst werden. Dennoch ist zu beachten, dass die Zeit für die Vor- und Nachbereitung flexibler ist als die direkte Interaktion mit dem Patienten und daher auch dann erfolgen kann, wenn der Apotheker nicht anderweitig eingebunden ist. Ein wesentlicher Unterschied in den Kosten, die mit der Arzneimittelabgabe verbun-

577 Vgl. Rupp, M. T. (2011), S. 59.
578 Vgl. Witte, A., Zur Mühlen, D. (2013), S. 85.
579 Vgl. Fiß, T., Schaefer, M., van den Berg, N., Hoffmann, W. (2012), S. 323.
580 Vgl. Kotler, P., Shalowitz, J., Stevens, R. J. (2008), S. 327.

den sind, und den Kosten für die Erbringung von Leistungen wie einer Medikationsanalyse oder einem Medikationsmanagement liegt darin, dass bei der Arzneimittelabgabe die Personalkosten als fixe Kosten angesehen werden. Für die Betrachtung von Leistungen wie Medikationsanalyse oder Medikationsmanagement bietet sich hingegen die Betrachtung als variable Kosten an.[581]

Unterschiedliche Kostenszenarien werden betrachtet, um zu prüfen wie sich die Kosten verändern wenn Pharmazeutisch-Technische Assistenten (PTAs) statt dem Apotheker einzelne Schritte der Leistung durchführen.[582] Zudem wird der Frage nachgegangen, wie sich der benötigte Zeitbedarf verändert, wenn in der Apotheke bereits eine Medikationshistorie des Patienten vorliegt.

6.4.3 Durchführung der empirischen Erhebung

6.4.3.1 Erhebung der Daten

In der vorliegenden empirischen Erhebung begleitend zum Programm der AOK wurde ein Ansatz mit einer direkten Beobachtung an jeweils einem Tag im Rahmen des Aktionszeitraums und einer teilstrukturierten Befragung der an den Medikationschecks beteiligten Apotheker gewählt.

Hauptsächlich wurden hierbei die Apothekenleiter befragt, nur in einer Apotheke erfolgte die Befragung eines angestellten Apothekers. Zusätzlich konnten teilweise auch weitere, an den Medikationschecks beteiligte, angestellte approbierte Apothekenmitarbeiter befragt werden. Dabei wurden detaillierte Aufzeichnungen während und nach den Beobachtungen erstellt. Der Erhebungszeitraum erstreckte sich von Mai bis Juni 2015.

Hierbei wurden die einzelnen Schritte im Rahmen der Vorbereitung, die Schritte beim eigentlichen Patientenkontakt und die Schritte für die Nachbereitung und Dokumentation näher analysiert. Apothekencharakteristika wurden erfasst. Ein wesentlicher Schwerpunkt lag auch auf den im Rahmen der Prüfung von arzneimittelbezogenen Problemen eingesetzten EDV-Systemen.

---

581 Vgl. Rupp, M. T. (2011), S. 59.
582 Vgl. Rupp, M. T. (2011), S. 57.

6.4.3.2 Ergebnisse

6.4.3.2.1 Charakteristika der Apotheken und Ermittlung des Zeitbedarfs

Die Charakteristika der beteiligten Apotheken wurden erhoben und werden in Tabelle 38 aufgelistet.

Variable		**Häufigkeit (%)**
Lage der Apotheken	Landapotheken (unter 5.000 Einwohner)	16,67% (n=1)
	Kleinstadtapotheken (5.000 bis 20.000 Einwohner)	
	Mittelstadtapotheken (über 20.000 bis 100.000 Einwohner)	33,33% (n=2)
	Großstadtapotheken (über 100.000 Einwohner)	50,00% (n=3)
Anzahl der Mitarbeiter	1	
	2 – 4	16,67% (n=1)
	5 und mehr	83,33% (n=5)
Einsatz von EDV-Systemen zur Durchführung der Medikationschecks	Ja	100,00% (n=6)
	Nein	
Zukünftige Teilnahme	ja	66,67% (n=4)
	Unsicher	16,67% (n=1)
	nein	16,67% (n=1)

Tab. 38: Charakteristika der betrachteten Apotheken[583]

[583] Quelle: Eigene Darstellung.

Von den betrachteten Apotheken waren drei Apotheken in Großstädten angesiedelt, zwei Apotheken konnten der Kategorie der Mittelstadtapotheken zugeordnet werden und eine Landapotheke wurde in die Erhebung einbezogen. Der Großteil der teilnehmenden Apotheken (83,33%) beschäftigt 5 und mehr Mitarbeiter. Von allen Befragten wurden EDV-Systeme bei der Durchführung der Medikationschecks genutzt. Vorwiegend wurde hierbei die ABDA-Datenbank eingesetzt. Die von der ABDATA zur Verfügung gestellten Arzneimitteldaten werden von Software-Anbietern in die Warenwirtschafts- und Informationssysteme integriert.[584] Insgesamt geben 66,67% der teilnehmenden Apotheken an, dass sie auch zukünftig planen an der AOK-Aktion teilzunehmen. Auch die Praktikabilität der Unterlagen zur Dokumentation wird von allen sechs Apotheken positiv bewertet. Im Rahmen der Befragung wurden für die Durchführung eines Medikationschecks insgesamt 10 Arbeitsschritte, die in mindestens einer der beteiligten Apotheken durchgeführt wurden, identifiziert.

[584] Vgl. Werbe- und Vertriebsgesellschaft Deutscher Apotheker (2014).

	1	2		3		4		5	6
Information des Patienten zur Aktion						0,5 min	0,5 min	15-20 min	2 min
Eingabe der Medikamente, Einholen der Informationen, ob weitere Medikamente eingenommen werden, Erstellung der Medikamentenliste	5 min	0 min[a], bereits erstellt[a]	23 min[b]	2 min	2 min	2 min[c]	20 min[d]	5 min	2 min
Einholen von Zusatzinformationen zu den Patienten: Schwerpunktthemen	1 min			1-2 min	1-2 min				1-2 min
Analyse und Prüfung der Medikamentenliste	15-30 min	3min[a]	20 min[b]	0 min[c]	2 min[d]	1 min	1 min	30 min	15-30 min
Dokumentation	5 min	30 sek.	10 min	1 min	1 min	1-2 min	1-2 min	3 min	1 min
Entwicklung von Handlungsempfehlungen und Erstellung von Informationen für den Patienten	10 min	20 min oder mehr	20 min oder mehr	15 - 20 min	15 - 20 min			15 min	5-25 min
Konsultation von Kollegen		1 min	1 min			2-10 min[e]	2-10 min[e]	5-10 min[e]	10 min[e]

Rücksprache mit dem Arzt									10-15 min[e]
Besprechung der Hinweise zu den Medikamenten und zur Anwendung der Medikamente	10 min			0,5 min	0,5 min			20 min	5 min
Weiterleitung der Informationen an die AOK und Beantwortung von Rückfragen der AOK	1 min	1-2 min	1-2 min						
Gesamtzeit	54,50 min	26,00 min	75,50 min	22,50 min	24,50 min	11,00 min	29,00 min	98,00 min	71,50 min
	54,50 min	50,75 min		23,50 min		20,00 min		98,00 min	71,50 min

[a]Medplan vorhanden
[b]Kein Medplan vorhanden
[c]Mit Kundenkartei
[d]Keine Kundenkartei
[e]Nur in bestimmten Fällen
[f]Telefonische Befragung
[g]Einmalig

Tab. 39: Übersicht zu den identifizierten Arbeitsschritten (n=6)[585]

6.4.3.2.2 Schätzung von Personalkosten

Im Rahmen der Befragung wurde bei allen 6 Apotheken angegeben, dass die Medikationschecks von approbierten Apothekenmitarbeitern durchgeführt wurden, bei 5 Apotheken wurde angegeben, dass auch PTAs an der Durchführung beteiligt sind. Bei 4 Apotheken wurde angegeben, dass die Medikationsanalyse vom Apothekenleiter durchgeführt wird und bei 3 Apotheken das sie vom Filialleiter

[585] Quelle: Eigene Darstellung.

durchgeführt wird. Einen Überblick über das an der Durchführung der Medikationschecks beteiligte Personal gibt Tabelle 40.

Berufsgruppen	Anzahl der Apotheken
Apothekenleiter	4
Filialleiter	3
Approbierter Apothekenmitarbeiter	6
PTA	5

Tab. 40: Übersicht zu dem an der Durchführung beteiligten Personal (n=6)[586]

Daher werden in Hinblick auf die Kosten primär approbierte Apothekenmitarbeiter und Pharmazeutisch-Technische Assistenten betrachtet.

Eine wesentliche Voraussetzung zur Schätzung von Personalkosten ist eine genaue Festlegung von personellen Zuständigkeiten für die einzelnen Schritte. Obwohl das AOK-Modell eine eigene Leistung darstellt und daher nur eingeschränkt unter die Definitionen von ABDA[587] und Apothekenbetriebsordnung[588] fällt, werden diese in Hinblick auf eine größere Übertragbarkeit der Ergebnisse auf vergleichbare Leistungsangebote berücksichtigt. Die Apothekenbetriebsordnung gibt für das Medikationsmanagement und damit auch die Medikationsanalyse einen Rahmen vor. Die Medikationsanalyse selbst liegt dabei im Zuständigkeitsbereich des Apothekers. Diese wird als eine pharmazeutische Tätigkeit definiert, die über eine reine Beratung und Information in Verbindung mit der Arzneimittelabgabe deutlich hinausgeht. Das nichtapprobierte pharmazeutische Personal kann daher nach den Vorgaben der Apothekenbetriebsordnung nur bei einzelnen Arbeits-

586 Quelle: Eigene Darstellung.
587 Vgl. Bundesvereinigung Deutscher Apothekerverbände (2014b), S. 7.
588 Vgl. Verordnung über den Betrieb von Apotheken (2015), §1a, Abs. 3.

schritten eingesetzt werden, die nicht nach §3 Abs. 4 der Apothekenbetriebsordnung nur von Apothekern ausgeführt werden.[589] Nach der Apothekenbetriebsordnung muss für ein Medikationsmanagement nach §3 Abs. 4 der Apothekenbetriebsordnung die Bewertung der Analyse durch den Apotheker erfolgen. Auch die Beratung innerhalb des Medikationsmanagements ist die Aufgabe des Apothekers.[590] Der Einsatz von weiterem pharmazeutischem Personal könnte damit außerhalb dieser Prozessschritte erfolgen.[591]

Die Mitarbeitervergütung im Apothekenbereich orientiert sich insbesondere an der Qualifikation, den Jahren der Berufserfahrung und der Arbeitszeit.[592] Die Basis für die Kalkulation der Leistung stellt der Gehaltstarif für die jeweilige Berufsgruppe dar. Der Gehaltstarif von 2011 wurde als Rechengrundlage verwendet. Die Tarife für Apotheker, aber auch weiteres pharmazeutisches Personal wie PTAs werden darin erfasst.[593] Die Tarifverträge für das Apothekenwesen werden zwischen der Apothekengewerkschaft ADEXA und dem Arbeitgeberverband Deutscher Apotheken geschlossen.[594] Da die Medikationsanalyse primär von Apothekern durchgeführt werden soll, erfolgt die Schätzung zunächst auf Basis der Personalkosten je Minute für einen approbierten Apotheker zwischen dem 6. bis 10. Berufsjahr. Für die Kalkulation werden Personalkosten von 0,52 € je Minute angenommen.[595]

Für die Berechnung der durchschnittlichen Personalkosten für die einzelnen Arbeitsschritte wurde ein Mittelwert über alle fünf Apotheken gebildet. Bei drei der betrachteten Apotheken lag für einzelne Kunden ein Medikationsplan oder eine Kundendatei mit Informationen zu den Patienten vor. Hierbei war der Zeitbedarf für die Medikationsanalyse geringer. In diesen Fällen wurde für die Durchschnittsberechnung bei den Medikationschecks innerhalb der Apotheke der

---

589 Vgl. Bundesapothekerkammer (2014), S. 3.
590 Vgl. Verordnung über den Betrieb von Apotheken (2015), §3, Abs. 4.
591 Vgl. Bundesapothekerkammer (2014), S. 3.
592 Vgl. Witte, A., Zur Mühlen, D. (2013), S. 205.
593 Vgl. Witte, A., Zur Mühlen, D. (2013), S. 88.
594 Vgl. ADEXA (o.J.).
595 Vgl. Witte, A., Zur Mühlen, D. (2013), S. 88.

Durchschnittswert verwendet. Auch bei Zeitspannen wurde der Mittelwert berechnet und in die weitere Auswertung einbezogen.

Die Ergebnisse für die Schätzung von Personalkosten für die identifizierten Arbeitsschritte und den damit verbundenen, durchschnittlichen Zeitbedarf werden in Tabelle 41 dargestellt.

	Kategorien	**Arbeitsschritte**	**Durchschnittlich benötigte Zeit pro Kunden in Minuten**	**Personalkosten Approbierter (6. bis 10. Berufsjahr)[596]**
Kontakt mit Kunden	Patienteninformation	Information des Patienten zur Aktion	6,67 (n=3)	3,47 €
	Datensammlung und Eingabe der Medikamente	Eingabe der Medikamente, Einholen der Informationen, ob weitere Medikamente eingenommen werden, Erstellung der Medikamentenliste	6,08 (n=6)	3,16 €
		Einholen von Zusatzinformationen zu den Patienten: Schwerpunkthemen	1,33 (n=3)	0,69 €
	Erfassung und Dokumentation von Arzneimittelbezogenen Problemen	Analyse und Prüfung der Medikamentenliste	14,70 (n=6)	7,64 €
		Dokumentation	2,79 (n=6)	1,45 €

[596] Vgl. Witte, A., Zur Mühlen, D. (2013), S. 88.

	Erarbeitung von Lösungsvorschlägen	Entwicklung von Handlungsempfehlungen und Erstellung von Informationen für den Patienten	15,50 (n=5)	8,06 €
		Konsultation von Kollegen	6,13 (n=4)	3,19 €
	Arzt-/Patientengespräch	Rücksprache mit dem Arzt	12,50 (n=1)	6,50 €
		Besprechung der Hinweise zu den Medikamenten und zur Anwendung der Medikamente	8,88 (n=4)	4,62 €
Nachbereitung:		Weiterleitung der Informationen an die AOK und Beantwortung von Rückfragen der AOK	1,25 (n=2)	0,65 €

Tab. 41: Schätzung von Personalkosten für die identifizierten Arbeitsschritte (n=6)[597]

Dabei zeigt sich, dass im Rahmen der Zeitschätzung für alle genannten Arbeitsschritte der insgesamt größte Zeitbedarf auf Arbeitsschritte im Bereich der Erarbeitung von Lösungsvorschlägen und dem Arzt/Patientengespräch entfällt. Die Bereiche werden in Tabelle 42 dargestellt.

Im Rahmen der Beobachtung und Befragung zu den einzelnen Prozessschritten ergaben sich die in der Tabelle aufgelisteten Schritte, die von den Apotheken, zumindest teilweise durchgeführt werden. Hierbei wurden Unterschiede in Hinblick auf die verschiedenen Prozessabläufe in den einzelnen Apotheken deutlich.

597 Quelle: Eigene Darstellung.

		Benötigte Zeit in min	Personalkosten Approbierter (6. bis 10. Berufsjahr)[598]
Kontakt mit dem Patienten	Patienten-information	6,67 min	3,47 €
	Datensammlung und Eingabe der Medikamente	7,41	3,85 €
	Erfassung und Dokumentation von Arzneimittel-bezogenen Problemen	17,49	9,09 €
	Erarbeitung von Lösungs-vorschlägen	21,63	11,25 €
	Arzt-/Patienten-gespräch	21,38	11,12 €
Nachbereitung	Informationsweitergabe	1,25	0,65 €

Tab. 42: Darstellung der Arbeitsbereiche[599]

598 Vgl. Witte, A., Zur Mühlen, D. (2013), S. 88.
599 Quelle: Eigene Darstellung.

Die Bildung der Summe aus der durchschnittlichen Dauer der einzelnen Schritte über alle 6 Apotheken hinweg würde zu einer Überschätzung der tatsächlich benötigten Zeitdauer führen, da nicht alle Schritte auch von allen 6 betrachteten Apotheken durchgeführt wurden. Eine Schätzung der Gesamtdauer wird daher getrennt für die einzelnen Apotheken vorgenommen. Durchschnittlich dauerte die Durchführung eines Medikationschecks 53,04 Minuten. Die Spanne der durchschnittlich ermittelten Zeit für die in den jeweiligen Apotheken durchgeführten Schritte reichte von 11,00 Minuten bis 98,00 Minuten. Die geschätzten Personalkosten für einen Medikationscheck können damit in einem Bereich von 5,72 € bis 50,96 € liegen. Das Ergebnis ist jedoch vorsichtig zu interpretieren, da die Basis der Schätzung der empirisch erhobene Zeitbedarf ist. Bedingt durch die Methode der Datenerhebung bestehen hierbei Limitationen. Diese werden in Kapitel 7.2.2.3 diskutiert.

6.4.3.2.3 Betrachtung unterschiedlicher Kostenszenarien

Zunächst wird der Frage nachgegangen, wie sich der benötigte Zeitbedarf verändert, wenn in der Apotheke bereits eine Medikationshistorie des Patienten vorliegt. Anschließend wird geprüft, wie sich die Personalkosten verändern wenn Pharmazeutisch-Technische Assistenten statt dem Apotheker einzelne Schritte der Leistung durchführen.[600]

Hierfür wurde zunächst eine Subgruppenanalyse in drei Apotheken durchgeführt, die einen Medikationsplan oder eine Kundendatei führen, um zu ermitteln, wie sich die Kosten der Durchführung der Medikationsanalyse mit und ohne diese zusätzlichen Informationen unterscheiden. Die Ergebnisse werden in Tabelle 43 dargestellt.

---

600 Vgl. Rupp, M. T. (2011), S. 57.

		Durchschnittlicher Zeitbedarf der Durchführung mit Medikationsplan/Kundenkarte	Personalkosten Approbierter (6. bis 10. Berufsjahr)[601] mit Medikationsplan/Kundenkarte	Durchschnittlicher Zeitbedarf der Durchführung ohne Medikationsplan/Kundenkarte	Personalkosten Approbierter (6. bis 10. Berufsjahr)[602] ohne Medikationsplan/Kundenkarte
Patienteninformation	Information des Patienten zur Aktion	0,5 (n=1)	0,26 €	0,5 (n=1)	0,26 €
Datensammlung und Eingabe der Medikamente	Eingabe der Medikamente, Einholen der Informationen, ob weitere Medikamente eingenommen werden, Erstellung der Medikamentenliste	1,3333 (n=3)	0,69 €	15,00 (n=3)	7,80 €
	Einholen von Zusatzinformationen zu den Patienten: Schwerpunktthemen	1,5 (n=1)	0,78 €	1,5 (n=1)	0,78 €
Erfassung und Dokumentation von arzneimittelbezogenen Problemen	Analyse und Prüfung der Medikamentenliste	1,3333 (n=3)	0,69 €	7,67 (n=3)	3,99 €
	Dokumentation	1,00 (n=3)	0,52 €	4,17 (n=3)	2,17 €

[601] Vgl. Witte, A., Zur Mühlen, D. (2013), S. 88.
[602] Vgl. Witte, A., Zur Mühlen, D. (2013), S. 88.

Erarbeitung von Lösungsvorschlägen	Entwicklung von Handlungsempfehlungen und Erstellung von Informationen für den Patienten	18,75 (n=2)	9,75 €	18,75 (n=2)	9,75 €
	Konsultation von Kollegen	3,5 (n=2)	1,82 €	3,5 (n=2)	1,82 €
Arzt-/ Patientengespräch	Rücksprache mit dem Arzt				
	Besprechung der Hinweise zu den Medikamenten und zur Anwendung der Medikamente	0,5 (n=1)	0,26 €	0,5 (n=1)	0,26 €
Informationsweitergabe	Weiterleitung der Informationen an die AOK und Beantwortung von Rückfragen der AOK	1,5 (n=1)	0,78 €	1,5 (n=1)	0,78 €

Tab. 43: Schätzung von Personalkosten unter Berücksichtigung von Medikationsplan oder Kundenkarte (n=3)[603]

Bei einem Vergleich der Zeitdauer der einzelnen Schritte mit zusätzlichen Informationen zum Kunden durch Kundenkarte oder Medikationsplan und Kunden ohne diese zusätzlichen Informationen werden Unterschiede deutlich. Diese zeigen sich in Abbildung 27 insbesondere in den Schritten zur Datensammlung und Eingabe der Medikamente, aber auch der Erfassung und Dokumentation von arzneimittelbezogenen Problemen.

[603] Quelle: Eigene Darstellung.

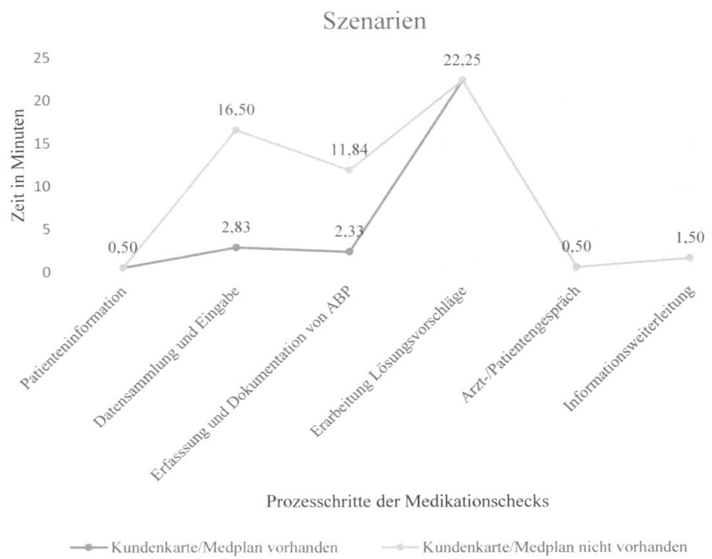

Abb. 27: Übersicht zu Szenarien unter Berücksichtigung von Kundenkarte oder Medikationsplan[604]

Die Relevanz dieser Ergebnisse wird insbesondere im Kontext des prozentualen Anteils der Stammkunden an den Personen, die eine Medikationsanalyse erhalten haben, deutlich. Der im Aktionszeitraum 2012 erfasste Anteil der Stammkunden lag bei 71,27%. Dennoch müssen die Ergebnisse vorsichtig interpretiert werden, da nicht davon ausgegangen werden kann, dass bei allen Stammkunden auch eine Medikationshistorie in der Apotheke vorliegt.

Für die Schätzung weiterer Kostenszenarien wird der Einsatz von pharmazeutischem Personal ohne Approbation, wie den Pharmazeutisch-Technischen Assistenten bei bestimmten Prozessschritten, wie der Datensammlung und Eingabe der Medikamente und der Weiterleitung der Informationen an die AOK betrachtet.

---

[604] Quelle: Eigene Darstellung.

Wenn die Durchführung dieser Prozessschritte nicht durch den approbierten Apotheker, sondern durch die auch im Rahmen der Befragung genannten Pharmazeutisch-Technischen Assistenten erfolgt, wären entsprechend geringere Personalkosten erforderlich.

Kategorien	**Arbeitsschritte**	**Durchschnittlich benötigte Zeit pro Kunden in Minuten**	**Personalkosten Approbierter (6. bis 10. Berufsjahr)**[605]	**Personalkosten PTA (6. Bis 8. Berufsjahr)**[606]
Datensammlung und Eingabe der Medikamente	Eingabe der Medikamente, Einholen der Informationen, ob weitere Medikamente eingenommen werden, Erstellung der Medikamentenliste	6,08 (n=6)	3,16 €	1,95 €
	Einholen von Zusatzinformationen zu den Patienten: Schwerpunkthemen	1,33 (n=3)	0,69 €	0,43 €
	Weiterleitung der Informationen an die AOK und Beantwortung von Rückfragen der AOK	1,25 (n=2)	0,65 €	0,40 €

Tab. 44: Personalkosten für Approbierte und Pharmazeutisch-Technische Assistenten bei einzelnen Arbeitsschritten[607]

Als Rechengrundlage werden die Personalkosten je Minute für Pharmazeutisch-Technische Assistenten zwischen dem 6. und 8. Berufsjahr, basierend auf dem

[605] Vgl. Witte, A., Zur Mühlen, D. (2013), S. 88.
[606] Vgl. Witte, A., Zur Mühlen, D. (2013), S. 88.
[607] Quelle: Eigene Darstellung.

Gehaltstarif von 2011 verwendet. Die für die Kalkulation der Dienstleistung eingesetzten Personalkosten liegen damit bei 0,32 € pro Minute für Pharmazeutisch-Technische Assistenten.[608] In Tabelle 44 werden die geschätzten Personalkosten der Approbierten und der Pharmazeutisch-Technischen Assistenten für die ausgewählten Arbeitsschritte gegenübergestellt.

Die Kostenszenarien die sich hieraus für die Durchführung der Medikationschecks ausschließlich durch die Apotheker (Szenario 1) und einem Kombinationsmodell mit Apothekern und Pharmazeutisch-Technischen Assistenten (Szenario 2) ergeben, werden in Abbildung 28 visualisiert.

[608] Vgl. Witte, A., Zur Mühlen, D. (2013), S. 88.

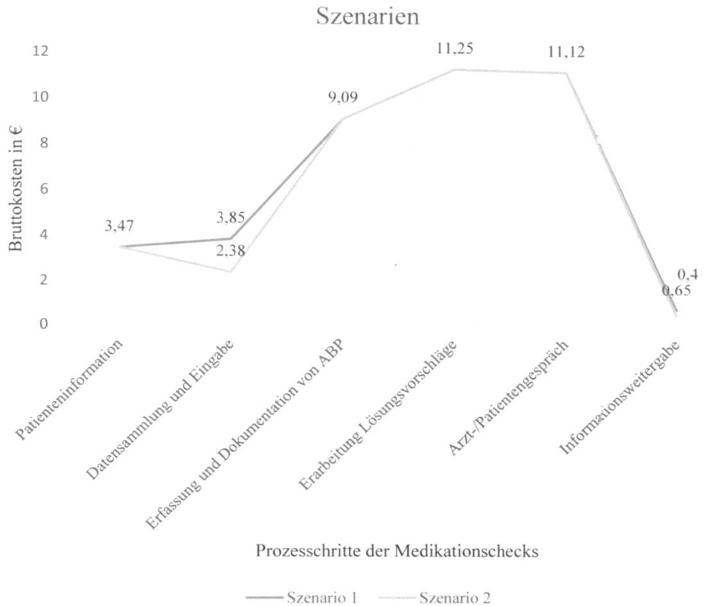

Abb. 28: Szenarien unter Berücksichtigung der Übernahme einzelner Arbeitsschritte durch PTAs[609]

[609] Quelle: Eigene Darstellung.

7 Diskussion der Ergebnisse

7.1 Einordnung empirischer Ergebnisse in den aktuellen Forschungsstand

7.1.1 Einordnung der Ergebnisse zu den Hürden der Implementierung der Medikationsanalyse

7.1.1.1 Hürden der Implementierung aus der Anbieterperspektive als Determinanten einer Beteiligung

Im Kontext internationaler Erfahrungen zu Hürden bei der Implementierung von vergleichbaren Modellen zeichneten sich im Vergleich der empirischen Ergebnisse zu Erfahrungen aus UK und den USA teilweise andere Tendenzen ab. Die Einordnung der Ergebnisse der empirischen Erhebung in die Ergebnisse der systematischen Literaturrecherche wird in Abbildung 29 visualisiert.

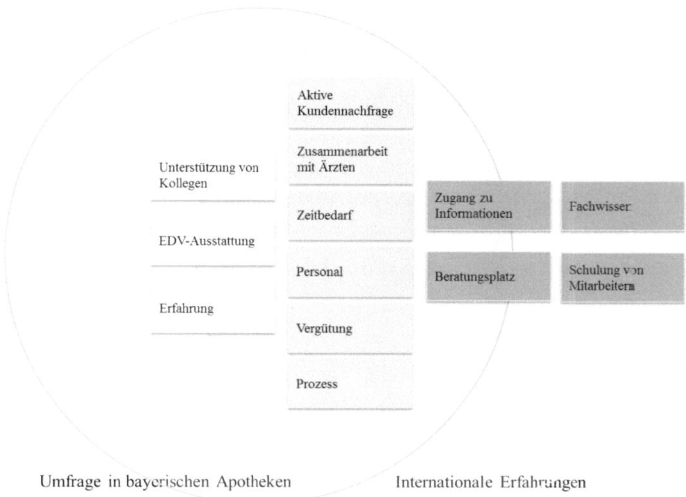

Abb. 29: Übersicht zu den bedeutendsten von Apothekern wahrgenommenen Hürden[610]

[610] Quelle: Eigene Darstellung.

Zahlreiche der in internationalen Studien für ähnliche Programme beschriebenen Hürden, wie ein geeigneter Beratungsplatz oder das nötige Fachwissen bzw. die Schulung der Mitarbeiter,[611] werden von bayerischen Apothekern nicht als Hürden für eine Medikationsanalyse wahrgenommen.

In der Befragung stimmten ca. 65% der Befragten der Aussage zu, dass sie das erforderliche Fachwissen haben, um eine Medikationsanalyse anzubieten. Die Apotheker schätzen in der Umfrage die eigene Fachkenntnis und Erfahrung zur Durchführung einer Medikationsanalyse daher positiv ein. Schwieriger kann dies jedoch bei einer Erweiterung einer Medikationsanalyse hin zu einer komplexeren Intervention sein. In der Studie von Rose et al. wird darauf hingewiesen, dass Apotheker für eine komplexere Intervention, wie sie bei einem MTM vorliegt, in den Bereichen klinische Pharmazie und Pharmakologie spezialisiert sein sollten. Unverzichtbar sind nach der Studie von Rose et al. daher therapeutisches Wissen und wissenschaftliche Erfahrung, um an komplexeren Interventionen wie sie in der Studie evaluiert werden, beteiligt zu sein.[612]

Auch der Zugang zu den notwendigen Informationen, wie er von Wang et al. und Lounsbery et al. genannt wird, stellt aus Apothekersicht keine Hürde dar.[613,614]

Die im Rahmen der systematischen Literaturrecherche aus internationalen Erfahrungen identifizierten, zentralen Hürden Zeitbedarf[615,616,617,618,619,620] und personelle Fragen[621,622,623,624] werden hingegen auch von bayerischen Apothekern genannt. Auch weitere zentrale Hürden aus internationalen Erfahrungen hinsichtlich

---

611 Vgl. Moczygemba, L. R., Barner, J. C., Roberson, K. (2006), S. 42.
612 Vgl. Rose, O., Schaffert, C., Czarnecki, K., Mennemann, H. S., Waltering, I., Haamacher, S., Felsch, M., Herich, L., Käberlein, J. (2015), S. 10.
613 Vgl. Wang J., Hong, S. H., Meng S., Brown L. M. (2011), S. 388.
614 Vgl. Lounsbery J. L., Green C. G., Bennett, M. S., Pedersen, C. A. (2009), S. 55.
615 Vgl. Latif, A., Boardman, H. (2008), S. 539.
616 Vgl. MacIntosh, C., Weiser, C., Wassimi, A., Reddick, J., Scovis, N., Guy, M., Boesen, K. (2009), S. 29.
617 Vgl. Wang J., Hong, S. H., Meng S., Brown L. M. (2011), S. 388.
618 Vgl. Law, A. V., Okamoto, M. P., Brock, K. (2009), S. 378.
619 Vgl. Moczygemba, L. R., Barner, J. C., Roberson, K. (2006), S. 42.
620 Vgl. Schommer, J. C., Planas, L. G., Johnson, K. A., Doucette, W. R. (2008a), S. 360.
621 Vgl. Latif, A., Boardman, H. (2008), S. 539.
622 Vgl. Law, A. V., Okamoto, M. P., Brock, K. (2009), S. 378.
623 Vgl. Lounsbery J. L., Green C. G., Bennett, M. S., Pedersen, C. A. (2009), S. 55.
624 Vgl. Schommer, J. C., Planas, L. G., Johnson, K. A., Doucette, W. R. (2008a), S. 360.

der Honorierung der Leistungen[625,626,627,628,629,630,631] und einer fehlenden Patiennachfrage[632,633] zeichneten sich in den Ergebnissen der systematischen Literaturrecherche und auch der empirischen Erhebung ab.

Auch Bedenken hinsichtlich einer fehlenden Standardisierung, wie sie auch von Law et al. angeführt werden[634], wurden von den bayerischen Apothekern als Hürde genannt.

Auch die Erfahrung und eine Unterstützung durch das gesamte Apothekenpersonal wurden in der Literatur als wichtig für die Durchführung der Leistungen beschrieben.[635] Dies zeigte sich auch in den Ergebnissen aus der empirischen Befragung.

Zudem konnte die Zusammenarbeit mit Ärzten als ein möglicher Problembereich für die Implementierung identifiziert werden. Dieser zeichnete sich sowohl in internationalen Studien[636,637,638,639] als auch in der empirischen Erhebung ab Auch in weiteren, in Deutschland durchgeführten Studien wird angeführt, dass bei der Zusammenarbeit von Ärzten und Apothekern noch Schwachstellen für die Implementierung pharmazeutischer Dienstleistungen erkennbar sind. So führen Rose et al. an, dass Programme wie das MTM den teilnehmenden Ärzten weitgehend unbekannt waren. Dies kann eine Barriere für die Ärzte sein, den örtlichen Apotheken den Zugang zu ihren Daten zu ermöglichen.[640]

---

625 Vgl. Latif, A., Boardman, H. (2008), S. 539.
626 Vgl. Wells, K. M., Thornley, T., Boyd, M. J., Boardman, H. F. (2014), S. 66.
627 Vgl. Wang J., Hong, S. H., Meng S., Brown L. M. (2011), S. 388.
628 Vgl. Law, A. V., Okamoto, M. P., Brock, K. (2009), S. 378.
629 Vgl. Lounsbery J. L., Green C. G., Bennett, M. S., Pedersen, C. A. (2009), S. 55.
630 Vgl. Moczygemba, L. R., Barner, J. C., Roberson, K. (2006), S. 42.
631 Vgl. Schommer, J. C., Planas, L. G., Johnson, K. A., Doucette, W. R. (2008a), S. 360.
632 Vgl. Wang J., Hong, S. H., Meng S., Brown L. M. (2011), S. 388.
633 Vgl. Law, A. V., Okamoto, M. P., Brock, K. (2009), S. 378.
634 Vgl. Law, A. V., Okamoto, M. P., Brock, K. (2009), S. 378.
635 Vgl. Harding, G., Wilcock, M. (2010), S. 383.
636 Vgl. Latif, A., Boardman, H. (2008), S. 539.
637 Vgl. Wells, K. M., Thornley, T., Boyd, M. J., Boardman, H. F. (2014), S. 65.
638 Vgl. Law, A. V., Okamoto, M. P., Brock, K. (2009), S. 378.
639 Vgl. Blake, K. B., Madhavan, S. S. (2010), S. 427.
640 Vgl. Rose, O., Schaffert, C., Czarnecki, K., Mennemann, H. S., Waltering, I., Haamacher, S., Felsch, M., Herich, L., Käberlein, J. (2015), S. 9-10.

Eine Analyse der Einschätzung, aus welchen Gründen in den Apotheken bisher noch keine Medikationsanalyse angeboten wird, zeigt, dass insbesondere eine fehlende Patientennachfrage, der Zeitbedarf und eine fehlende Vergütung einer Implementierung der Leistung im Wege stehen. Im Hinblick auf eine angemessene Vergütung präferierten die Apotheker in der empirischen Erhebung ein Modell das einen Pauschalbetrag für den Patientenbesuch vorsieht. Hierbei wurde eine Vergütung von 45 bis 60 Euro präferiert. In Hinblick auf die Vergütung wurde von 44,8% der Befragten in der Studie von Law et al. eine Vergütung nach Minuten pro Patient gegenüber einer Vergütung nach Patientenbesuch präferiert. Für die zweite Form der Vergütung nach Patientenbesuch sprachen sich 41,2% aus. Dabei bewegte sich die Höhe der Vergütung in einem Bereich von 1 bis 10 $ pro Minute mit dem Patienten oder 10 bis 100 $ pro Besuch des Patienten.[641]

Als ein weiterer Faktor konnte identifiziert werden, dass die Apotheker bereits einzelne Komponenten der Medikationsanalyse im Rahmen ihrer täglichen Apothekenpraxis durchführen. Insbesondere für Stammkunden werden einzelne Komponenten bereits in den Apothekenalltag integriert und angeboten. Vergleichbare Herausforderungen konnten ebenfalls in den USA und für Europa gezeigt werden. Auch für die Implementierung von Medication Reviews in Europa konnte gezeigt werden, dass Leistungen wie Interaktionschecks in einigen Ländern routinemäßig durchgeführt werden.[642] Problematisch für eine erfolgreiche Implementierung kann dies insbesondere dann werden, wenn es um die Kommunikation der Leistungen geht. Hierbei zeigen Apothekerbefragungen aus den USA, dass einzelne Apotheken eine passive Haltung bei der Kommunikation einnehmen, da Leistungen teilweise von den Apothekern nur als ein Bestandteil der regulären Versorgung angeboten werden.[643]

Vor allem in Hinblick auf die Diskussion möglicher Hürden im Kontext internationaler Erfahrungen ist auch der Zeitpunkt der Untersuchung relevant. Von den

---

641 Vgl. Law, A. V., Okamoto, M. P., Brock, K. (2009), S. 378.

642 Vgl. Bulajeva, A., Labberton, L., Leikola, S., Phjanoksa-Mäntylä, M., Geurts, M. M. E., de Gier, J. J., Airaksinen, M. (2014), S. 738.

643 Vgl. Schommer, J. C., Planas, L. G., Johnson, K. A., Doucette, W. R. (2008a), S. 361.

Apothekern wahrgenommene Hürden können sich im Zeitablauf des Implementierungsprozesses verändern. Die Studie von Latif wurde durchgeführt, als die Leistung in UK noch relativ neu war und daher nur wenig über die Einstellungen von Apothekern zu dieser Leistung bekannt war.[644] Auch die Studie von Law et al. wurde zu einem frühen Zeitpunkt des Implementierungsprozesses von MTM-Leistungen in den USA durchgeführt und dient damit als Grundlage für weitere Studien, die wahrgenommene Hürden und die Implementierung von MTM-Leistungen untersuchen.[645] Im gleichen Jahr wie die Studie von Law, und damit ebenfalls in einem frühen Stadium des Implementierungsprozesses von MTM-Leistungen wurde eine Studie von Lounsbery zu den wahrgenommenen Barrieren der Implementierung veröffentlicht.[646] Auch die empirische Umfrage in Zusammenarbeit mit der Bayerischen Landesapothekerkammer kann als eine erste Orientierung zu den Implementierungsprozessen von Medikationsanalyse und Medikationsmanagement in deutschen Apotheken dienen. Dennoch müssen weitere Studien im Implementierungsprozess durchgeführt werden.

In der Studie von Lounsbery wird darauf hingewiesen, dass die Identifikation von tatsächlichen und wahrgenommenen Barrieren bei der Implementierung von MTM-Leistungen eine entscheidende Bedeutung in der Unterstützung der Ausweitung pharmazeutischer Dienstleistungen zukommt. Insbesondere ein tieferes Verständnis der Wahrnehmung durch die Apotheker ist dabei relevant.[647] Hieraus ergeben sich Ansatzpunkte, um eine Implementierung der Medikationsanalyse durch eine gezielte Unterstützung der Apotheker in Hinblick auf die wahrgenommenen Barrieren, wie beispielsweise die Vergütung, die Zusammenarbeit mit den Ärzten oder eine aktive Kundennachfrage, zu unterstützen.

7.1.1.2 Hürden einer Implementierung aus der Patientenperspektive als Determinanten der Nachfrage

Barrieren, die sich aus der qualitativen Patientenbefragung ergeben, sind unter anderem ein fehlender wahrgenommener Bedarf, da die Befragten angaben mit ihrer

644 Vgl. Latif, A., Boardman, H. (2008), S. 537.
645 Vgl. Law, A. V., Okamoto, M. P., Brock, K. (2009), S. 380.
646 Vgl. Lounsbery J. L., Green C. G., Bennett, M. S., Pedersen, C. A. (2009), S. 52.
647 Vgl. Lounsbery J. L., Green C. G., Bennett, M. S., Pedersen, C. A. (2009), S. 58.

derzeitigen Arzneimitteltherapie zufrieden zu sein und damit keinen direkten Handlungsbedarf sehen. Zudem wurden auch Bedenken hinsichtlich der Arzt-Patienten-Beziehung und der Privatsphäre geäußert. Auch kommerzielle Interessen die im Zusammenhang mit dem Umfeld, in dem Apotheken agieren vermutet werden, zeichnen sich als eine mögliche Hürde ab, durch die eine Teilnahme verhindert werden kann. Zudem wurde bei einzelnen Teilnehmern angegeben, dass diese nicht zu viele Informationen zu möglichen Nebenwirkungen wünschen oder keine Medikationsanalyse von einem unbekannten Apotheker in Anspruch nehmen möchten. Auch Kosten wurden als Hürde identifiziert.

Auch in internationalen Studien werden fünf zentrale Hürden deutlich. Hierzu zählen eine fehlende Nachfrage, Bedenken in Hinblick auf die Arzt-Patientenbeziehung, die Privatsphäre, fehlende Informationen zum Programm und Kosten. Auch weitere Hürden wurden vereinzelt beschrieben. Einen Überblick zu den in der empirischen Befragung und in internationelen Publikationen identifizierten Hürden gibt Abbildung 30.

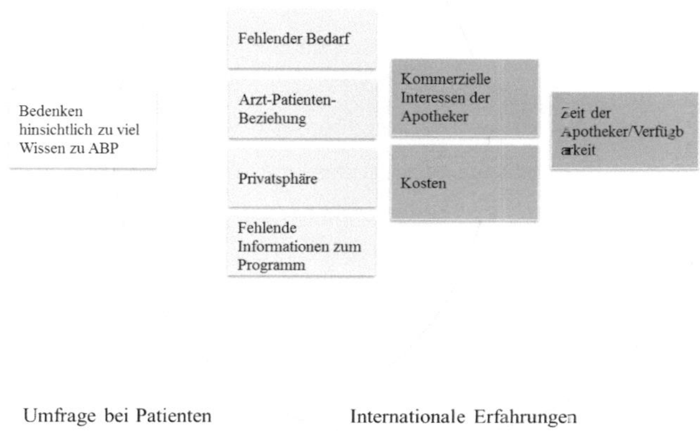

Abb. 30: Übersicht zu den bedeutendsten von Patienten wahrgenommenen Hürden[648]

Eine wesentliche Hürde ist hier, wie auch in der vorliegenden Befragung, eine fehlende Nachfrage auf Patientenseite. Auch in der Studie von White wird von einigen Befragten die Ansicht vertreten, dass sie kein HMR benötigen. Bei den Befragten wurde deutlich, dass sie davon ausgehen, dass sie über genügend Wissen zu ihren Medikamenten verfügen.[649] Auch in der Studie von Lauffenberger wurde der Bedarf für eine solche zusätzliche Unterstützung bei ihrer Medikation auf Patientenseite nicht immer wahrgenommen.[650] Zudem konnten Carter et al. zeigen, dass Bedenken hinsichtlich Arzneimitteln und damit auch die Motivation an einem HMR teilzunehmen am geringsten bei älteren Teilnehmern waren. Diese haben jedoch ein bedeutendes Risiko für arzneimittelbezogene Probleme.[651]

---

648 Quelle: Eigene Darstellung.
649 Vgl. White, L., Klinner, C., Carter, S. (2012), S. 11.
650 Vgl. Lauffenburger, J. C., Maihan, B. V., Burkhart, J. I., Weinberger, M., Roth, M. T. (2012), S. 134.
651 Vgl. Carter, S. R., Moles, R., White, L., Chen, T. F. (2012a), S. 665.

Eine weitere Hürde betrifft wie auch in der empirischen Erhebung die Arzt-Patientenbeziehung. In Hinblick auf mögliche Hürden wurden von Personen die bisher noch kein HMR in Anspruch genommen haben, Bedenken hinsichtlich ihrer Beziehung zum Arzt geäußert.[652] Bei den wahrgenommenen Schwierigkeiten wurde in der Studie von Ahn eine unzureichende Unterstützung durch den Arzt angegeben.[653] Auch in der Studie von Latif hatten Patienten Bedenken hinsichtlich der Reaktion des Arztes und die Auswirkungen auf die Arzt- Patientenbeziehung. Eine Zusammenarbeit zwischen Ärzten und Apothekern wird daher als fundamental angesehen, damit Patienten Medikationsmanagement Leistungen die von Apothekern erbracht werden, annehmen.[654] In der Studie von Bissell et al. wurde deutlich das die Patienten wenn auch vorsichtig die Möglichkeit begrüßen, mit dem Apotheker über ihre Medikamente zu sprechen. Die Patienten waren jedoch in Hinblick darauf, dass die Apotheker Empfehlungen zur Therapie abgeben, zurückhaltend. Der Arzt wurde hier als der Verantwortliche für die Arzneimitteltherapie gesehen.[655]

In der empirischen Befragung zeigte sich zudem, dass Befragte Bedenken hinsichtlich des Beratungsplatzes in der Apotheke haben, da befürchtet wird, dass die Privatsphäre nicht sichergestellt werden kann. Dies ist den Befragten zufolge mit Hemmungen verbunden, über die eigene Therapie zu sprechen. Auch in der Literatur werden Bedenken hinsichtlich der Privatsphäre genannt.[656] Auch bei Truong et al.[657] und Carter et al.[658] wurden Bedenken hinsichtlich der Privatsphäre geäußert.

In der empirischen Befragung zeigte sich deutlich, dass die Patienten bisher noch nicht mit Medikationsanalyse oder Medikationsmanagement in Apotheken in Berührung gekommen sind. Die fehlenden Informationen zum Programm werden

[652] Vgl. White, L., Klinner, C., Carter, S. (2012), S. 11.
[653] Vgl. Ahn, J., Park, J. E., Anthony, C., Burke, M. (2015), S. 251.
[654] Vgl. Latif, A., Boardman, H. F., Pollok, K. (2013), S. 956.
[655] Vgl. Bissell, P., Blenkinsopp, A., Short, D., Mason, L. (2008), S. 367.
[656] Vgl. White, L., Klinner, C., Carter, S. (2012), S. 11.
[657] Vgl. Truong H., Layson-Wolf, C., de Bittner, M. R., Own, J.A., Haupt, S. (2009), S. 397.
[658] Vgl. Carter, S. R., Chen, T., White, L. (2012).

auch in der Literatur als eine weitere Hürde identifiziert.[659] Als wesentliche Barriere konnte bei Schultz ein fehlendes Wissen zu den Leistungen bei Ärzten und Patienten und die Einstellung der Patienten, dass sie keine MTM-Leistungen benötigen, identifiziert werden.[660]

Zudem wurde in internationalen Studien angegeben, dass sich Apotheker nicht genügend Zeit nehmen oder die Einstellung des Apothekers wurde kritisiert.[661] Ähnliche Argumente zu der zur Verfügung stehenden Zeit des Apothekers wurden auch bei Truong geäußert.[662] Als wesentliche Barriere, die nicht im Zusammenhang mit der Finanzierung steht, konnte bei Schultz unter anderem die Verfügbarkeit des Apothekers identifiziert werden.[663] Auch bei Lauffenberger wurde als Hürde aus Sicht der Patienten die Verfügbarkeit des Apothekers angeführt.[664] Diese Einschätzung wurde in der empirischen Befragung nicht deutlich.

Empfehlungen von Apothekern hinsichtlich der Therapie wurden teilweise kritisch in Hinblick auf das kommerzielle Umfeld in dem Apotheken agieren bewertet.[665] Auch in der Befragung wird deutlich, dass bei dem Verdacht auf kommerzielle Interessen von Arzneimittelfirmen Patienten nicht an der Medikationsanalyse teilnehmen würden.

Während Kosten im Rahmen der empirischen Befragung nur von einem Teilnehmer als Hürde der Inanspruchnahme einer Medikationsanalyse genannt wurden, zeichnet sich in der Literatur ein anderes Bild ab. Die Kosten der Leistung wurden in der Literatur als eine wesentliche Barriere identifiziert.[666] Während die Patienten in der Studie von Lauffenberger Vorteile in der Leistung sehen, für die sie bereit wären zu bezahlen, muss diese wertmäßig jedoch in einem akzeptablen Bereich liegen.[667]

---

659 Vgl. White, L., Klinner, C., Carter, S. (2012), S. 11.
660 Vgl. Schultz, H., Westberg, S. M., de Oliveira D. R., Brummel, A. (2012), S. 5.
661 Vgl. Ahn, J., Park, J. E., Anthony, C., Burke, M. (2015), S. 251.
662 Vgl. Truong H., Layson-Wolf, C., de Bittner, M. R., Own, J.A., Haupt, S. (2009), S. 397.
663 Vgl. Schultz, H., Westberg, S. M., de Oliveira D. R., Brummel, A. (2012), S. 5
664 Vgl. Lauffenburger, J.C., Maihan, B. V., Burkhart, J. I., Weinberger, M., Roth, M. T. (2012), S. 134.
665 Vgl. Bissell, P., Blenkinsopp, A., Short, D., Mason, L. (2008), S. 367.
666 Vgl. Garcia G. M., Snyder, M. E., McGrath, S. H., Smith, R. B., McGivney, M. S. (2009), S. 614.
667 Vgl. Lauffenburger, J. C., Maihan, B. V., Burkhart, J. I., Weinberger, M., Roth. M. T. (2012), S. 134.

Insbesondere bei der Patientenperspektive können einzelne Hürden, die sich aus den Ergebnissen der systematischen Literaturrecherche ergeben, nicht direkt übertragen werden. Der Grund hierfür sind deutliche Unterschiede zu dem in der empirischen Erhebung vorgestellten Modell. Dies wird besonders für die Wahrnehmung der häuslichen Medikationsanalyse, die für Australien untersucht wurde, deutlich. Die zentralen Hürden wie ein fehlender wahrgenommener Bedarf, die Auswirkungen auf die Arzt-Patienten-Beziehung, Bedenken hinsichtlich der Privatsphäre, die fehlende Bekanntheit der Programme, Verfügbarkeit des Apothekers, die Einbettung der Leistungen in das kommerzielle Umfeld der Apotheken und mit der Leistung verbundene Kosten, wurden jedoch nicht nur für das australische HMR beschrieben. Hürden, die ausschließlich für das australische Modell der häuslichen Medikationsanalyse deutlich wurden, wie die wahrgenommene Kontrolle durch den Apotheker wurden daher bei der Einordnung von Hürden nicht berücksichtigt. Die Patienten gaben hier teilweise an, dass ein Beratungsprogramm ihnen vorkommt als wäre es eine Überprüfung der eigenen Fähigkeiten.[668,669]

Die in der empirischen Erhebung identifizierte Hürde, dass nicht zu viele Informationen zu den möglichen Nebenwirkungen gewünscht werden, war in Hinblick auf die Ergebnisse aus den Studien, die in der systematischen Literaturrecherche identifiziert wurden, weniger präsent. Dennoch wurde auch in der Studie von Carter et al. deutlich, dass die Teilnehmer Bedenken haben sowohl wenn sie der Meinung waren zu wenig, aber auch zu viele Informationen erhalten zu haben, da dies mit Unsicherheit verbunden war.[670]

Bei der Analyse der Wahrnehmung der eigenen Medikation wurde in der Befragung deutlich, dass Probleme mit der Therapie in der Wahrnehmung der Patienten weniger präsent sind. Ein bedeutender Anteil von 70,59% (n= 12) der Patienten geben an wenig Probleme hinsichtlich der Handhabung ihrer Arzneimittel zu sehen und gut mit ihrer Arzneimitteltherapie zurechtzukommen. Auch Bedenken

---

668 Vgl. Carter, S. R., Chen, T., White, L. (2012), S. 214.
669 Vgl. Carter, S. R., Moles, R., White, L., Chen, T. F. (2012b), S. 491.
670 Vgl. Carter, S. R., Moles, R., White, L., Chen, T. F. (2012a), S. 664.

hinsichtlich der eigenen Medikamente wurden von mehr als der Hälfte der Befragten nicht wahrgenommen. Nach der Theory of motivated information management, auf der die Studie von Carter et al. aufbaut, wird die Bereitschaft von Patienten an Leistungen wie dem Medikationsmanagement teilzunehmen durch ihre Unsicherheit und Bedenken hinsichtlich der eigenen Medikamente motiviert.[671]

In der Studie wurde deutlich, dass Patienten dann motiviert werden die Leistung in Anspruch zu nehmen, wenn sie positive Erwartungen hinsichtlich der Ergebnisse haben. Die Teilnehmer erwarteten in diesem Zusammenhang vor allem, dass sie durch die Leistung personalisierte Informationen zu ihren Arzneimitteln, aber auch mehr Sicherheit erhalten. Der Fokus lag mehr auf den positiven Erwartungen an die Ergebnisse, wenn die Bedenken hinsichtlich arzneimittelbezogenen Problemen größer waren. Wenn die Patienten bedingt durch Änderungen in der Medikation oder Krankenhausaufenthalten dazu angeregt werden, sich auf Risiken in Verbindung mit der Arzneimitteltherapie zu konzentrieren, können Bedenken auftreten, die zuvor nicht bestanden. Daher können Patienten infolge von Änderungen in der Medikation oder Krankenhausaufenthalten motivierter sein, nach arzneimittelbezogenen Informationen zu suchen, wie sie auch durch Leistungen wie Medikationsanalyse oder Medikationsmanagement bereitgestellt werden können.[672]

Da im Rahmen der Patientenbefragung deutlich wurde, dass von einem Großteil der Befragten keine Bedenken hinsichtlich der eigenen Medikation oder keine Probleme bei der Handhabung der Medikamente bestanden, kann dies ein Faktor sein, um die relativ zurückhaltende Einstellung gegenüber der Teilnahme an einer Medikationsanalyse zu erklären. In der Befragung zeichnen sich Tendenzen ab, dass möglicherweise Zusammenhänge zwischen Ereignissen wie Änderungen in der Medikation oder Krankenhausaufenthalten und den wahrgenommenen Bedenken, aber auch der Einschätzung der Vorteile der Medikationsanalyse bestehen

671 Vgl. Carter, S. R., Moles, R., White, L., Chen, T. F. (2012a), S. 659.
672 Vgl. Carter, S. R., Moles, R., White, L., Chen, T. F. (2012a), S. 664.

können. Diese müssen jedoch mit einem größeren Patientenkollektiv quantitativ untersucht werden, um verlässlichere Aussagen treffen zu können.

In der Studie von Carter wird darauf verwiesen, dass insbesondere ältere Patienten über 74 Jahre dazu tendieren, sich weniger Gedanken hinsichtlich eines möglichen Risikos durch ihre Arzneimittel zu machen und demzufolge auch weniger Bedenken hierzu haben. Carter et al. verweisen in diesem Zusammenhang auf eine Abnahme der Bedenken in Verbindung mit einem höheren Alter.[673] Die in der qualitativen Erhebung befragten Mitglieder der Selbsthilfegruppen waren zwischen 50 und 80 Jahren alt, das durchschnittliche Alter lag bei 65 Jahren. Daher wäre auch hier ein verringertes Bewusstsein für Risiken der Arzneimitteltherapie in Verbindung mit einem höheren Alter denkbar.

7.1.1.3 Erfahrungen aus dem Praxismodell

7.1.1.3.1 Apothekenbeteiligung bei der Dokumentation von ABPs

Im Rahmen der empirischen Erhebung konnten bedeutende Unterschiede bei der Dokumentation zwischen den teilnehmenden Apotheken gezeigt werden. Diese Erfahrungen spiegeln sich auch in den weiteren für Deutschland veröffentlichten Studien wider.

In einer Studie von Hämmerlein et al. wurde das Spektrum der arzneimittelbezogenen Probleme, die für öffentliche Apotheken relevant sind, erfasst. Die Teilnahme an der Studie war für die Apotheken freiwillig und es wurde kein Honorar gezahlt. In einer standardisierten Form wurden alle identifizierten arzneimittelbezogenen Probleme erfasst. Insgesamt traten der Analyse zufolge je 100 Patienten 0,93 arzneimittelbezogene Probleme auf.[674] Die Abweichungen hinsichtlich des Auftretens von arzneimittelbezogenen Problemen in den einzelnen Apotheken, die in der Studie von Hämmerlein et al. von 1 bis 76 reichten, können durch das jeweilige Engagement der Apotheke, aber auch durch die variierende individuelle Einschätzung des Problems als arzneimittelbezogen bedingt sein. Dennoch deute-

---

673 Vgl. Carter, S. R., Moles, R., White, L., Chen, T. F. (2012a), S. 661-662.
674 Vgl. Hämmerlein, A., Griese, N., Schulz, M. (2007), S. 1826.

ten einige Apotheken an, dass weitere arzneimittelbezogene Probleme möglicherweise aufgrund von Zeitmangel nicht erfasst wurden, wodurch eine Unterschätzung der tatsächlichen Zahlen in der Studie denkbar ist.[675]

Die Anzahl der dokumentierten arzneimittelbezogenen Probleme variierte auch in der Studie von Nicolas et al. deutlich in Hinblick auf die teilnehmenden Apotheker. Die Anzahl bewegte sich zwischen 0 und 65 pro 100 verschriebenen Arzneimitteln.[676] Die Apotheker waren dazu aufgefordert 100 aufeinander folgende Patienten, die mit einer Verschreibung kamen, zu dokumentieren.[677] Dabei wird davon ausgegangen, dass es bei den dokumentierten arzneimittelbezogenen Problemen zu einer Unterschätzung kam. Die Unterschiede können auf verschiedene Faktoren, wie die Personalität, oder die Motivation zurückgeführt werden.[678]

Auch in der Studie von Eickhoff et al. konnten bedeutende Unterschiede bei der Anzahl der dokumentierten arzneimittelbezogenen Probleme zwischen den teilnehmenden Apotheken gezeigt werden. Insgesamt dokumentierten 109 Apotheker arzneimittelbezogene Probleme bei der Selbstmedikation.[679] Diese reichten von einem bis hin zu 45 arzneimittelbezogenen Problemen je 100 Anfragen zu Selbstmedikation.[680]

Unterschiede in der Dokumentation der Apotheken können unter anderem in dem Wissen der Apotheker, den Fähigkeiten, dem Engagement, aber auch Ermüdungseffekten in Hinblick auf die Studien selbst begründet sein. Zudem kann die Anzahl der dokumentierten arzneimittelbezogenen Probleme von der generellen Prävalenz von arzneimittelbezogenen Problemen in den beteiligten Apotheken beeinflusst werden. Dennoch wird deutlich, dass die Anzahl der identifizierten arzneimittelbezogenen Probleme möglicherweise unterschätzt wurde, da das Ziel der Erhebung nicht die quantitative Erfassung der Probleme war. Dies bedingt einen

675 Vgl. Hämmerlein, A., Griese, N., Schulz, M. (2007), S. 1830.
676 Vgl. Nicolas, A., Eickhoff, C., Griese, N., Schulz, M. (2013), S. 480.
677 Vgl. Nicolas, A., Eickhoff, C., Griese, N., Schulz, M. (2013), S. 478.
678 Vgl. Nicolas, A., Eickhoff, C., Griese, N., Schulz, M. (2013), S. 481.
679 Vgl. Eickhoff, C., Hämmerlein, A., Griese, N., Schulz, M. (2012), S. 259.
680 Vgl. Eickhoff, C., Hämmerlein, A., Griese, N., Schulz, M. (2012), S. 257.

systematischeren Ansatz bei pharmazeutischen Dienstleistungen wie der Medikationsanalyse, um die Beratungsqualität der Apotheken zu verbessern.[681] Um eine hohe Beratungsqualität bei Leistungen wie der Medikationsanalyse und letztendlich auch dem Medikationsmanagement sicherstellen zu können, kann daher eine Standardisierung sinnvoll sein. Diese kann unter anderem spezielle Schulungen für alle beteiligten Apothekenmitarbeiter zur Durchführung der Leistungen beinhalten.

7.1.1.3.2 Umfang der Dokumentation

Im Vergleich zum Design der Datenerfassung im Rahmen der AOK Aktion wurde in der Studie von Hämmerlein die Arzneimitteltherapie detaillierter erfasst. Dabei wurde berücksichtigt, ob es sich um verschriebene oder OTC-Arzneimittel handelte und ob es sich um eine Erstverschreibung oder wiederholte Verschreibung handelte. [682] Auch in der Studie von Eickhoff wurden weitere Daten zu den Arzneimitteln erfasst. Hierzu zählen unter anderem die Indikation, die von den Patienten genannten Symptome, das gewünschte OTC-Produkt und ob es sich um eine wiederholte Anfrage handelt. Die direkten OTC-Produktanfragen wurden anhand des ATC-Codes und damit nach den anatomisch-therapeutisch-chemischen Faktoren klassifiziert.[683] Der Fokus in der Studie von Lewinski lag auf den aktuell abgegebenen Medikamenten.[684] In der Veröffentlichung von Nicolas et al. wurde die Anzahl der Verschreibungen und die Anzahl der verschriebenen Arzneimittel dokumentiert. Zudem wurde erfasst, ob bereits eine Medikationshistorie des Patienten in der Apotheke vorlag. Daten zur Medikation wurden dokumentiert, wenn ein arzneimittelbezogenes Problem vorlag und beinhalteten den Handelsnamen, die Pharmazentralnummer und ob es sich um eine Erstverschreibung oder eine wiederholte Verschreibung handelte.[685]

---

681 Vgl. Eickhoff, C., Hämmerlein, A., Griese, N., Schulz, M. (2012), S. 259.
682 Vgl. Hämmerlein, A., Griese, N., Schulz, M. (2007), S. 1826.
683 Vgl. Eickhoff, C., Hämmerlein, A., Griese, N., Schulz, M. (2012), S. 255-256.
684 Vgl. Lewinski, D., Wind, S., Belgardt, C., Plate, V., Behles, C., Schweim, H. G. (2010), S. 142.
685 Vgl. Nicolas, A., Eickhoff, C., Griese, N., Schulz, M. (2013), S. 478.

Das Kriterium der Praktikabilität wurde in der Studie von Hämmerlein et al. als Limitation für die dort im Rahmen der Studie dokumentierten arzneimittelbezogenen Probleme angegeben.[686] Dieses Problem wurde auch in der Follow-up Studie von Eickhoff et al. bereits berücksichtigt. Um die Dokumentation im Apothekenalltag zu erleichtern, wurde nur eine einseitige Dokumentationsform je OTC-Anfrage gewählt. Daher wurde keines der bestehenden Klassifikationssysteme für arzneimittelbezogene Probleme verwendet. Stattdessen wurden Angaben zu den häufigsten arzneimittelbezogenen Problemen der vorherigen Studie zur Verfügung gestellt.[687] Diese Informationen aus der Studie von Hämmerlein et al. wurden in Form von Merkkästchen aufbereitet.[688] Zusätzlich festgestellte arzneimittelbezogene Probleme wurden durch Freitextfelder erfasst.[689]

Im Rahmen der Begleitung der sechs Apotheken für die empirische Analyse des Zeitbedarfs der einzelnen Arbeitsschritte wurde deutlich, dass die Praktikabilität des von der AOK entwickelten Dokumentationsbogens von den Apothekern sehr positiv bewertet wird. Die Ergebnisse geben daher Hinweise darauf, dass mit der Dokumentation im Rahmen der Aktion „Arzneimittel sicher einnehmen" ein praktikabler Ansatz zur Erfassung von arzneimittelbezogenen Problemen in der täglichen Apothekenpraxis entwickelt wurde.

In der Studie von Lewinski, in der ein Ansatz mit einer Checkliste für verschiedene Kategorien von arzneimittelbezogenen Problemen verwendet wird, wird darauf verwiesen, dass eine verbesserte Identifikation von arzneimittelbezogenen Problemen mit einem erhöhten Zeitaufwand verbunden ist.[690] Daher muss geprüft werden, wie umfangreich die Dokumentation sein kann, mit der dennoch die Praktikabilität gewährleistet wird. Auch im Rahmen der Befragung und der Beobachtung der für die Analyse des aufgewendeten Zeitbedarfs gewählten Apotheken wurde deutlich, dass eine höhere Komplexität der Datenerfassung mit einer geringeren Beteiligung der Apotheken verbunden sein kann.

686 Vgl. Hämmerlein, A., Griese, N., Schulz, M. (2007), S. 1831.
687 Vgl. Eickhoff, C., Hämmerlein, A., Griese, N., Schulz, M. (2012), S. 255.
688 Vgl. Hämmerlein, A., Griese, N., Schulz, M. (2007), S. 1827.
689 Vgl. Eickhoff, C., Hämmerlein, A., Griese, N., Schulz, M. (2012), S. 255.
690 Vgl. Lewinski, D., Wind, S., Belgardt, C., Plate, V., Behles, C., Schweim, H. G. (2010), S. 147.

Daher müssen komplexere Leistungsangebote, wie die erweiterte Medikationsanalyse und das Medikationsmanagement nach der Definition des Grundsatzpapiers der ABDA[691], hinsichtlich Überlegungen zur Praktikabilität genau geprüft werden. Ein Ansatz kann es dabei sein, modellhafte Erprobungen von professionsübergreifenden Medikationsmanagement-Leistungen in bestimmten Projektregionen[692] weiter auszubauen. Hierbei sollte der Fokus auch auf dem Einfluss der Komplexität der Datenerhebung auf die Praktikabilität und damit letztendlich auch die Apothekenbeteiligung liegen.

7.1.1.3.3 Zeitaufwand und ökonomische Aspekte

Die sechs ausgewählten Apotheken, die im Rahmen des Aktionszeitraums betrachtet wurden, haben im Aktionszeitraum insgesamt 113 Medikationschecks dokumentiert.

Der Zeitbedarf lag bei durchschnittlich 6,67 Minuten für die Patienteninformation und 7,41 Minuten für die Datensammlung und die Eingabe der Medikamente. Durchschnittlich 17,49 Minuten wendeten die Apotheker für die Erfassung und Dokumentation von arzneimittelbezogenen Problemen auf. Die Erarbeitung von Lösungsvorschlägen und das Arzt- bzw. Patientengespräch sind mit dem größten zeitlichen Aufwand von 21,63 und 21,38 Minuten verbunden. Die Informationsweitergabe nahm hingegen nur durchschnittlich 1,25 Minuten in Anspruch.

In die Studie von Fiß et al. wurden insgesamt 471 Patienten eingeschlossen, für die eine vollständige Dokumentation vorlag. In Hinblick auf den Zeitbedarf konnten Fiß et al. zeigen, dass das Interview um arzneimittelbezogene Probleme zu identifizieren im Median sechs Minuten dauerte und in einem Bereich zwischen 0,9 und 50,8 Minuten lag. Der Zeitbedarf für die Eingabe der Daten zur Medikation und Einnahmeoptionen lag für alle Medikamente im Median bei 14,4 Minuten und lag in einem Bereich zwischen 1,4 und 92,0 Minuten. Die pharmazeutische Bewertung durch den Apotheker mit dem Interaktionscheck, der mit Hilfe der ABDA-Datenbank durchgeführt wurde, dauerte im Median 15 Minuten und

[691] Vgl. Bundesvereinigung Deutscher Apothekerverbände (2014b).

[692] Vgl. Rose, O., Schaffert, C., Czarnecki, K., Mennemann, H. S., Waltering, I., Haamacher, S., Felsch, M., Herich, L., Käberlein, J. (2015).

lag in einem Bereich zwischen 2 bis 70 Minuten. Der Zeitbedarf für den Arzt lag für die Bewertung im Median bei 8 Minuten, wobei sich dieser in einem Bereich zwischen 1 bis 35 Minuten bewegte. Der Zeitbedarf für die AGnES Fachkraft lag für die Eingabe der Daten von den ausgefüllten Dokumentationsbögen im Median bei 5 Minuten und in einem Bereich zwischen 1,2 und 31 Minuten.[693]

Die ersten Ergebnisse der Pilotstudie für das Schulungskonzept der Apothekerkammer Nordrhein zur Medikationsanalyse die bei 180 Patienten nach dem ATHINA-Modell ausgewertet wurden, geben Hinweise auf den erforderlichen Zeitbedarf. Der Zeitbedarf für die Überprüfung der von den Patienten mitgebrachten Medikamente, die Erstellung eines Medikationsplans und das persönliche Gespräch mit dem Patienten nach der Analyse lag durchschnittlich bei 90 Minuten.[694]

Der durchschnittliche Gesamtzeitbedarf für einen Medikationscheck im Rahmen der Aktion Arzneimittel sicher einnehmen lag für die sechs betrachteten Apotheken bei 53,04 Minuten. Der ermittelte Zeitbedarf bewegte sich hierbei zwischen 11,00 und 98,00 Minuten. Die auf Basis des empirisch erhobenen Zeitbedarfs geschätzten Personalkosten für einen Medikationscheck können damit näherungsweise in einem Bereich von 5,72 € bis 50,96 € liegen. Die Dauer für eine durchschnittliche Erfassung und Dokumentation von arzneimittelbezogenen Problemen lag bei 17,49 Minuten, daher werden für diesen Arbeitsschritt näherungsweise Personalkosten von 9,09 € angenommen. Dennoch sind die Ergebnisse vorsichtig zu interpretieren, da die empirische Erhebung des Zeitbedarfs mit einigen Einschränkungen verbunden ist. Im Vergleich hierzu lagen die Kosten für die wesentlich komplexere, interdisziplinäre Intervention wie sie von Fiß et al. beschrieben wurde bei 26,47 €. Die Kosten für die Durchführung der pharmazeutischen Bewertung lagen in der Studie von Fiß bei 11,05 €.[695]

---

693 Vgl. Fiß, T., Schaefer, M., van den Berg, N., Hoffmann, W. (2012), S. 324.
694 Vgl. Renner, K. (2014).
695 Vgl. Fiß, T., Schaefer, M., van den Berg, N., Hoffmann, W. (2012), S. 324.

Während im Modell von Hämmerlein die teilnehmenden Apotheken nicht honoriert wurden,[696] erhielten die teilnehmenden Apotheken in der Studie von Nicolas eine Vergütung von 100 Euro für eine vollständige Dokumentation von 100 Patienten.[697] Im Modell von TK und BAV erfolgt eine Vergütung von 30,00 € für ein Erstgespräch von 30 Minuten und 20,00 € für das zweite Gespräch, für das eine Dauer von 15 Minuten vorgesehen ist.[698] Für eine Medikationsanalyse nach ATHINA wird ein Betrag von 69,00 € von der Landesapothekerkammer Baden-Württemberg als angemessen betrachtet.[699] Im Modell der AOK erfolgte keine direkte Vergütung in Abhängigkeit von der Anzahl der durchgeführten Medikationschecks. Das Modell unterscheidet sich daher nicht nur in Hinblick auf die Leistung selbst von anderen Programmen, sondern auch in Hinblick auf die Vergütung der beteiligten Apotheker. Im Modell der AOK wird eine Alternative zur klassischen Honorierung der Leistungen eingesetzt, indem die Apotheken durch umfangreiche Kommunikation unterstützt wurden. Die Aktion war begleitet von umfangreichen Kommunikationsmaßnahmen der AOK, die sich an ihre Versicherten in Mittelfranken richtete. Die Apotheken wurden durch umfangreiche Werbemaßnahmen in Form von Flyern, Plakaten, Online-Werbung, Anzeigen, Pressekonferenzen und redaktionellen Beiträge in lokalen Zeitschriften unterstützt.

7.1.1.3.4 Nutzung zusätzlicher Informationsquellen

In der Studie von Nicolas et al. konnte gezeigt werden, dass dem Anlegen und der Pflege einer Medikationshistorie eine besondere Bedeutung zukommt, um durch patientenspezifische Daten die Erkennung von arzneimittelbezogenen Problemen zu erleichtern. Arzneimittelwechselwirkungen wurden in der Studie signifikant häufiger festgestellt, wenn in der Apotheke eine Medikationshistorie des Patienten vorlag.[700] Für das Praxismodell der AOK konnte gezeigt werden, dass in der Gruppe der Medikationschecks mit Auffälligkeiten die Stammkunden prozentual

[696] Vgl. Hämmerlein, A., Griese, N., Schulz, M. (2007), S. 1826.
[697] Vgl. Nicolas, A., Eickhoff, C., Griese, N., Schulz, M. (2013), S. 478.
[698] Vgl. Bundesvereinigung Deutscher Apothekerverbände (2014c).
[699] Vgl. Landesapothekerkammer Baden-Württemberg (2016).
[700] Vgl. Nicolas, A., Eickhoff, C., Griese, N., Schulz, M. (2013), S. 479-481.

stärker vertreten waren, als in der Gruppe der Medikationschecks ohne dokumentierte Auffälligkeiten.

Die Auswirkungen auf den Zeitbedarf wurden in der Studie von Nicolas jedoch nicht untersucht. Daher wurde dies im Rahmen der empirischen Erhebung für die Beobachtungsstudie der 6 Apotheken näher betrachtet. Die Subgruppenanalyse zu den Unterschieden in Hinblick auf den Zeitbedarf, wenn ein Medikationsplan oder eine Kundendatei in den Apotheken vorhanden sind zeigte, dass insbesondere in den Schritten zur Datensammlung und Eingabe der Medikamente, aber auch der Erfassung und Dokumentation von arzneimittelbezogenen Problemen bedeutende Unterschiede bestehen.

7.1.2 Zielgruppen und Anwendungsgebiete

7.1.2.1 Wahrnehmung der Patienten

Wie in der Studie von Carter[701] wurde als wesentlicher Anwendungsbereich zusätzliches Wissen zu den eigenen Arzneimitteln in der empirischen Erhebung genannt. Auch in der Studie von Tinelli sah der Großteil eine Möglichkeit zur Verbesserung des eigenen Wissens.[702] Als ein weiterer zentraler Faktor wurde in diesem Zusammenhang in der empirischen Erhebung mehr Sicherheit in der Anwendung durch die Stärkung der eigenen Kompetenzen als ein Anwendungsbereich identifiziert. Mehr Sicherheit hinsichtlich der eigenen Medikamente wurde auch bei White genannt.[703] Ein besseres Verständnis der Medikation durch mehr Informationen wurde speziell als Vorteil von HMRs identifiziert.[704,705]

Im Rahmen der qualitativen Patientenbefragung wurde zudem deutlich, dass Probleme mit der bisherigen Arzneimitteltherapie und Änderungen in der bisherigen Medikation, insbesondere in Hinblick auf Wechselwirkungen mit der bestehenden Arzneimitteltherapie, bei den Gründen, aus denen die befragten Patienten eine Medikationsanalyse nutzen würden, genannt wurden. Ein zentraler Bereich

---

701 Vgl. Carter, S. R., Moles, R., White, L., Chen, T. F. (2012b), S. 494.
702 Vgl. Tinelli, M., Bond, C., Blenkinsopp, A., Jaffray, M., Watson, M., Hannaford, P. (2007), S. 1964.
703 Vgl. White, L., Klinner, C., Carter, S. (2012), S. 7.
704 Vgl. Carter, S. R., Chen, T., White, L. (2012) S. 213.
705 Vgl. Carter, S. R., Moles, R., White, L., Chen, T. F. (2012b), S. 494.

der in der empirischen Erhebung identifiziert werden konnte, waren Bedenken hinsichtlich Neben- oder Wechselwirkungen. Auch die Schmerzmitteltherapie und insbesondere die NSAR wurden hierbei genannt. Insgesamt wurde deutlich, dass eine bessere Aufklärung durch die Leistung als nützlich angesehen wird. Auch in der Studie von Carter wurde die Ausräumung von Bedenken hinsichtlich der Arzneimittel als ein Anwendungsbereich gesehen.[706] Dies zeigte sich auch in einer weiteren Studie von Carter, bei der davon ausgegangen wird, dass Bedenken hinsichtlich dem Risiko arzneimittelbezogener Probleme ein wesentlicher Faktor in der Motivation von Patienten an einem HMR Programm teilzunehmen sind.[707] Erleichterung bei der Handhabung der Medikamente, weniger Sorgen hinsichtlich der Langzeitwirkungen von Medikamenten und weniger Sorge hinsichtlich der Wirkungen der Kombination verschiedener Medikamente und mehr Sicherheit, dass die Medikamente helfen, wurden in der Studie von Carter et al. genannt. [708] Neben dem Patienten mit dem aktiven Wunsch nach einer Stärkung der eigenen Kompetenzen mit einem hohen Informationsbedürfnis zeichnen sich auch Änderungen in der Medikation und Patienten mit Bedenken hinsichtlich arzneimittelbezogenen Problemen als Zielgruppen der Leistungen ab.

Eine Reduktion der Anzahl der Arzneimittel wurde als ein Vorteil in der Studie von Carter beschrieben. Auch Einsparungsmöglichkeiten bei den Medikamenten wurden als ein Vorteil im Zusammenhang mit den Leistungen genannt.[709] Diese Themen wurden in der empirischen Erhebung nicht identifiziert.

7.1.2.2 Determinanten und wesentliche Zielgruppen für das Angebot einer Medikationsanalyse

Neben positiven Wahrnehmungen in Hinblick auf die Weiterentwicklung des eigenen Berufsbilds[710], wurden die Möglichkeit die Rolle der Apotheker auszuweiten[711], die Zufriedenheit mit der eigenen Tätigkeit zu erhöhen[712,713] und das eigene

---

[706] Vgl. Carter, S. R., Moles, R., White, L., Chen, T. F. (2012b), S: 494.
[707] Vgl. Carter, S. R., Moles, R., White, L., Chen, T. F. (2012a), S. 665.
[708] Vgl. Carter, S. R., Chen, T., White, L. (2012), S. 213.
[709] Vgl. Carter, S. R., Chen, T., White, L. (2012), S. 213.
[710] Vgl. Herbert, K. E., Urmie, J. M., Newland, B. A., Farris, K. B. (2006), S. 306.
[711] Vgl. Latif, A., Boardman, H. (2008), S. 539.
[712] Vgl. Wells, K.M., Thornley, T., Boyd, M. J., Boardman, H.F. (2014), S. 63.
[713] Vgl. Herbert, K. E., Urmie, J. M., Newland, B. A., Farris, K. B. (2006), S. 306.

Fachwissen anzuwenden[714] auch in der Literatur als Vorteile für die Apotheker identifiziert.

Für Modelle in UK wurden in Apothekerbefragungen Vorteile für die Patienten gesehen. Ein Großteil der Befragten in einer Veröffentlichung von Latif et al. geht davon aus, dass ein MUR die Arzneimittelanwendung der Patienten verbessern kann. Dennoch zeigen die Ergebnisse, dass sich der Nutzen eines MURs aus Sicht der befragten Apotheker durch den fehlenden Zugang zu medizinischen Informationen verringern kann.[715] Bei den Indikatoren, die ein gutes MUR kennzeichnen, wurde in einer Veröffentlichung von Harding unter anderem eine Veränderung in der Medikation genannt.[716] Auch in der Studie von Wells wurde deutlich, dass die Apotheker davon ausgehen, dass die Leistung mit einem großen Nutzen für die Patienten verbunden ist, insbesondere in Hinblick auf das Verständnis für die eigene Behandlung.[717] Auch für Modelle in den USA zeigen sich ähnliche Ergebnisse. In der Umfrage von Herbert konnte gezeigt werden, dass die Apotheker davon ausgehen, dass die Versorgung der Patienten durch MTM-Leistungen verbessert werden kann.[718] In der Studie von MacIntosh sehen die meisten Apotheker einen Nutzen für die Patienten in den MTM-Leistungen und gehen davon aus, dass diese ein Angebot dieser Leistungen schätzen würden.[719]

In der Befragung wurde bei den Freitextkommentaren von den Befragten angegeben, dass eine Medikationsanalyse idealerweise allen Kunden angeboten wird. Neben der Ausrichtung auf die Gesamtheit der Kunden werden von den Apotheken jedoch auch Zielgruppen identifiziert, die besonders von einer Medikationsanalyse profitieren können. In der Befragung der bayerischen Apotheker wurde danach gefragt, welchen Kunden sie eine Medikationsanalyse anbieten würden. Die Kategorien „Ältere Patienten“, „Polymedikation“, „Multimorbidität“ und

714 Vgl. Wells, K. M., Thornley, T., Boyd, M. J., Boardman, H. F. (2014), S. 63.
715 Vgl. Latif, A., Boardman, H. (2008), S. 539.
716 Vgl. Harding, G., Wilcock, M. (2010), S. 383.
717 Vgl. Wells, K. M., Thornley, T., Boyd, M. J., Boardman, H. F. (2014), S. 63.
718 Vgl. Herbert, K. E., Urmie, J. M., Newland, B. A., Farris, K. B. (2006), S. 306.
719 Vgl. MacIntosh, C., Weiser, C., Wassimi, A., Reddick, J., Scovis, N., Guy, M., Boesen, K. (2009), S. 29.

„Chroniker“ wurden identifiziert. Insbesondere Multimorbidität und Polymedikation bei älteren Patienten gelten als Risikofaktoren für arzneimittelbezogene Probleme.[720]

Als eine weitere, wesentliche Zielgruppe wurden in der empirischen Erhebung Patienten mit einem besonderen Interesse an der eigenen Arzneimitteltherapie identifiziert. Wie auch in der von Harding veröffentlichen Studie für UK wurde neben der Einschätzung des Apothekers, eine direkte Nachfrage der Patienten nach einem MUR als eine weitere, zentrale Determinante für die Durchführung einer Medikationsanalyse genannt.[721]

Aber auch Anwendungsgebiete und Zielgruppen wie arzneimittelbezogene Probleme, Compliance, komplexe Darreichungsformen und Änderungen in der Medikation wurden in der empirischen Befragung identifiziert. Die befragten Apotheker in der Studie von Wells nennen bei den Anwendungsgebieten ein verbessertes Verständnis der Patienten für ihre Erkrankung und ihre Behandlung. Als ein wesentliches Anwendungsgebiet werden aus Apothekersicht auch hier neue Arzneimittel identifiziert. Patienten können durch ein neues Arzneimittel verwirrt sein und Bedenken haben, die von Apothekern leicht genommen werden können. Anwendungshinwiese können Risiken reduzieren.[722]

Auch chronische Erkrankungen zeichnen sich in der Literatur als ein Anwendungsgebiet ab. In der Apothekerbefragung von MacIntosh stimmten nur 17% der Befragten der Aussage zu, dass Patienten angemessene Informationen zu ihren chronischen Erkrankungen von Anbietern erhalten.[723]

Daher könnte insbesondere durch einen Fokus auf diese Personengruppen die Arzneimittelversorgung verbessert werden. Hieraus können wesentliche Implikationen für den zielgerichteten Einsatz einer Medikationsanalyse abgeleitet werden. Die Definition von Einschlusskriterien, die als Indikatoren für ein erhöhtes

---

720 Vgl. Bundesvereinigung Deutscher Apothekerverbände (2014b), S. 4.
721 Vgl. Harding, G., Wilcock, M. (2010), S. 383.
722 Vgl. Wells, K. M., Thornley, T., Boyd, M. J., Boardman, H. F. (2014), S. 63.
723 Vgl. MacIntosh, C., Weiser, C., Wassimi, A., Reddick, J., Scovis, N., Guy, M., Boesen, K. (2009), S. 29.

Risiko für arzneimittelbezogene Probleme fungieren, wie dies in den Studien zur Patientenperspektive gezeigt wird, ist daher ein wesentlicher Ansatzpunkt.

Als ein möglicher Anwendungsbereich wurde auch der Übergang vom stationären in den ambulanten Sektor identifiziert. Eine Entlassung aus dem Krankenhaus ist damit ein möglicher Grund zur Nutzung einer Medikationsanalyse. Ein weiterer Anwendungsbereich ist nach Ansicht der Apotheker die Vermeidung von Doppelmedikationen. Rabattverträge wurden als weiterer Anwendungsbereich im Rahmen der Befragung identifiziert. Auch mehrere verschreibende Ärzte sind ein Ansatzpunkt der Medikationsanalyse.

7.1.2.3 Einordnung der Ergebnisse der Evaluation der 6 Jahre des AOK Praxismodells in den aktuellen Forschungsstand

Auch im Rahmen der Evaluation des AOK Praxismodells konnten Zielgruppen und Anwendungsbereiche für Medikationsüberprüfungen identifiziert werden. Die Ergebnisse der empirischen Erhebung zum AOK Praxismodell werden im Kontext vergleichbarer Studien für Deutschland näher betrachtet.

In der Studie von Hämmerlein et al. wurden arzneimittelbezogene Probleme in öffentlichen Apotheken während einer Woche innerhalb des Studienzeitraums dokumentiert.[724] Die Studie von Eickhoff et al. wurde 2007 in Deutschland in den Monaten August und September durchgeführt.[725] In der Studie von Nicolas wurden 2007 jeweils Daten von 100 Patienten dokumentiert.[726] Die Studie Lewinski et al. wurde 2007 in einem Zeitraum von April bis Juni durchgeführt.[727] In einer Studie von Schröder lag die Dauer bei einem Zeitraum von 8 Monaten.[728] Im Rahmen der AOK Aktion erfolgte eine Dokumentation in einem vergleichsweise kurzen Aktionszeitraum zwischen Mai und Juni in den jeweiligen Jahren.

Im Rahmen der AOK-Aktion erfolgte in den Partnerapotheken eine Überprüfung der Arzneimitteltherapie um Auffälligkeiten identifizieren zu können. Dabei war

724 Vgl. Hämmerlein, A., Griese, N., Schulz, M. (2007), S. 1826.
725 Vgl. Eickhoff, C., Hämmerlein, A., Griese, N., Schulz, M. (2012), S. 255.
726 Vgl. Nicolas, A., Eickhoff, C., Griese, N., Schulz, M. (2013), S. 477.
727 Vgl. Lewinski, D., Wind, S., Belgardt, C., Plate, V., Behles, C., Schweim, H. G. (2010), S. 142.
728 Vgl. Schroeder, S., Martus, P., Odin, P., Schaefer, M. (2012), S. 754.

der Anteil der dokumentierten Wechselwirkungen mit 39,67% deutlich höher als der Anteil für Unklarheiten bei der richtigen Anwendung (19,20%) und einer Überversorgung (5,69%).

Von den insgesamt in der Studie von Hämmerlein et al. dokumentierten 10.427 arzneimittelbezogenen Problemen waren Wechselwirkungen zwischen Arzneimitteln mit 8,6% die am häufigsten genannten arzneimittelbezogenen Probleme. Der hohe Anteil der Wechselwirkungen kann unter anderem auch auf die in nahezu allen öffentlichen Apotheken in Deutschland eingesetzte Software zurückzuführen sein. Diese erlaubt ein computerunterstütztes Screening und weist das pharmazeutische Personal auf Interaktionen zwischen Arzneimitteln hin. Die Datenbank, die bei dieser Prüfung verwendet wird ist die ABDA-Datenbank.[729]

In der Studie von Nicolas, die eine Dokumentation von ABPs im Apothekenalltag in Deutschland näher untersucht, wurden von 143 Apothekern bei 2.556 Patienten arzneimittelbezogene Probleme dokumentiert. Dies entspricht einem Anteil von 18,0% der Patienten, deren Medikation in den teilnehmenden, öffentlichen Apotheken geprüft wurde.[730] Damit ergab sich ein Anteil von 0,23 arzneimittelbezogenen Problemen pro Patient. Wechselwirkungen zwischen Arzneimitteln waren dabei für 22,9% aller arzneimittelbezogenen Probleme verantwortlich. Der Anteil der dokumentierten Wechselwirkungen an den arzneimittelbezogenen Problemen war hier niedriger als im Rahmen der AOK-Aktion. Probleme in Hinblick auf die korrekte Anwendung der Arzneimittel konnten bei 10,9% der Patienten festgestellt werden. Auch dieser prozentuale Anteil ist geringer als der prozentuale Anteil der Unklarheiten bei der richtigen Anwendung der Arzneimittel, wie er in der empirischen Erhebung zur AOK-Aktion vorlag. Der Anteil an festgestellten arzneimittelbezogenen Problemen war am höchsten bei Patienten über 65 Jahren.[731]

Auch in der Studie von Nicolas et al. waren Arzneimittelwechselwirkungen die am häufigsten dokumentierten arzneimittelbezogenen Probleme. In der Studie

[729] Vgl. Hämmerlein, A., Griese, N., Schulz, M. (2007), S. 1830.
[730] Vgl. Nicolas, A., Eickhoff, C., Griese, N., Schulz, M. (2013), S. 477-478.
[731] Vgl. Nicolas, A., Eickhoff, C., Griese, N., Schulz, M. (2013), S. 479.

konnte in etwa jedes vierte arzneimittelbezogene Problem einer potenziellen Arzneimittelwechselwirkung zugeordnet werden. Der hohe Anteil der Wechselwirkungen, wie er bereits in der Studie von Hämmerlein gezeigt wurde, wird auch in der Studie von Nicolas zumindest teilweise durch die Apothekensoftware erklärt. Diese analysiert die Medikation, basierend auf der ABDA-Datenbank und verfügt über ein Warnsystem bei Arzneimittelwechselwirkungen. Hierdurch kann das Potenzial Arzneimittelwechselwirkungen zu erkennen, deutlich erhöht werden. Auch eine bestehende Medikationsdatei mit Informationen zur Gesamtmedikation des Patienten kann dazu beitragen, arzneimittelbezogene Probleme leichter erkennen zu können. Dies zeigte sich auch in den Ergebnissen der Studie.[732]

Insbesondere aufgrund der zur Verfügung stehenden Softwareunterstützung, durch die eine Identifikation von Wechselwirkungen erleichtert wird, ist in Hinblick auf die praktische Durchführbarkeit der Medikationsanalyse eine Konzentration auf Wechselwirkungen sinnvoll.

Wird speziell der Einfluss demographischer Faktoren betrachtet, zeichnen sich Risikogruppen ab, die aufgrund der in diesen Gruppen festgestellten Auffälligkeiten besonders von einer Medikationsanalyse profitieren können. Die in weiteren für Deutschland veröffentlichten Studien und auch in der empirischen Erhebung betrachteten demographischen Daten sind jedoch weitgehend auf das Alter der Patienten und das Geschlecht der Patienten begrenzt. Unter Berücksichtigung von Datenschutzaspekten wurden in der Studie von Hämmerlein nur Angaben zum Geschlecht und Alter der Patienten erfasst, um die Anonymität der Patienten sicherzustellen.[733] Auch in der Studie von Lewinski et al. wurden neben Informationen zu den festgestellten arzneimittelbezogenen Problemen und der aktuellen Medikation das Alter und das Geschlecht der Patienten bei der Dokumentation erfasst.[734] In der Studie von Eickhoff et al. wurden ebenfalls das Alter und das Geschlecht als demographische Daten zu den Patienten erfasst.[735] In der Studie von Nicolas

---

732 Vgl. Nicolas, A., Eickhoff, C., Griese, N., Schulz, M. (2013), S. 480-481.
733 Vgl. Hämmerlein, A., Griese, N., Schulz, M. (2007), S. 1826.
734 Vgl. Lewinski, D., Wind, S., Belgardt, C., Plate, V., Behles, C., Schweim, H.G. (2010), S. 142.
735 Vgl. Eickhoff, C., Hämmerlein, A., Griese, N., Schulz, M. (2012), S. 255.

wurden das Geburtsjahr und das Geschlecht erfasst.[736] Auch bei der im Rahmen der Aktion „Arzneimittel sicher einnehmen“ durchgeführten Dokumentation wurden nur das Geschlecht und das Alter der Patienten erfasst.

Als eine Risikogruppe können Patienten mit 65 Jahren und älter abgeleitet werden. In der Studie von Nicolas war der Anteil an festgestellten arzneimittelbezogenen Problemen am höchsten bei Patienten über 65 Jahren.[737] In der Studie von Hämmerlein et al. konnten arzneimittelbezogene Probleme verstärkt bei Frauen und im Zusammenhang mit einem höheren Alter beobachtet werden.[738] Auch in der empirischen Erhebung zur AOK-Aktion „Arzneimittel sicher einnehmen“ zeichneten sich ähnliche Tendenzen ab. Dennoch waren diese Zusammenhänge in der empirischen Erhebung nicht statistisch signifikant. Auch in der Studie von Eickhoff et al. konnte gezeigt werden, dass in Hinblick auf demographische Faktoren wie Alter und Geschlecht keine signifikanten Unterschiede zwischen den Gruppen mit unerwünschten und ohne unerwünschte Arzneimittelwirkungen bestanden.[739]

Durch eine Regressionsanalyse wurde in der Studie von Lewinski et al. der Einfluss unterschiedlicher Risikofaktoren für das Auftreten von arzneimittelbezogenen Problemen bestimmt. Als Risikofaktoren wurden das Alter, neue Medikation, neue Verschreibung oder neue Selbstmedikation, aber auch das Geschlecht, die Anzahl der Arzneimittel und Selbstmedikation in das Modell einbezogen. Als Risikofaktoren für das Auftreten arzneimittelbezogener Probleme konnten insbesondere Selbstmedikation, neue Medikation oder neue Verschreibung identifiziert werden. Faktoren wie das Alter, Geschlecht oder die Anzahl der Arzneimittel waren dabei nicht mit nennenswerten Einflüssen verbunden. Es zeigten sich lediglich erwartete Zusammenhänge zwischen Arzneimittelinteraktionen und der Anzahl an Arzneimitteln.[740]

---

736 Vgl. Nicolas, A., Eickhoff, C., Griese, N., Schulz, M. (2013), S. 478.
737 Vgl. Nicolas, A., Eickhoff, C., Griese, N., Schulz, M. (2013), S. 479.
738 Vgl. Hämmerlein, A., Griese, N., Schulz, M. (2007), S. 1826.
739 Vgl. Eickhoff, C., Hämmerlein, A., Griese, N., Schulz, M. (2012), S. 258.
740 Vgl. Lewinski, D., Wind, S., Belgardt, C., Plate, V., Behles, C., Schweim, H. G. (2010), S. 143-145.

Daher werden weitere Faktoren neben dem Alter und dem Geschlecht betrachtet, um relevante Zielgruppen und Anwendungsbereiche für eine Medikationsanalyse identifizierten zu können.

In der Studie von Schneeweiß wurden auch einzelne Medikamentengruppen näher betrachtet. In der Studie standen unter anderem auch die Antithrombotika, aber auch die Analgetika und Antirheumatika, insbesondere die NSAIDs, aber auch Insuline und die Angiotensin-2-Blocker im Fokus. Hierbei wurde insbesondere das potenzielle Risiko von Antithrombotika deutlich.[741] In der Studie von Hämmerlein et al. wurden arzneimittelbezogene Probleme am häufigsten in Verbindung mit den Arzneimittelgruppen der NSAIDs, aber auch kardiovaskulären Medikationen, Insulinen und Insulinanaloga, inhalativen Agonisten und Antidepressiva genannt.[742] Auch der Studie von Lewinski, die Prävalenz von arzneimittelbezogenen Problemen im ambulanten Bereich untersucht, zählten die Analgetika/NSAIDs zu den relevantesten Arzneimittelgruppen im Zusammenhang mit arzneimittelbezogenen Problemen.[743] In einer Studie von Miller et al. konnte gezeigt werden, dass insbesondere ältere Patienten sich nicht den potenziellen Problemen bei der Anwendung nicht steroidaler, antiinflammatorischer Arzneimittel bewusst sind.[744]

Für die Zielgruppenbestimmung eines Modells das in öffentlichen Apotheken implementiert werden soll, ist auch der Bereich der OTC-Arzneimittel interessant. In der Studie von Eickhoff et al. wurden bei 17,6% aller 12.576 Anfragen zu Selbstmedikation ein oder mehrere arzneimittelbezogene Probleme dokumentiert. In der Erhebung von Eickhoff zählen Schmerzen zu den vier häufigsten Indikationen für Anfragen zu OTC-Arzneimitteln. Insgesamt vier Indikationen zu denen neben Schmerzen auch Atemwegsbeschwerden, gastrointestinale- und Hautbeschwerden zählten, schließen dabei mehr als 70% aller Anfragen mit mindestens einem festgestellten arzneimittelbezogenen Problem ein.[745] Eine Konzentration auf Indikati-

---

741 Vgl. Schneeweiss, S., Hasford, J., Gottler, M., Hoffmann, A., Riethling, A. K., Avorn J. (2002), S. 286-288.
742 Vgl. Hämmerlein, A., Griese, N., Schulz, M. (2007), S. 1830.
743 Vgl. Lewinski, D., Wind, S., Belgardt, C., Plate, V., Behles, C., Schweim, H. G. (2010, S. 146.
744 Vgl. Miller, M. J., Schmitt, M. R., Allison, J. J., Cobaugh, D. J., Ray, M. N., Saag, K. G. (2010), S. 274.
745 Vgl. Eickhoff, C., Hämmerlein, A., Griese, N., Schulz, M. (2012), S. 256-257.

onen, die mit einem hohen Anteil an arzneimittelbezogenen Problemen einhergehen kann daher sinnvoller sein, als nur die häufigsten Indikationen zu berücksichtigen.[746]

Medikationsanalysen und verwandte Leistungen sollten auf die Bedürfnisse spezieller Patientengruppen zugschnitten werden, ein möglicher Ansatzpunkt wäre daher ein Fokus auf häufig identifizierte arzneimittelbezogene Probleme. Von diesen Leistungen können insbesondere Patienten mit Polypharmazie oder Hoch-Risiko-Medikationen profitieren. Da die Erkennung während der normalen Arzneimittelabgabe jedoch aufgrund des erhöhten Zeitbedarfs häufig nur eingeschränkt erfolgen kann, sind Dienstleistungen erforderlich, die über eine reine Arzneimittelabgabe und Beratung hinausgehen. Insgesamt konnte gezeigt werden, dass Apotheker zahlreiche arzneimittelbezogene Probleme identifizieren und lösen können. In diesem Bereich haben Apotheker die Möglichkeit, ihre Fähigkeiten und das Wissen gezielt einzusetzen, um die Sicherheit und Wirksamkeit, aber auch die Kosteneffektivität der Arzneimitteltherapie sicherzustellen. Obwohl die Medikationsanalyse ein relevanter Ansatz sein kann, um arzneimittelbezogene Probleme und deren Relevanz näher zu bestimmen und damit einen Beitrag zur Verbesserung der Qualität und Sicherheit der Arzneimitteltherapie leisten kann, sind die Leistungen zeitaufwändig.[747] Dies bedingt die Relevanz einer näheren Betrachtung ökonomischer Aspekte.

In Abbildung 31 werden die zentralen, in den empirischen Teilerhebungen identifizierten Zielgruppen visualisiert. Während sich einige Zielgruppen in der Apotheker- und Patientenbefragung oder der Apothekerbefragung und den Erfahrungen aus dem Praxismodell abzeichneten, konnten andere Zielgruppen nur für die jeweilige Anspruchsgruppe gezeigt werden oder wurden nur im Rahmen des Praxismodells näher betrachtet.

Eigenverantwortung und Kompetenzstärkung, arzneimittebzogene Probleme und Änderungen in der Medikation konnten sowohl in der Apothekerbefragung als

---

[746] Vgl. Eickhoff, C., Hämmerlein, A., Griese, N., Schulz, M. (2012), S. 259.
[747] Vgl. Nicolas, A., Eickhoff, C., Griese, N., Schulz, M. (2013), S. 481.

auch in der Patientenbefragung als mögliche Anwendungsbereiche identifiziert werden. Ältere Patienten, Stammkunden und Patienten die mehrere Arzneimittel einnehmen, konnten sowohl im Praxisprojekt als auch der Apothekerbefragung als Zielgruppen identifiziert werden.

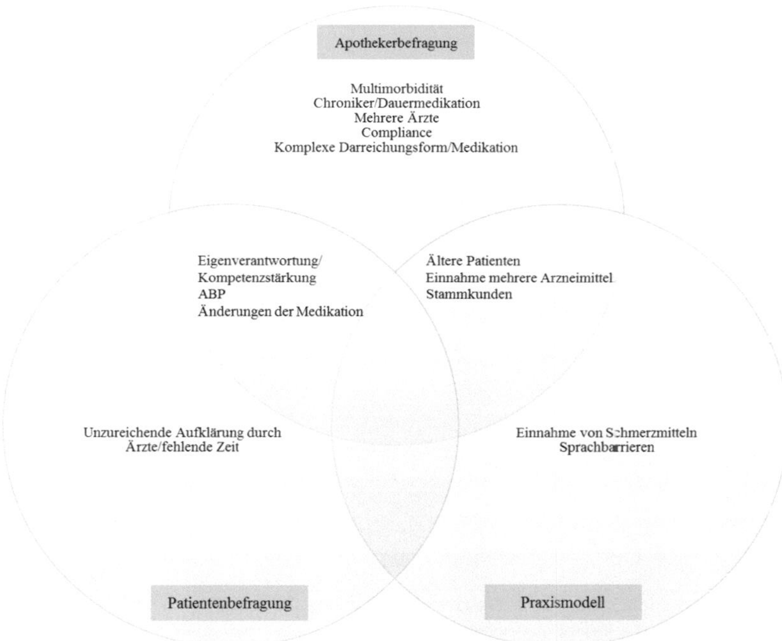

Abb. 31: Identifikation der zentralen Zielgruppen im Rahmen der empirischen Erhebungen[748]

---

748 Quelle: Eigene Darstellung.

7.2 Limitationen

7.2.1 Limitationen aller Teilerhebungen

Für die Ergebnisse der empirischen Erhebungen bestehen einige Limitationen. Wesentliche Limitationen, die alle drei Teilerhebungen betreffen, sind die starke Konzentration auf Bayern und ein Selektionsbias in Hinblick auf die Anbieter und die Patienten. In der Befragung der Apotheker wurde nur Bayern betrachtet, die Übertragbarkeit der Ergebnisse ist hierdurch eingeschränkt. Auch für die Patientenbefragung wurden Selbsthilfegruppen in Bayern kontaktiert. Das Praxismodell der AOK konzentriert sich ebenfalls ausschließlich auf Bayern, insbesondere den mittelfränkischen Raum.

Eine weitere zentrale Einschränkung hinsichtlich der Ergebnisinterpretation wird bedingt durch einen Selektionsbias in den einzelnen Erhebungen. Bei der Befragung der Apotheker ist davon auszugehen, dass sich vorwiegend Apotheker mit einem Interesse an Leistungen wie Medikationsanalyse und Medikationsmanagement beteiligen. Auch bei der Patientenbefragung liegt ein Selektionsbias bei der Auswahl der Patienten vor. In der Studie wurden ausschließlich Mitglieder von Selbsthilfegruppen einbezogen. Insbesondere bei diesen Patienten kann von einem erhöhten Informationsbedürfnis zur eigenen Erkrankung ausgegangen werden. Im Praxismodell kann sich ein Selektionsbias besonders bei der Befragung und Beobachtung der sechs Apotheken auswirken, da hier nur Apotheken mit einer hohen Beteiligung von mehr als 50 Medikationschecks in den sechs Jahren für die Erfassung der Arbeitsbelastung gewählt wurden.

In Hinblick auf die Einordnung der Ergebnisse ergeben sich Limitationen die durch Unterschiede in den Programmen in UK, den USA, Australien und Deutschland bedingt werden. Dies wird besonders deutlich bei der Analyse der Patientenperspektive. Obwohl Leistungen wie HMR zahlreiche Eigenschaften mit anderen Programme gemein haben, müssen die Ergebnisse nicht unbedingt auf andere Länder übertragbar sein.[749] Daher können die Ergebnisse aus Australien,

[749] Vgl. Carter, S. R., Moles, R., White, L., Chen, T. F. (2012b), S. 496.

aber auch aus UK und den USA nicht uneingeschränkt auf die deutschen Modelle übertragen werden.

7.2.2 Betrachtung der Limitationen für die einzelnen Teilerhebungen

7.2.2.1 Limitationen der empirischen Erhebung zur Perspektive der Apotheker

In der Befragung der Apotheker wurde eine relativ geringe Responsequote erzielt, dies kann auf die Online-Erhebung zurückgeführt werden. Durch die Versendung eines Reminders konnte die anfängliche Responsequote jedoch deutlich erhöht werden, wodurch eine Responsequote die nur leicht unter der anderer Studien in diesem Bereich liegt, erzielt werden konnte.[750]

Speziell die Apothekenleiter wurden in der Befragung zur Teilnahme aufgerufen, daher haben auch hauptsächlich Apothekenleiter an der Umfrage teilgenommen. Dies beschränkt die Generalisierbarkeit, obwohl anzunehmen ist, dass die Apothekenleiter mehr Einfluss hinsichtlich der Entscheidung haben, ob eine Apotheke eine Medikationsanalyse anbietet.

Zudem wurde für die Charakterisierung der Apothekengröße lediglich die Anzahl der Mitarbeiter erfasst. Es liegen keine Informationen darüber vor, wie viele Rezepte in den Apotheken pro Tag bedient werden. Zudem wurde nicht erfasst, ob die Mitarbeiter in Vollzeit oder Teilzeit in der Apotheke tätig sind. Daher können Aussagen zur Apothekengröße nur eingeschränkt getroffen werden.

Bei der Analyse von Hürden ist die Einordnung der empirischen Ergebnisse in die bestehende Literatur aus UK, den USA und Australien mit Limitationen verbunden. Nicht nur aufgrund der Unterschiede der zugrundeliegenden Gesundheitssysteme, sondern auch aufgrund der Unterschiede zwischen den Programmen sind die Ergebnisse nur eingeschränkt übertragbar. Die Medikationsanalyse ist jedoch

---

[750] Vgl. Gavaza, P., Brown, C. M., Lawson, K. A., Rascati, K. L., Wilson, J. P., Steinhardt, M (2011), S. 373.

in allen Modellen Bestandteil der Leistung, daher können unter Beachtung der Unterschiede dennoch wesentliche Hürden abgeleitet werden.

Auch in Hinblick auf die Wahl der Stichprobe ergeben sich Limitationen. In der vorliegenden Erhebung wurde eine bewusste Auswahl der Stichprobe für die Teilerhebung getroffen. Eine Zufallsstichprobe wäre in Hinblick auf die Möglichkeit zu einem Rückschluss auf die Grundgesamtheit vorzuziehen gewesen.[751]

7.2.2.2 Limitationen der empirischen Erhebung zur Perspektive der Patienten

Die Methode der Inhaltsanalyse ist mit Limitationen verbunden. Hierzu zählt, dass die Inhaltsanalyse auf dem vom Forscher beeinflussten Klassifikationsschema basiert.[752]

Eine wesentliche Limitation der vorliegenden Studie steht im Zusammenhang mit der bewussten Auswahl der Patienten für die Untersuchung der Forschungsfrage. Die Untersuchung basiert daher nicht auf einer Zufallsstichprobe. Da hierbei keine Wahrscheinlichkeitsstichprobe betrachtet wurde, sondern eine Ermessensstichprobe basierend auf den zuvor definierten Kriterien, ist die Übertragbarkeit der Ergebnisse stark eingeschränkt. Hierdurch ist ein Bias durch den Forscher wahrscheinlich, da die Wahl der Patienten auf der weitgehend subjektiven Einschätzung des Forschers beruht.

Die Befragung konzentriert sich zudem nur auf zwei Erkrankungen, Diabetes und chronische Schmerzen. Im Rahmen der Leitfadenkonzeption wurde auch eine Selbsthilfegruppe zu Herz-Kreislauf-Erkrankungen einbezogen, diese wurde in der eigentlichen Befragung nicht berücksichtigt. Bei anderen chronischen Erkrankungen können insbesondere in Hinblick auf die damit verbundenen Arzneimittel andere Bedürfnisstrukturen bestehen und auch die Wahrnehmung der eigenen Arzneimitteltherapie kann sich deutlich von der Wahrnehmung der befragten Selbsthilfegruppen unterscheiden.

---

751 Vgl. Raithel, J. (2008), S. 56.
752 Vgl. Jackson, K. M., Trochim, W. M. (2002), S. 311.

In der vorliegenden Erhebung liegt eine Einzelfallorientierung vor. Für eine Übertragbarkeit der Ergebnisse und Aussagen über die Grundgesamtheit wäre ein quantitatives Design vorzuziehen gewesen. Dennoch mussten die zugrunde liegenden Kategorien zunächst in einem ersten qualitativen Schritt erarbeitet werden, um aufbauend auf diesen Erkenntnissen weitere Untersuchungen zu ermöglichen.[753] Eine Forschertriangulation war in der Dissertation nicht möglich, daher konnte bei der qualitativen Inhaltsanalyse eine Intercoderreliabilität[754] nicht ausgewiesen werden.

Auch in Hinblick auf die Einordnung der in der empirischen Forschung identifizierten Hürden in die Forschungsergebnisse aus den USA, UK und Australien ergeben sich Limitationen. Bedingt durch die Unterschiede der innerhalb der Studien betrachteten Leistungsangebote sind die einzelnen Hürden, die aus der Perspektive der Patienten identifiziert wurden, nicht uneingeschränkt übertragbar. Während die Überprüfung der Medikation in Form einer Medikationsanalyse auch im Modell des Medication Therapy Management vorgesehen ist, bestehen vor allem im Vergleich zum australischen Modell deutlichere Unterschiede. Diese liegen primär im Setting der Durchführung begründet, da es sich hierbei um eine häusliche Medikationsanalyse handelt. In der empirischen Befragung wurde daher das Setting für die Durchführung der Medikationsanalyse in dem vorgegebenen Modell nicht näher spezifiziert, um die Patienten nach dem präferierten Ort der Durchführung befragen zu können. Im Rahmen der Einordnung der Ergebnisse der empirischen Befragung wurden dennoch nur Hürden betrachtet, die nicht ausschließlich für das australische Modell beschrieben wurden. Die zentralen Hürden wie ein fehlender Bedarf, die Arzt-Patienten-Beziehung, Bedenken zur Privatsphäre, die fehlende Bekanntheit der Programme, die Einbettung der Leistungen in das kommerzielle Umfeld der Apotheken, mit der Leistung verbundene Kosten, wurden nicht nur für das australische HMR beschrieben.

---

753 Vgl. Mayring P. (2010), S. 20.
754 Vgl. Mayring P. (2010), S. 117.

7.2.2.3 Limitationen der empirischen Analyse des Medikationsanalyse-Modells der AOK

7.2.2.3.1 Limitationen der Analyse von Medikationschecks in öffentlichen Apotheken

Als eine Limitation kann der im Vergleich zu weiteren Studien in diesem Themenbereich eher kurze Aktionszeitraum, in dem die Dokumentation stattfand, angesehen werden. Dieser Limitation wirkt jedoch die Durchführung der Aktion über insgesamt sechs Jahre entgegen.

Auch in Hinblick auf die von einzelnen Apothekern auf den Dokumentationsunterlagen vermerkten Kommentare bestehen Limitationen. Insbesondere in Hinblick auf die Rücksprache mit dem Arzt ergeben sich Einschränkungen für die Interpretation der Ergebnisse. Obwohl sich in der Umfrage Zusammenhänge zwischen dem Auftreten von Wechselwirkungen und der Rücksprache mit dem Arzt abzeichnen, geht aus den Dokumentationen nicht eindeutig hervor, aus welchem Grund der Arzt konsultiert wurde.

Auch bei den Wechselwirkungen wurden 2011 bei nur 10,57%, 2012 bei 9,03%, 2014 bei 13,82% und 2013 sogar nur bei 3,45% der dokumentierten Wechselwirkungen bei mindestens einer Wechselwirkung Angaben zum Schweregrad gemacht. Im Jahr 2015 stand diese Dokumentation jedoch im Fokus der Kommunikationsmaßnahmen der AOK. Der Wert für 2015 konnte im Vergleich zu den vorherigen Jahren wesentlich erhöht werden. Daher lagen 2015 bei 46,78% der in diesem Jahre dokumentierten Medikationschecks Angaben zum Schweregrad der identifizierten Wechselwirkungen vor.

Weitere Daten zu den zugrundeliegenden Diagnosen der Patienten und weitere Daten zur Arzneimitteltherapie hätten mehr Rückschlüsse auf die Erkrankungen und Arzneimittel, die in Verbindung mit den arzneimittelbezogenen Problemen standen, erlaubt. Eine umfangreichere Dokumentation hätte sich jedoch negativ auf die Praktikabilität und damit auf die Beteiligung der Apotheken auswirken können.

Zudem waren aufgrund der Anonymisierung der Daten keine Rückschlüsse darauf möglich, ob die Leistungen von den Patienten erstmalig oder zum wiederholten

Mal innerhalb der sechs Jahre in Anspruch genommen wurden. Daher gehen aus den Ergebnissen keine direkten Hinweise zur Zufriedenheit der Patienten mit den Leistungen hervor. Durch eine Einteilung, ob die Leistung bereits in Anspruch genommen wurde oder nicht könnten Personen, die die Leistung bereits zu einem früheren Zeitpunkt wahrgenommen haben, identifiziert werden. Die Häufigkeit, mit der die Leistung in Anspruch genommen wurde, könnte als ein Segmentierungskriterium fungieren. Hierbei kann zwischen einer seltenen, mittleren, oder häufigen Inanspruchnahme unterschieden werden.[755] Diese Daten wurden jedoch aufgrund der Anonymisierung der Patientendaten nicht erfasst. Eine geographische Einteilung der Patienten nach Regionen oder Städten basierend auf dem vorhandenen Datenmaterial war nicht möglich, da nur Informationen zur Lage der Apotheken, in denen die Medikationschecks durchgeführt wurden, verfügbar waren. Hierbei sind jedoch keine direkten Rückschlüsse auf die geographischen Daten zu einzelnen Patienten möglich.[756]

7.2.2.3.2 Limitationen zur Analyse ökonomischer Aspekte der Medikationschecks

Limitationen ergeben sich hinsichtlich der Zeiterfassung durch die Methode der kombinierten Beobachtung und Befragung. Eine Methode, wie sie auch im Rahmen der Studie von Rutter et al. identifiziert werden konnte, ist die Selbsteinschätzung mit einer kontinuierlichen Dokumentation des Zeitbedarfs durch die Teilnehmer in Protokollen oder Tagebüchern. Ein Studienprotokoll, das von den Apothekern selbst kontinuierlich während des Aktionszeitraums der AOK ausgefüllt wird, hätte zu präziseren Ergebnissen führen können. Eine wesentliche Voraussetzung hierfür ist jedoch die Kenntnis aller Aktivitäten im Rahmen der Tätigkeit der Teilnehmer.[757] Diese Methode wurde jedoch aufgrund der fehlenden Informationen zu den erforderlichen Arbeitsschritten im Vorfeld der empirischen Erhebung nicht gewählt. Daher kann die vorliegende Erhebung als ein erster Schritt mit einer Identifikation wesentlicher Arbeitsschritte die Grundlage für

[755] Vgl. Kotler, P., Shalowitz, J., Stevens, R. J. (2008), S. 228.
[756] Vgl. Kotler, P., Shalowitz, J., Stevens, R. J. (2008), S. 223.
[757] Vgl. Rutter, P. M., Brown, D., Jones, I. F. (1998), S. 47.

weitere Forschung in diesem Bereich bilden. Im Rahmen der empirischen Erhebung wurden erste Hinweise zu den erforderlichen Arbeitsschritten bei der Durchführung der Medikationschecks erhalten. Daher könnten basierend auf den identifizierten Arbeitsschritten weitere Erhebungen unter Verwendung von Methoden wie einer kontinuierlichen Messung im Rahmen eines „Stoppuhr"-Verfahrens[758] oder Work Sampling Techniken[759] durchgeführt werden. Hierdurch könnte eine genauere Einschätzung der tatsächlich benötigten Zeit ermöglicht werden. Eine wesentliche Grundlage ist hierbei jedoch ein Klassifikationssystem um alle Aktivitäten zu definieren, die von Apothekern potenziell durchgeführt werden.[760]

Eine wesentliche Limitation speziell in Hinblick auf die Schätzung der Kosten im Rahmen der Beobachtung war der kurze Beobachtungszeitraum, da dieser keine kontinuierliche Erhebung an mehreren Tagen, sondern jeweils nur punktuelle Einblicke an einem Tag innerhalb des Beobachtungszeitraums ermöglichte. Auch die begrenzte Sichtprobenzahl von sechs Apotheken begrenzt die Aussagekraft der Ergebnisse. Eine weitere mögliche Limitation in Hinblick auf die Erfassung des Zeitbedarfs kann zudem ein Hawthorne Effekt sein. Es wird vermutet, dass die beobachteten Apotheker ihr Verhalten ändern, wenn sie wissen, dass ihre Tätigkeiten beobachtet werden. Dies wird auch in der Studie von Ampt als ein Vorteil von den durch die von Probanden selbst erstellten Aufzeichnungen gegenüber Beobachtungen angeführt.[761]

Eine Limitation der Betrachtung der Kosten ist die vereinfachte Schätzung von Kosten basierend auf den Personalkosten. Bei einer Vollkostenrechnung für Leistungen wie Medikationsanalyse oder Medikationsmanagement würden Kosten für das Personal, besondere Schulungen und Weiterbildungen betrachtet werden.[762] Aber auch Kosten für Informationsmaterialien müssten betrachtet werden.[763,764] Auch Kosten um die Leistung zu bewerben, einschließlich des damit verbundenen

[758] Vgl. Rutter, P. M., Brown, D., Jones, I. F. (1998), S. 48.
[759] Vgl. Rutter, P. M., Brown, D., Jones, I. F. (1998), S. 50.
[760] Vgl. McCann, L., Hughes, C. M., Adair, C. G. (2010), S. 573.
[761] Vgl. Ampt, A., Westbrook, J., Creswick, N., Mallock, N. (2007), S. 19.
[762] Vgl. Rupp, M. T. (2011), S. 57.
[763] Vgl. Witte, A., Zur Mühlen, D. (2013), S. 88.
[764] Vgl. Rupp, M. T. (2011), S. 57.

Zeitaufwands für das Apothekenpersonal um die Leistung den Patienten und Ärzten zu erklären, wären relevant.[765,766] Auch Kosten für die Ausstattung die vorwiegend oder ausschließlich für die Erbringung der Leistung benötigt wird, können in diesem Zusammenhang anfallen.[767] Zudem kann ein Anteil der Gemeinkosten berücksichtigt werden.[768] Diese können beispielsweise die Miete beinhalten.[769] Die einzelnen, für die Erbringung der Leistung erforderlichen Kosten können in Abhängigkeit von der Ausgestaltung der Leistungen jedoch stark variieren. Relevante Unterschiede können insbesondere beim Bedarf für zusätzliche Schulungen oder Informationsmaterialen bestehen, die andernfalls nicht in der Apotheke vorhanden wären.[770] Die mit dem Personal verbundenen Kosten können daher zwischen den Apotheken variieren. Umfangreiche Fortbildungen sind unabdingbar, um die Qualität des Angebots zu sichern.[771] Nebenkosten für Weiterbildung oder Erstattung der Fahrtkosten können zu einer Steigerung von Kosten beitragen. Kostenunterschiede können auch regional bedingt sein, da das regional übliche Gehaltsniveau nach Bundesland und Ortsgröße variieren kann.[772] Auch eine zusätzliche Ausstattung für die Erbringung der Leistungen wird nicht bei allen Apotheken gleichermaßen erforderlich sein.[773]

---

765 Vgl. Witte, A., Zur Mühlen, D. (2013), S. 88.
766 Vgl. Rupp, M. T. (2011), S. 61.
767 Vgl. Witte, A., Zur Mühlen, D. (2013), S. 88.
768 Vgl. Rupp, M. T. (2011), S. 57.
769 Vgl. Witte, A., Zur Mühlen, D. (2013), S. 18.
770 Vgl. Rupp, M. T. (2011). 61.
771 Vgl. Kotler, P., Shalowitz, J., Stevens, R. J. (2008), S. 269.
772 Vgl. Hüsgen, U., Strobel, B. (2009) S. 87.
773 Vgl. Rupp, M. T. (2011), S. 60.

8 Ableitung von Implikationen

8.1 Der Wunsch nach Umsatzalternativen im Kontext der Rahmenbedingungen im Apothekenmarkt

Apotheken agieren in einem stark regulierten Markt.[774] Zu den rechtlichen Rahmenbedingungen zählen vor allem das Gesetz über das Apothekenwesen (ApoG)[775], das Arzneimittelgesetz (AMG)[776], aber auch die Apothekenbetriebsordnung (ApBetrO)[777] und die Arzneimittelpreisverordnung (AMPreisV)[778]. Da das Medikationsmanagement und in diesem Zusammenhang auch die Medikationsanalyse nicht an die Arzneimittelabgabe bei Verordnungen gebunden sind, gilt für diese nicht das nach §3 der Arzneimittelpreisverordnung[779] geregelte Honorar, dass für die Beratung bei der Arzneimittelabgabe Gültigkeit hat.[780] Das Medikationsmanagement wurde jedoch explizit in die Apothekenbetriebsordnung von 2015 aufgenommen und zählt nach §1a (3) 6 zu den pharmazeutischen Tätigkeiten.[781]

Eine Dynamisierung des Apothekenmarktes und Veränderungen der Rahmenbedingungen für den Markt, in dem Apotheken agieren, können beobachtet werden. Dies steht auch im Zusammenhang mit aktuellen Gesundheitsreformen. Auch generelle Regelungen, wie die Freigabe des Versandhandels sind in diesem Zusammenhang von Bedeutung. Ein zunehmender Druck auf die Akteure im Bereich der Arzneimittelversorgung ist erkennbar.[782] Insbesondere durch das das Gesetz zur Modernisierung der gesetzlichen Krankenversicherung (GMG), aber auch das Arzneimittelversorgungs-Wirtschaftlichkeitsgesetz (AVWG) waren in den vergangen Jahren Einschnitte in den Umsatz- und Absatzzahlen zu beobachten.[783]

---

774 Vgl. Stark, M., Voigt, E., Matusiewicz, D. (2014), S. 243.
775 Vgl. Gesetz über das Apothekenwesen (2013).
776 Vgl. Gesetz über den Verkehr mit Arzneimitteln (2015).
777 Vgl. Verordnung über den Betrieb von Apotheken (2015).
778 Vgl. Arzneimittelpreisverordnung (2014).
779 Vgl. Arzneimittelpreisverordnung (2014), §3, Abs. 1.
780 Vgl. Bundesapothekerkammer (2014), S. 3.
781 Vgl. Verordnung über den Betrieb von Apotheken (2015).
782 Vgl. Witte, A., Zur Mühlen, D. (2013), S. 3-4.
783 Vgl. Witte, A., Zur Mühlen, D. (2013), S. 8.

Eine Verschärfung des Wettbewerbs zwischen den Apotheken und damit verbunden auch die Nutzung der Marketingmöglichkeiten sind beobachtbar. Zudem wird eine Professionalisierung des Wettbewerbs mit Apothekenkooperationen oder Franchisekonzepten deutlich. Die traditionelle Apotheke vor Ort steht zunehmend auch im Wettbewerb mit Versandapotheken und eine steigende Transparenz durch die Nutzung elektronischer Medien erschwert die langfristige Generierung von Wettbewerbsvorteilen.[784] Ein intensiver Wettbewerb für die klassische Offizin-Apotheke ist daher durch weitere Anbieter, wie Versandapotheken, Marketingkooperationen oder Franchiseanbieter spürbar. Auch ein verändertes Anspruchsniveau auf Kundenseite mit einem informierten, aber auch kritischen Kunden kann beobachtet werden.[785] Weitere Akteure sind in bestimmten Bereichen im Markt aktiv, wie Drogerien oder Verbrauchermärkte im Sektor der freiverkäuflichen Arzneimittel.[786] Die Entwicklung des Arzneimittelmarktes ist geprägt durch Strukturveränderungen und Preisveränderungen. Die Strukturkomponente steht im Zusammenhang mit den Umsatzveränderungen im Gesamtmarkt.[787]

Insbesondere im OTC-Bereich zeichnet sich eine Verlagerung von Umsätzen der klassischen Apotheken vor Ort hin zu Versandapotheken ab, die teilweise mit deutlichen Preisnachlässen von mehr als 10% werben. Die Struktur- und Preiskomponente haben sich daher zu einem Wirtschaftlichkeitsfaktor der Apotheken entwickelt. Auch eine Tendenz hin zu einem höheren Arbeitsaufwand in den Apotheken kann in den letzten Jahren beobachtet werden. Bei einer Betrachtung der Umsatzstruktur in Hinblick auf die Anteile von Verordnungen und Selbstmedikation wird deutlich, dass der Verordnungsmarkt von Arzneimitteln und damit die rezeptierten Positionen, wertmäßig dominieren. Der OTC-Markt deckt damit den geringeren Teil der Umsätze in Apotheken ab. Marketingmaßnahmen der Apotheken konzentrieren sich bisher jedoch vorwiegend auf diesen Umsatzbereich, auch die Wahrnehmung der Kunden wird wesentlich durch den OTC-Bereich bestimmt. Die gesetzlichen Krankenkassen nehmen eine starke Position gegenüber

---

[784] Vgl. Witte, A., Zur Mühlen, D. (2013), S. 4-6.
[785] Vgl. Witte, A., Zur Mühlen, D. (2013), S. 67.
[786] Vgl. Witte, A., Zur Mühlen, D. (2013), S. 6.
[787] Vgl. Witte, A., Zur Mühlen, D. (2013), S. 9-10.

Apotheken ein. Prognosen deuten darauf hin, dass aufgrund demographischer Entwicklungen und der Aufstellung der Krankenkassen aus finanzieller Perspektive in Hinblick auf die Arzneimittelausgaben der Druck auf den Markt erhöht wird. Der GKV-Umsatz spielt aktuell eine wesentliche Rolle bei den Einnahmequellen von Apotheken.[788]

Das ein wesentlicher Ansatzpunkt von Gesundheitsreformen in den vergangenen Jahren die Arzneimittelausgaben waren, ist für die Apotheken insbesondere bei den Einnahmen und dem Aufwand in der Versorgung deutlich spürbar. Ein Trend, der sich bereits abzeichnet ist ein Konzentrationsprozess im Apothekenmarkt, nicht zuletzt aufgrund von Veränderungen in der wirtschaftlichen Situation von Apotheken.[789]

Neben diesen Entwicklungen bedingt auch die Zunahme des Preiswettbewerbs im OTC-Bereich und der damit verbundenen Umsatzverlagerung im Bereich der Selbstmedikation von Präsenzapotheken hin zu Versandapotheken[790] die Notwendigkeit einer stärkeren Fokussierung auf Leistungen, die von der Arzneimittelabgabe selbst weitgehend unabhängig sind. Eine Ausweitung des Versorgungsbereiches ist für Apotheken daher zukünftig unumgänglich.[791] Im Kontext gegenwärtiger Entwicklungen wird die Forderung nach Umsatzalternativen für Apotheken lauter.[792]

Auch die Veränderungen auf Kundenseite mit einer stärkeren Nutzung von Gesundheitsinformationen im Internet, müssen von den am Markt agierenden Apotheken angemessen bei der Gestaltung des Leistungsangebots berücksichtigt werden.[793] Das Kundenbindungspotenzial ist dabei ein entscheidender Faktor, um das Umsatzpotenzial des eigenen Apothekenstandorts ausschöpfen zu können.[794]

---

788 Vgl. Witte, A., Zur Mühlen, D. (2013), S. 12-15.
789 Vgl. Witte, A., Zur Mühlen, D. (2013), S. 4.
790 Vgl. Witte, A., Zur Mühlen, D. (2013), S. 12.
791 Vgl. Witte, A., Zur Mühlen, D. (2013), S. 4.
792 Vgl. Witte, A., Zur Mühlen, D. (2013), S. 15.
793 Vgl. Witte, A., Zur Mühlen, D. (2013), S. 6.
794 Vgl. Witte, A., Zur Mühlen, D. (2013), S. 15.

Wesentliche Ansatzpunkte für die Positionierung von Apotheken sind unter anderem Fachkompetenz und Beratung.[795] Die pharmazeutische Fachkompetenz kann dabei als ein Alleinstellungsmerkmal der Apotheken weiter in den Vordergrund gestellt werden.[796] Die Entwicklung von Umsatzalternativen wird daher für Apotheken insbesondere zukünftig für die Umsatzsicherung entscheidend sein. Neue Geschäftsfelder mit einer stärkeren Konzentration auf die pharmazeutische Kompetenz werden zukünftig bedeutender für die Apotheken sein.[797]

8.2 Medikationsanalyse und Medikationsmanagement als Chance zur Profilierung der Apotheken

8.2.1 Ausbau des Leistungsangebots

In Folge von Veränderungen im Apothekenmarkt ist die weitere Verstärkung der Service- und Dienstleistungsfunktion ein Ansatzpunkt, um den aggressiven Marketingmaßnahmen von weiteren Akteuren im Markt, wie Drogerieketten, zu begegnen.[798] Die strategische Ausrichtung hin zu einem Ausbau der Dienstleistungen mit einem Medikationsmanagement ist ein möglicher Ansatz, um die Zielsetzung einer Profilierung und Differenzierung gegenüber weiteren Akteuren im Markt zu verfolgen. Diese können als eine Ergänzung zum Leistungsangebot der Apotheke gesehen werden.[799]

Tendenzen einer Entwicklung weg von einer Rezeptabgabestelle, hin zu einem erweiterten Kompetenzbereich sind erkennbar. Pharmazeutische Kompetenz und hohe Beratungsqualität sind dabei die Basis für den Erfolg der Apotheke. Neben einer pharmazeutischen Betreuung werden daher in der Praxis auch weitere Leistungsangebote in Folge eines gestiegenen Anspruchsniveaus auf Kundenseite aber auch in Hinblick auf die Erwartungen von Ärzten und Krankenkassen bereits weiterentwickelt. Diese Entwicklungen stehen im Zusammenhang mit der strategi-

795 Vgl. Witte, A., Zur Mühlen, D. (2013), S. 7.
796 Vgl. Witte, A., Zur Mühlen, D. (2013), S. 14.
797 Vgl. Witte, A., Zur Mühlen, D. (2013), S. 15.
798 Vgl. Witte, A., Zur Mühlen, D. (2013), S. 66.
799 Vgl. Witte, A., Zur Mühlen, D. (2013), S. 84.

schen Ausrichtung hin zu Gesundheitseinrichtungen mit einem komplexen Service- und Dienstleistungsangebot. Eine weitere strategische Ausrichtung kann jedoch auch eine Zielgruppenorientierung sein, bei der die Versorgungsaufgabe der Apotheke durch Beratungs-, Service- oder Dienstleistungsangebote, die an den Bedürfnissen einzelner Kundengruppen ausgerichtet sind, ergänzt wird.[800]

8.2.2 Profilierung und Kundenorientierung

Die Kundenorientierung ist dabei ein wichtiger Ausgangspunkt für die Gestaltung der Marketingaktivitäten.[801] Um Kunden langfristig binden zu können, muss die Apotheke durch die Medikationsanalyse dem Kunden einen Nutzen bieten, der für den Kunden einerseits relevant, andererseits aber auch wahrnehmbar ist. Der Kunde muss von dem Angebot der Apotheke überzeugt werden, die grundsätzlichen Erwartungen des Kunden wie Freundlichkeit oder Fachkompetenz der Mitarbeiter, müssen übertroffen werden. Hierdurch werden Kundenbindung, aber auch die Gewinnung neuer Kunden möglich. Kunden suchen durchschnittlich 1,3 Apotheken auf. Insbesondere die Stammkunden sind von entscheidender Bedeutung für den wirtschaftlichen Erfolg einer Apotheke. Profitabilität, die aus einer langfristigen Kundenbeziehung durch eine intensive Betreuung der Kunden resultiert, ist dabei höher einzuschätzen, als Neukundengewinnung und Kundenrückgewinnung. Diese Kundengruppe löst in der Praxis nicht nur eigene Verordnungen in der Stammapotheke ein, sondern auch die Verordnungen von Familienmitgliedern oder den Bedarf an Selbstmedikation. Da ein bedeutendes Umsatzpotenzial im Bereich der Patienten mit Dauermedikationen liegt und in der Praxis standortabhängig 50 bis 85% der Umsatzerlöse durch den GKV-Rezeptumsatz erfolgen, kann eine Ausrichtung der Marketingaktivitäten auf Stammkunden mit einer Dauermedikation sinnvoll sein.[802]

Da Beratungsqualität, Freundlichkeit oder Lieferbereitschaft von den Kunden als selbstverständlich angenommen werden, können diese Faktoren nur wenig zur

---

[800] Vgl. Witte, A., Zur Mühlen, D. (2013), S. 68.
[801] Vgl. Witte, A., Zur Mühlen, D. (2013), S. 68.
[802] Vgl. Witte, A., Zur Mühlen, D. (2013), S. 72-73.

Profilierung genutzt werden.[803] Wie bereits in Kapitel 7.2.1 aufgezeigt, ist ein Ansatzpunkt zur Profilierung von Apotheken die Entwicklung hin zu einem Service- und Dienstleistungszentrum. Ein wesentlicher Profilierungsansatz ist dabei die pharmazeutische Fachkompetenz der Apotheker. Der pharmazeutischen Fachkompetenz kommt eine Schlüsselstellung in der Profilierung zu, da diese das Alleinstellungsmerkmal der Apotheken im direkten Vergleich zu branchenfremden Akteuren ist. Daher muss ein Fokus auf der pharmazeutischen Fachkompetenz liegen, um dieses Alleinstellungsmerkmal weiter ausbauen zu können. Hierbei sind innovative, kundenorientierte Ansätze erforderlich.[804]

Das Medikationsmanagement als Kooperation von Arzt und Apotheker und damit auch die Medikationsanalyse nehmen hierbei eine besondere Bedeutung für die Profilierung der Apotheke ein. Die Apotheken stehen in diesen Bereichen, wie auch bei Projekten zu Disease Management Programmen und pharmazeutischer Betreuung noch weitgehend am Anfang. Ein noch offener Diskussionspunkt ist hierbei insbesondere die Finanzierung der Leistungen. Hierdurch könnten insbesondere Zielsetzungen zur Kundenbindung und eine Anpassung an die Bedürfnisse einer alternden Gesellschaft und damit auch der Kundengruppe mit 65 Jahren und älter realisiert werden. Dabei kann sich die Apotheke an den Bedürfnissen der gewählten Zielgruppe orientieren.[805] In Deutschland kann 2014 mehr als ein Viertel der Bevölkerung der Altersgruppe 60 Jahre und älter zugeordnet werden.[806]

Eine Zielgruppe kann neben älteren Patienten auch die Altersgruppe der 30 bis 45-Jährigen sein. Ein Fokus könnte für diese Gruppe auf Familien und damit auch der ausführlichen Beratung zur Schwangerschaft liegen.[807] Im Rahmen einer Kooperation zwischen dem Bayerischen Apothekerverband und der AOK Bayern wurde eine Leistung, die speziell auf schwangere Frauen ausgerichtet ist, bereits getestet. Die Apotheker erhielten für die Beratung eine Extravergütung. In diesem

---

803 Vgl. Hüsgen, U., Strobel, B. (2009), S. 145.
804 Vgl. Witte, A., Zur Mühlen, D. (2013), S. 77-79.
805 Vgl. Witte, A., Zur Mühlen, D. (2013), S. 77-79.
806 Vgl. Statistisches Bundesamt (2014).
807 Vgl. Witte, A., Zur Mühlen, D. (2013), S. 78.

Bereich konnte jedoch in der Vergangenheit eine Gegenwehr der Frauenärzte beobachtet werden. Der Berufsverband der Frauenärzte äußerte in diesem Zusammenhang Bedenken hinsichtlich des Eingreifens von Apothekern in die Verordnungen der behandelnden Ärzte. Kritisiert wurde dabei hauptsächlich, dass die Apotheker keine Kenntnisse zu Daten der Patientinnen, wie der Krankengeschichte oder Befunden haben.[808]

Neben der Konzentration auf bestimmte Altersgruppen ist auch eine Profilierung in Hinblick auf spezifische Indikationen denkbar.[809] Eine Medikationsanalyse könnte daher speziell an die Bedürfnisse von Diabetikern, aber auch Personen mit Herz-Kreislauferkrankungen angepasst werden.

8.3 Überwindung von Hürden bei der Implementierung

8.3.1 Erhöhung der Bekanntheit bei den Kunden

8.3.1.1 Die Bedeutung einer direkten Patientenansprache

Eine zentrale Fragestellung ist es, wie die Bekanntheit der Leistungen möglichst effektiv erhöht werden kann. Aus den internationalen Erfahrungen, aber auch den Ergebnissen aus den empirischen Erhebungen dieser Arbeit wurde deutlich, dass als eine wesentliche Hürde einer erfolgreichen Implementierung eine fehlende Kundennachfrage gesehen wird. Auch in der empirischen Befragung der bayerischen Apotheker und der Auswertung des Praxismodells der Medikationsüberprüfung der AOK zeigt sich, dass eine fehlende aktive Nachfrage durch Kunden eine zentrale Barriere für die breite Implementierung der Medikationsanalyse in öffentlichen Apotheken darstellt. Daher kommt der Kommunikation zur Steigerung der Bekanntheit der Leistungen eine entscheidende Bedeutung zu.

Aus internationalen Erfahrungen zu Marketingstrategien für das Medication Therapy Management in den USA zeigte sich, dass insbesondere die direkte Patientenansprache der erfolgreichste Ansatz ist. Auch die Mund-zu-Mund Propaganda war ein weiterer, von Anbietern genannter, erfolgreicher Ansatz. Weitere

---

808 Vgl. o.V. (2013).

809 Vgl. Witte, A., Zur Mühlen, D. (2013), S. 78.

Maßnahmen, wie die Verteilung gedruckter Informationsmaterialien oder Werbung in Printmedien, Radio oder Fernsehen, Mailings oder Werbung in den sozialen Medien wurden dabei von den Anbietern als weniger erfolgreich eingeschätzt.[810] Auch in der Publikation von Garcia wird empfohlen, Strategien einzusetzen, die eine persönliche Kommunikation beinhalten.[811]

Dennoch zeigen Apothekerbefragungen aus den USA, dass eine direkte Patientenansprache, um MTM-Leistungen anzubieten häufig nicht oder nur vereinzelt erfolgt.[812] In Befragungen von Anbietern zeichnete sich teilwiese eine passive Haltung ab. Die Leistungen werden von den Apothekern teilweise nur als ein Bestandteil der regulären Versorgung angeboten und nicht separat beworben.[813]

Auch in der empirischen Erhebung wurde deutlich, dass einzelne Komponenten einer Medikationsanalyse und eines Medikationsmanagements bereits als integrale Bestandteile der Beratungsleistung angeboten werden. Dies wird insbesondere für Stammkunden praktiziert. Auch die Veröffentlichung zu Medication Reviews in Europa zeigte, dass Leistungen wie Interaktionschecks, die mit EDV-Unterstützung durchgeführt werden, in einigen Ländern zum Apothekenalltag zählen.[814]

Eine deutlichere, kundengerichtete Kommunikation der Vorteile einer Medikationsanalyse und eines Medikationsmanagements für den Einzelnen, könnte ein Ansatzpunkt sein, um eine stärkere aktive Nachfrage generieren zu können. Hierbei müssen die Unterschiede zum regulären Leistungsangebot der Apotheken deutlich herausgearbeitet werden.

8.3.1.2 Herausforderungen in der Kommunikation eines patientenrelevanten Nutzens

In der Studie von Carter et. al wird auf die Schwierigkeiten im Zusammenhang mit einer für die Patienten verständlichen Beschreibung eines intangiblen Nutzens

---

810 Vgl. American Pharmacists Association (2014), S. 11.
811 Vgl. Garcia G. M., Snyder, M. E., McGrath, S. H., Smith, R. B., McGivney, M. S. (2009), S. 616.
812 Vgl. Schommer, J. C., Planas, L. G., Johnson, K. A., Doucette, W. R. (2008a), S. 357.
813 Vgl. Schommer, J. C., Planas, L. G., Johnson, K. A., Doucette, W. R. (2008a), S. 361.
814 Vgl. Bulajeva, A., Labberton, L., Leikola, S., Phjanoksa-Mäntylä, M., Geurts, M. M. E., de Gier, J. J., Airaksinen, M. (2014), S. 738.

von Programmen wie HMRs verwiesen.[815] Gerade in dieser grundlegenden Eigenschaft von Dienstleistungen liegt die Herausforderung in der Kommunikation, da die Leistungen im Gegensatz zu materiellen Produkten, vor dem Kauf schwierig geprüft werden können und die Ergebnisse der Intervention den Patienten vorab nicht bekannt sind. Die Herausforderung besteht darin, die intangible Leistung greifbar zu machen und einen bestmöglichen Nachweis für die Qualität zu liefern.[816]

In der Studie von Garcia et al. werden Patientenmeinungen zur Entwicklung von Marketingstrategien herangezogen. Dabei zeigte sich, dass im Rahmen der Kommunikation die Aspekte betont werden sollten, die von den Patienten als besonders nützlich eingestuft werden. Wesentliches Element einer erfolgreichen Kommunikation ist auch eine patientenfreundliche Sprache, bei der Beschreibung der Leistung. Insbesondere wenn Patienten selbst finanziell für die Leistungen aufkommen, müssen sie erkennen, ob der Nutzen der Leistungen mögliche Kosten überwiegen kann.[817]

Auch in der Studie von Schultz et al. wird der von den Patienten wahrgenommene Nutzen der Leistungen untersucht. Auch hier wird deutlich, dass effektive Maßnahmen, um den potenziellen Nutzen insbesondere für Patienten verständlich zu erklären, entscheidend sind.[818]

Durch eine klare Definition des Nutzens und der Ziele, kann für den Kunden deutlich gemacht werden, aus welchen Gründen er die Leistung in Anspruch nehmen sollte.[819] Die Aktion „Arzneimittel sicher einnehmen" war begleitet von umfangreichen Kommunikationsmaßnahmen der AOK, die sich an ihre Versicherten in Mittelfranken richteten. Zudem wurden die Apotheken durch umfangreiche Werbemaßnahmen unterstützt. Der Fokus lag bei der Kommunikation auf der Identifikation von Wechselwirkungen als Zielsetzung der Medikationschecks, aber auch

815 Vgl. Carter, S. R., Moles, R., White, L., Chen, T. F. (2012b), S. 495.
816 Vgl. Kotler, P., Shalowitz, J., Stevens, R. J. (2008), S. 266.
817 Vgl. Garcia G. M., Snyder, M. E., McGrath, S. H., Smith, R. B., McGivney, M S. (2009), S. 616.
818 Vgl. Schultz, H., Westberg, S.M., de Oliveira D.R., Brummel, A. (2012), S. 6.
819 Vgl. Kotler, P., Shalowitz, J., Stevens, R. J. (2008), S. 235.

auf die richtige Anwendung wird verwiesen. Die Aufmerksamkeit der Patienten sollte durch die wechselnden Schwerpunktthemen erhöht werden.

Doch nicht nur für das Modell der AOK, sondern auch für die im Grundsatzpapier der ABDA beschriebene Medikationsanalyse Typ 2a[820] wurden Kommunikationsmaterialien entwickelt. Die ABDA hat bereits zahlreiche Dokumente zur Medikationsanalyse Typ 2a bereitgestellt. Neben Leitlinien zur Qualitätssicherung[821], wurden auch auf die Patienten ausgerichtete Informationen als Arbeitshilfe für Apotheken erstellt. Diese beschreiben die Zielsetzung der Medikationsanalyse, aber auch die Leistungen der Apotheke, wie die Erstellung eines übersichtlichen Medikationsplans oder die Beratung zu neuen Medikamenten oder Anwendungsproblemen.[822] Auch eine Arbeitshilfe für die Kommunikation mit den Ärzten wurde erstellt. Diese gibt Informationen darüber, welche Patienten von einer Medikationsanalyse profitieren können, aber auch zu den Leistungen die von der Apotheke erbracht werden und den Zielen der Medikationsanalyse.[823]

Während sich die meisten veröffentlichten Studien zu Programmen wie Medikationsanalyse oder Medikationsmanagement auf verschiedene Aspekte des Programms selbst konzentrieren, gibt es nur wenige Studien zum Informationsmaterial, mit dem Anspruchsgruppen über die Leistungen informiert werden.

Auch ein Blick auf die Studienlage in UK macht dies deutlich. Die Leistung Medicines Use Review konnte sich nach der Einführung nicht wie erwartet durchsetzen. Auch hier wurden von Apothekerorganisationen Informationsbroschüren erstellt, um die Leistungen bei geeigneten Patienten zu bewerben. Da es sich auch bei den MURs um eine vollkommen neue Leistung handelte, wurden die Informationsbroschüren in der Kommunikation eingesetzt, um die Leistung Patienten näher zu bringen, die bisher noch nicht mit der Leistung in Berührung gekommen sind. Die Informationsbroschüren zu MURs wurden daher in der Studie von van

[820] Vgl Bundesvereinigung Deutscher Apothekerverbände (2014b), S. 11.
[821] Vgl. Bundesapothekerkammer (2014).
[822] Vgl. Bundesvereinigung Deutscher Apothekerverbände (2014a).
[823] Vgl. Bundesvereinigung Deutscher Apothekerverbände (2014).

den Berg und Donyaj näher in Hinblick auf die Darstellung der Leistung analysiert. Im Rahmen der Studie wurden 11 unterschiedliche Broschüren identifiziert. Hierbei wurde deutlich, dass eine vielfältige Terminologie zur Beschreibung der MURs eingesetzt wird. Auch für die Patienten neue Aktivitäten, wie die Vereinbarung eines Termins oder das Ausfüllen einer Medikationsübersicht, wurden beschrieben. Zudem wurde das Bild eines informierten, fachkundigen Apothekers vermittelt. Klar wurde jedoch, dass bedingt durch die unterschiedlichen Begrifflichkeiten keine einheitliche Botschaft vermittelt wurde.[824]

Das Grundsatzpapier, das 2014 für Deutschland veröffentlicht wurde[825] und die auf die Definition der Medikationsanalyse, insbesondere des Typs 2a abgestimmten Kommunikationsmaterialien wie Leitlinien und Patientenflyer wirken diesem Problem entgegen.

Obwohl die empirische Befragung der bayerischen Apotheker darauf hindeutet, dass die Bekanntheit der Leistungen innerhalb des Berufsstandes der Apotheker bereits hoch ist, ist die Leistung bisher kaum über die professionelle Ebene hinaus bekannt. Die Ergebnisse der empirischen Erhebungen geben Hinweise darauf, dass die Kommunikationsmaßnahmen die Patienten noch nicht erreicht haben. Eine stärkere Beteiligung der einzelnen Apotheken an der Kommunikation ist daher erforderlich, da auch aus internationalen Erfahrungen heraus vor allem die direkte Patientenansprache der erfolgreichste Ansatz in der Kommunikation von pharmazeutischen Leistungen ist.[826] Dennoch muss die einzelne Apotheke abhängig vom jeweiligen Kunden- und Umsatzpotenzial den Einsatz von Werbemaßnahmen vorab genau prüfen. Die Auswertung der Werbemaßnahmen kann zusammen mit den Mitarbeitern der Apotheke erfolgen. Dabei muss geprüft werden, ob die Zielsetzung durch die Werbemaßnahmen erreicht wird. Basierend auf der

824 Vgl. Van den Berg, M., Donyai, P. (2010), S. 275-276.
825 Vgl. Bundesvereinigung Deutscher Apothekerverbände (2014b).
826 Vgl. American Pharmacists Association (2014), S. 10.

Analyse der Erfahrungen der Mitarbeiter sowie bei den Kunden und ökonomischen Faktoren besonders erfolgreicher Maßnahmen können künftige Werbemaßnahmen optimiert werden.[827]

Ein Pull-Mechanismus durch eine aktive Kundennachfrage könnte die Implementierung der Medikationsanalyse und des Medikationsmanagements unterstützen. Auch in der Studie von McDonald wird ein fehlender Pull-Mechanismus auf der Seite der Patienten angegeben, dieser ist jedoch relevant für die Umsetzung der Leistungen.[828] Daher sollten bestehende Kommunikationsmaßnahmen genau bewertet und weiterentwickelt werden.

8.3.2 Implementierung der Leistungen in öffentlichen Apotheken

8.3.2.1 Personalmanagement

Da die Leistungen in der Regel personalintensiv sind[829] und qualifiziertes Personal, idealerweise mit Fortbildungen zur Medikationsanalyse, erfordern[830], kommt der Personalplanung eine entscheidende Rolle zu. Auch bei den Erfahrungen aus den USA wird deutlich, dass die Schulung oder Erweiterung des Personals der größte Kostenfaktor bei der Implementierung von Medication Therapy Management Leistungen sind.[831] Die bei Befragungen von Anbietern in den USA am häufigsten genannten anfänglichen Investitionskosten waren die Schulung der Mitarbeiter, Änderungen in der Mitarbeiterstruktur und die Erhöhung der Anzahl der Apotheker.[832]

Die Kompetenz der Mitarbeiter ist ein entscheidender Faktor. Diese umfasst dabei nicht nur die Fachkompetenz, sondern auch Kommunikations- und Sozialkompetenz.[833] Das Personal sollte dabei auch eine hohe Problemlösekompetenz aufweisen.[834] In der empirischen Befragung der bayerischen Apotheker gaben insgesamt

---

827 Vgl. Witte, A., Zur Mühlen, D. (2013), S. 213-214.
828 Vgl. McDonald, R., Cheraghi-Sohi, S., Sanders, C., Ashcroft, D. (2010), S. 455.
829 Vgl. Witte, A., Zur Mühlen, D. (2013), S. 85.
830 Vgl. Kotler, P., Shalowitz, J., Stevens, R. J. (2008), S. 269.
831 Vgl. American Pharmacists Association (2008), S. 6.
832 Vgl. Schommer, J. C., Doucette, W. R., Johnson, K. A., Planas, L. G. (2012), S. 14.
833 Vgl. Witte, A., Zur Mühlen, D. (2013), S. 85.
834 Vgl. Kotler, P., Shalowitz, J., Stevens, R. J. (2008), S. 269.

53,71% der Befragten an, bereits eine Fortbildung besucht zu haben. In der Umfrage schätzten zudem 65,91% ihr Fachwissen als hoch genug für die Durchführung der Medikationsanalyse ein.

Wenn die Implementierung von Medikationsanalyse oder Medikationsmanagement geplant wird, muss zunächst ein Überblick erstellt werden, wie sich die Arbeitszeit in öffentlichen Apotheken zusammensetzt. Untersuchungen zeigen, dass Mitarbeiter, die vollständig im Handverkauf eingesetzt werden, in der Stunde in etwa 10 bis 12 Kunden bedienen können unter Voraussetzung der entsprechenden Kundenfrequenz. In der Regel kann jedoch davon ausgegangen werden, dass pharmazeutisches Personal nicht ausschließlich im Handverkauf eingesetzt wird und weitere Tätigkeiten müssen beachtet werden. In der Praxis wird eine Handverkaufszeit von ca. 70 bis 75% angenommen, daher kann pro Stunde von einem Wert von 8,2 Kunden, die von einem Mitarbeiter des pharmazeutischen Personals bedient werden können, ausgegangen werden.[835] Betrachtet man nur den näherungsweise bestimmten Zeitbedarf für die Medikationschecks aus dem AOK-Modell, zeigt sich die Herausforderung, die damit verbunden ist. Wenn ein Apotheker ausschließlich mit der Durchführung von Medikationschecks betraut wäre, könnten diese bei näherungsweise 1,19 Kunden pro Stunde durchgeführt werden. Bei komplexeren Interventionen, wie der Medikationsanalyse vom Typ 2a oder einem Medikationsmanagement ist von einem noch größeren Zeitbedarf auszugehen.

Die Personalkosten sind ein bedeutender Kostenfaktor für Apotheken.[836] Eine unregelmäßige und schwierig planbare Nachfrage für diese Leistung erschwert den Personaleinsatz. Ein effizienter Einsatz knappen Personals ist eine generelle Herausforderung in diesem Bereich.[837] Sowohl Überbesetzungen, als auch Unterbesetzungen in Apotheken sind mit Verlusten verbunden, daher ist eine bedarfsorientierte Personalplanung erforderlich.[838] In Service- und Dienstleistungseinrichtungen wie Apotheken sind motivierte Mitarbeiter von entscheidender Bedeutung.

---

835 Vgl. Witte, A., Zur Mühlen, D. (2013), S. 200-201.
836 Vgl. Witte, A., Zur Mühlen, D. (2013), S. 20.
837 Vgl. Kotler, P., Shalowitz, J., Stevens, R. J. (2008), S. 269.
838 Vgl. Witte, A., Zur Mühlen, D. (2013), S. 201.

Die Mitarbeitermotivation muss auch bei einer zunehmenden Optimierung der Personalkosten sichergestellt werden.[839] In der quantitativen Befragung der bayerischen Apotheker ergab die Auswertung des Statements „Meine Kollegen würden mich unterstützen, wenn ich eine Medikationsanalyse anbiete", dass 37,58% Prozent der Befragten angaben, dass sie davon ausgehen Unterstützung von ihren Mitarbeitern zu erhalten. Bei dem Statement „Ich werde das nötige unterstützende Personal haben, um eine Medikationsanalyse anzubieten" stimmten 43,62% stark zu oder zu. Daher wird deutlich, dass hier noch Schwachstellen bestehen können.

Insbesondere im Zusammenhang mit der Implementierung einer Medikationsanalyse und auch damit verbundenen Aktionen wie Marketingmaßnahmen, um die Einführung einer Medikationsanalyse zu unterstützen, ist eine angemessene Personalbesetzung unumgänglich. Kunden zeigen in der Regel nur eine sehr geringe Bereitschaft, längere Wartezeiten in Kauf zu nehmen.[840]

Von den Befragten, die sich der Berufsgruppe der Filialleiter zugeordnet haben, gaben 64,00% (n=16) an, dass in ihrer Apotheke eine Medikationsanalyse angeboten wird. Bei den Befragten die sich der Kategorie Apothekenleiter zugeordnet haben lag der entsprechende Anteil bei 55,22% (n=164) und bei den approbierten Apothekenmitarbeitern bei 52,63% (n=20). Im Filialverbund sind teilweise 30 Mitarbeiter oder sogar eine noch höhere Anzahl an Mitarbeitern beschäftigt. Der Leiter der Filialapotheke fungiert dabei als eine Schaltstelle zwischen dem Inhaber der Apotheke und dem Personal in der Filialapotheke. Da der Filialleiter für wesentliche Bereiche der Personalplanung wie dem Einsatz der Mitarbeiter verantwortlich sein kann, kommt ihm eine entscheidende Funktion bei der Implementierung der Medikationsanalyse zu.[841] Durch die Nutzung von Synergieeffekten könnte insbesondere in filialisierten Unternehmen die Implementierung eines Medikationsmanagements erleichtert werden. Mitarbeiter mit hoher Flexibilität

[839] Vgl. Witte, A., Zur Mühlen, D. (2013), S. 205.
[840] Vgl. Witte, A., Zur Mühlen, D. (2013), S. 202.
[841] Vgl. Witte, A., Zur Mühlen, D. (2013), S. 202.

könnten die Stammbelegschaft bei der Durchführung von Medikationsanalysen unterstützen.[842]

Eine wesentliche Voraussetzung für das erfolgreiche Angebot eines Medikationsmanagements oder einer Medikationsanalyse ist daher ein effektives Personalmanagement. Dieses muss eine geeignete Schulung der Mitarbeiter, aber auch die Sicherstellung der Motivation der beteiligten Mitarbeiter umfassen. Daher sollten mindestens zwei Mitarbeiter fachlich in diesem Bereich spezialisiert sein, damit die Leistung auch erbracht werden kann, wenn eine Kundennachfrage vorliegt. Auch Terminvergaben sind denkbar.[843] Eine Investition in ein umfangreiches Training und Fortbildungen zur Medikationsanalyse sind ein unabdingbarer Faktor, um die Qualität des Angebots zu sichern.[844]

8.3.2.2 Optimierung des Raumkonzeptes und der technischen Ausstattung

Neben dem Kostenfaktor Personal wird bei den Erfahrungen aus den USA deutlich, dass auch die Umgestaltung der Räumlichkeiten, aber auch eine technische Aufrüstung und der Kauf von zusätzlicher Ausstattung wesentliche Kostenfaktoren bei der Implementierung eines Medication Therapy Management waren.[845]

Im Rahmen der empirischen Erhebung wurde ermittelt, ob die Apotheker davon ausgehen, einen geeigneten Beratungsplatz zur Durchführung der Medikationsanalyse zu haben. Dabei stimmten 77,42% dem Statement „Ich habe einen geeigneten Beratungsplatz in meiner Apotheke" zu. In der Befragung gehen lediglich 5,46% davon aus nicht über geeignete Räumlichkeiten für die Beratung im Rahmen der Medikationsanalyse zu verfügen.

Bei der Gestaltung der räumlichen Gegebenheiten stellt sich die Frage, wie der Kunde die Apotheke, insbesondere auch im Vergleich zu anderen Apotheken wahrnimmt. Daher ist auch bei der Implementierung einer Medikationsanalyse

842 Vgl. Witte, A., Zur Mühlen, D. (2013), S. 205.
843 Vgl. Witte, A., Zur Mühlen, D. (2013), S. 85.
844 Vgl. Kotler, P., Shalowitz, J., Stevens, R. J. (2008), S. 269.
845 Vgl. American Pharmacists Association (2008), S. 6.

eine kritische Analyse nicht nur zur Lage der Räume, sondern auch der Größenverhältnisse zueinander, insbesondere in Hinblick auf die Größe der Apotheke erforderlich. Die Eignung für den Versorgungsprozess sollte dabei sichergestellt werden. Die Raumplanung steht dabei auch im Zusammenhang mit dem Mitarbeiterbedarf und den Personalkosten der Apotheke. Überkapazitäten bei den Räumlichkeiten können mit einer weniger effektiven Arbeitsorganisation und höheren Raumkosten verbunden sein. Wenn die zu Verfügung stehenden Räumlichkeiten jedoch knapp sind, kann dies Auswirkungen auf die Versorgungsqualität und damit Einschränkungen bei der Beratung im Rahmen der Medikationsanalyse haben. Auch hier kann ein Effizienzverlust bei der Arbeitsorganisation resultieren. Daher muss genau geprüft werden, ob die Apotheken auch unter wirtschaftlichen Aspekten Beratungsräume für die Durchführung der Medikationsanalyse schaffen können. Eine Änderung der Aufteilung der Räume, zur Schaffung von eigenen Beratungsräumen, wäre ein Ansatzpunkt, um die Implementierung der Medikationsanalyse zu ermöglichen.[846]

Die Verfügbarkeit einer notwendigen EDV-Ausstattung wird von den Befragten kritischer eingestuft. Hierbei gehen 24% der befragten Apotheker davon aus, nicht über die notwendige EDV-Ausstattung zu verfügen, um eine Medikationsanalyse anbieten zu können. Die Anforderungen an die EDV-Unterstützung steigen auch in Folge der Entwicklungen im Apothekenmarkt.[847] Daher muss genau geprüft werden, welche Möglichkeiten der EDV-Ausrüstung für die Anforderungen des Leistungsprozesses im Rahmen von Medikationsanalyse und Medikationsmanagement relevant sind.

8.3.2.3 Zusammenarbeit zwischen Ärzten und Apothekern

Eine arbeitsteilige Ausführung der Aufgaben der Heilberufe Arzt und Apotheker ist auf die Wiederherstellung und Erhaltung von Gesundheit ausgerichtet. Dabei ist es der Aufgabenbereich der Apotheke, die Bereitstellung und durch die zur Verfügung gestellten Informationen die bestimmungsgemäße Anwendung von

846 Vgl. Witte, A., Zur Mühlen, D. (2013), S. 208-209.
847 Vgl. Witte, A., Zur Mühlen, D. (2013), S. 227.

Arzneimitteln sicherzustellen. Damit verbunden soll eine hohe Arzneimitteltherapiesicherheit ermöglicht werden. Durch eine partnerschaftliche Zusammenarbeit von Ärzten und Apothekern kann diese Zielsetzung erreicht werden.[848] Eine Zuführung von Patienten durch Absprachen zwischen der Apotheke und dem Arzt ist nach §11 ApoG nicht zulässig.[849]

Nach der Apothekenbetriebsordnung § 20 Absatz 1 ist es die Aufgabe des Apothekenleiters sicherzustellen, dass „Patienten und andere Kunden sowie die zur Ausübung der Heilkunde, Zahnheilkunde oder Tierheilkunde berechtigten Personen hinreichend über Arzneimittel und apothekenpflichtige Medizinprodukte informiert und beraten werden".[850] Dabei gilt auch „Die Verpflichtung zur Information und Beratung über Arzneimittel muss durch Apotheker der Apotheke ausgeübt werden, sie kann durch andere Angehörige des pharmazeutischen Personals der Apotheke übernommen werden, wenn der Apothekenleiter dies zuvor schriftlich festgelegt hat. Dabei hat er auch zu definieren, in welchen Fällen ein Apotheker der Apotheke grundsätzlich hinzuzuziehen ist".[851]

Ein wesentlicher Kritikpunkt, der in der Diskussion zum Medikationsmanagement besteht, ist ein Eingreifen in die Therapie. Nach §20 Absatz 1 a der Apothekenbetriebsordnung gilt „Durch die Information und Beratung der Patienten und anderen Kunden darf die Therapie der zur Ausübung der Heilkunde, Zahnheilkunde oder Tierheilkunde berechtigten Personen nicht beeinträchtigt werden."[852]

Ein wesentlicher Bestandteil der apothekerlichen Tätigkeit und letztlich auch der Versorgungsaufgabe des Apothekers ist es, als pharmazeutischer Fachberater gegenüber den Patienten, aber auch dem Arzt aufzutreten. Die Beratung zur Anwendung von Arzneimitteln und zu den Arzneimitteln selbst ist damit eine pharmazeutische Dienstleistung der Apotheken.[853]

---

848 Vgl. Witte, A., Zur Mühlen, D. (2013), S. 114.
849 Vgl. Gesetz über das Apothekenwesen (2013), § 11.
850 Verordnung über den Betrieb von Apotheken (2015).
851 Verordnung über den Betrieb von Apotheken (2015).
852 Verordnung über den Betrieb von Apotheken (2015).
853 Vgl. Witte, A., Zur Mühlen, D. (2013), S. 114-115.

Insbesondere wenn Apotheken Dienstleistungen aktiv bewerben, die sich auch mit dem Leistungsangebot der Arztpraxis überschneiden, konnten in der Vergangenheit immer wieder Konflikte beobachtet werden. Daher kann es empfehlenswert sein, neue Dienstleistungsangebote mit den umliegenden Ärzten zu besprechen und ihnen die Vorteile deutlich zu machen. Das Ziel ist es, die vertrauensvolle Zusammenarbeit mit den umliegenden Ärzten[854] nicht zu gefährden.

In der quantitativen Befragung der bayerischen Apotheker wurde deutlich, dass eine Hürde hinsichtlich der Unterstützung durch die Ärzte im Umfeld der befragten Apotheken gesehen wurde. Lediglich 1,43% stimmen dem Statement „Ärzte in meinem Umfeld würden es gutheißen, wenn ich eine Medikationsanalyse anbiete“ stark zu und 10,86% stimmen zu. Ein deutlich größerer Anteil der Befragten (58,29%) stimmte weder zu noch lehnten die Apotheker das Statement ab. Dies kann ein Indikator für bestehende Unsicherheiten in Hinblick auf die Meinung der umliegenden Ärzte bei den befragten Apothekern sein. Eine verbesserte interprofessionelle Kommunikation kann ein Ansatzpunkt sein, um möglichen Unsicherheiten zu begegnen.

8.4 Gestaltung der Dienstleistung Medikationsanalyse

8.4.1 Qualität der Dienstleistung – Standardisierung

Ein wesentlicher Faktor für die Akzeptanz von Apotheken als Anbietern von Leistungen wie Medikationsanalyse und Medikationsmanagement ist das Niveau der Beratung und der Leistungen, um als kompetenter Ansprechpartner für Ärzte und Patienten wahrgenommen zu werden.[855]

Die genauen Ergebnisse der Intervention sind den Patienten vorab nicht bekannt, aus diesem Grund besteht eine Unsicherheit auf der Seite der Patienten. Um diese Unsicherheit zu reduzieren, suchen Verbraucher nach Qualitätsnachweisen, um Rückschlüsse auf die Qualität zu ziehen. Da Dienstleistungen gleichzeitig erbracht und in Anspruch genommen werden und der Anbieter damit Teil der

---

[854] Vgl. Witte, A., Zur Mühlen, D. (2013), S. 115-117.
[855] Vgl. Witte, A., Zur Mühlen, D. (2013), S. 83.

Dienstleistung ist, ist die Anbieter-Kunden Interaktion ein wesentlicher Aspekt von Dienstleistungen.[856] Die Leistung wird in einem nicht unerheblichen Ausmaß von den Leistungserbringern und den Kunden selbst beeinflusst, daher können die Leistungen nur schwer standardisiert werden. Die Sicherstellung der Qualität ist dadurch erschwert. Während produktbezogene Beratungen in der Regel als selbstverständlich im Rahmen der Ausübung des Apothekerberufs gelten und damit nicht als eigenständig vergütete Leistungen verstanden werden, liegt bei einer Medikationsanalyse bzw. einem Medikationsmanagement eine andere Ausgangssituation vor.[857]

Hierbei handelt es sich um eine Leistung, die nicht direkt mit dem Verkauf eines bestimmten Produktes in Verbindung steht, daher kann die Medikationsanalyse als eine entgeltliche Leistung angesehen werden. Werden hieraus Angebote mit hoher Qualität entwickelt, können auch Kunden dazu bereit sein, die Kosten für die Leistung zu übernehmen. Daher ist die Höhe des wahrgenommenen Nutzens für die Zahlungsbereitschaft der Kunden entscheidend.[858] Patienten sind zunehmend sensitiv in Bezug auf die Leistungserbringung. Wenn eine Gebühr für die Leistungen durch die Kunden selbst finanziert wird, kann Unzufriedenheit resultieren, wenn die Leistung nicht durch den Apotheker selbst erbracht wird. Dienstleitungen können in Abhängigkeit vom Anbieter, aber auch von dem Umfeld in dem sie angeboten werden und dem Zeitpunkt stark variieren. Um Qualitätsproblemen entgegenzuwirken, wird versucht das Angebot weitgehend zu standardisieren.[859] Um die Qualität zu erhöhen, können verschiedene Maßnahmen von Leistungsanbietern ergriffen werden.

Die Standardisierung der Leistung kann durch die Entwicklung eines Ablaufplans, der die einzelnen Schritte und Prozesskomponenten abbildet, unterstützt werden.

---

856 Vgl. Kotler, P., Shalowitz, J., Stevens, R. J. (2008), S. 266-268.
857 Vgl. Witte, A., Zur Mühlen, D. (2013), S. 85-86.
858 Vgl. Witte, A., Zur Mühlen, D. (2013), S. 86-87.
859 Vgl. Kotler, P., Shalowitz, J., Stevens, R. J. (2008), S. 268.

Ein weiterer, wesentlicher Schritt, der das Training und die Standardisierung ergänzen sollte, ist ein Monitoring der Kundenzufriedenheit. Hierfür können Beschwerdesysteme oder Kundenumfragen zum Einsatz kommen.[860]

Im Rahmen der Umfrage bei den bayerischen Apothekern wurde deutlich, dass die Gründe, aus denen keine Medikationsanalyse angeboten wird, im Zusammenhang mit dem Prozess, der Definition und Standardisierung der Leistung standen.

Auch in der Veröffentlichung von Bulajeva et al., in der Leistungen zur Medikationsüberprüfung in Deutschland analysiert werden, wurden eine fehlende Standardisierung und Guidelines als Probleme für eine Bewertung der Leistungen identifiziert.[861] Auch bei Studien, die sich auf die USA konzentrieren, wird eine fehlende Standardisierung als eine Herausforderung bei der Implementierung der Leistungen genannt. Da unterschiedliche Spezifikationen bei den einzelnen Versicherern zu Unterschieden beim Inhalt der einzelnen Prozessschritte führen können. Dies wirkt sich auch auf die Honorierung der Leistungen aus.[862]

Die Bundesapothekerkammer hat eine Leitlinie zur Qualitätssicherung bei der Medikationsanalyse veröffentlicht, die eine Beschreibung der genauen Verfahrensweise bei der Durchführung der Medikationsanalyse beinhaltet.[863] Zudem werden zahlreiche Arbeitshilfen für die Erfassung der Medikationsdaten der Patienten, aber auch eine Verfahrensanweisung für das Patientengespräch zur Erfassung der Medikation bereitgestellt. Ein Formblatt kann für die Erstellung der Medikationsliste genutzt werden. Auch für die Dokumentation von arzneimittelbezogenen Problemen stehen Arbeitshilfen zur Verfügung. Zudem können Arbeitshilfen für die Interaktion mit dem Arzt genutzt werden.[864] Die Arbeitshilfen können sowohl die Kommunikation mit dem Patienten, als auch mit den Ärzten erleich-

860 Vgl. Kotler, P., Shalowitz, J., Stevens, R. J. (2008), S. 269.
861 Vgl. Bulajeva, A., Labberton, L., Leikola, S., Phjanoksa-Mäntylä, M., Geurts, M. M. E., de Gier, J. J., Airaksinen, M. (2014), S. 739.
862 Vgl. Law, A. V., Okamoto, M. P., Brock, K. (2009), S. 377.
863 Vgl. Bundesapothekerkammer (2014).
864 Vgl. Bundesvereinigung Deutscher Apothekerverbände (o. J.).

tern und leisten damit einen wichtigen Beitrag zur Implementierung der Medikationsanalyse, da die Apotheken bei den relevanten Arbeitsabläufen unterstützt werden.

8.4.2 Preisentscheidungen bei einer Medikationsanalyse

Da Medikationsanalyse und Medikationsmanagement im Gegensatz zu klassischen Aufgabenbereichen der Apotheke in der Beratung und Information bei der Arzneimittelabgabe nicht an die Abgabe von Arzneimitteln gebunden sind, werden diese aktuell nicht von dem nach §3 Abs. 1 der Arzneimittelpreisverordnung[865] gezahlten Honorar erfasst und abgedeckt.[866]

Unabhängig davon, ob ein Preis für die Leistung festgesetzt werden soll oder ob die Apotheken entscheiden müssen, ob sie einen bestimmten Preis, der von den Kostenträgern vorgegeben wird, akzeptieren sollen, ist die Kenntnis der Kosten erforderlich, um eine fundierte Entscheidung treffen zu können.[867]

Preisentscheidungen sind insbesondere in einem sich schnell verändernden Gesundheitswesen komplex. Aufgrund der Strukturen im Gesundheitswesen wurden die Konsumenten längere Zeit von Preisüberlegungen abgeschirmt. Auch Patienten werden jedoch zunehmend mit Preisfragen konfrontiert.[868]

Die Preisstrategie beinhaltet daher mehr als eine reine Kenntnis der Kosten. Dennoch kann eine Preisstrategie nicht ohne Kenntnis der Kosten der Leistung aufgebaut werden.[869] Die Kosten bestimmen die Untergrenze des Preises. Der Anbieter sollte einen Preis verlangen, der eine angemessene Vergütung für den Arbeitsaufwand bedeutet. Für die Festlegung der Kosten der Medikationsanalyse, sollte auch die Anzahl der Medikationsanalysen präzisiert werden.[870]

---

865 Vgl. Arzneimittelpreisverordnung (2014), §3 Abs. 1.
866 Vgl. Bundesapothekerkammer (2014), S. 3.
867 Vgl. Rupp, M. T. (2011), S. 57.
868 Vgl. Kotler, P., Shalowitz, J., Stevens, R. J. (2008), S. 319.
869 Vgl. Rupp, M. T. (2011), S. 58.
870 Vgl. Kotler, P., Shalowitz, J., Stevens, R. J. (2008), S. 326-327.

Die im Rahmen der empirischen Erhebung zur AOK-Aktion durchgeführte, näherungsweise Schätzung von Personalkosten stellt dabei einen ersten Schritt für die Preisbildung für eine Medikationsanalyse dar.[871] Hierbei ergaben sich für den durchschnittlichen Gesamtzeitbedarf für einen Medikationscheck im Rahmen der Aktion „Arzneimittel sicher einnehmen“ 53,04 Minuten. Die geschätzten Personalkosten für einen approbierten Apotheker zwischen dem 6. und 10. Berufsjahr lagen in einem Bereich zwischen 5,72 € bis 50,96 €. Der Zeitbedarf und die damit verbundenen Kosten würden sich nur dann ergeben, wenn die in der empirischen Erhebung identifizierten Schritte auch durchgeführt werden. Durch die auf diese Weise ermittelten Werte könnte jedoch lediglich ein Teil der Kosten gedeckt werden.[872]

Zudem muss beachtet werden, dass es sich bei der Medikationsanalyse nach dem Typ 2a um eine komplexere Intervention handelt und insbesondere auch ein Medikationsmanagement mit umfangreicheren Arbeitsschritten verbunden sein wird. Die Personalkosten müssten für die Schätzung dieser Modelle daher höher angesetzt werden.

Die Methoden zur Preissetzung sind dabei stark davon abhängig, wer die Kosten der Leistung trägt. Wenn die Krankenversicherung nicht an der Finanzierung beteiligt ist, kann man von einer weitgehend einfachen Preisbildung sprechen. Der Anbieter hat hier einen größeren Spielraum um einen Preis für die Leistung festzusetzen. Hierbei können traditionelle Instrumente zur Marktanalyse zum Einsatz kommen.[873] Durch die Auswahl eines klaren Ziels können Apotheken in diesem Fall, wenn der Preis als ein strategisches Instrument eingesetzt wird, mehr profitieren, als wenn lediglich Kosten ihre Preisbildung bestimmen.[874] Bei Leistungen im Gesundheitswesen geht ein höherer Preis nicht automatisch mit einer geringeren Nachfrage einher.[875] Dennoch zeigt sich auch im Gesundheitswesen die Tendenz, dass der Preis einen zunehmenden Einfluss auf die Nachfrage ausübt, wenn

---

871 Vgl. Rupp, M. T. (2011), S. 59.
872 Vgl. Witte, A., Zur Mühlen, D. (2013), S. 89.
873 Vgl. Kotler, P., Shalowitz, J., Stevens, R. J. (2008), S. 320.
874 Vgl. Kotler, P., Shalowitz, J., Stevens, R. J. (2008), S. 324.
875 Vgl. Kotler, P., Shalowitz, J., Stevens, R. J. (2008), S. 96.

Leistungen von Patienten selbst übernommen werden müssen. Wird die Leistung von den Patienten selbst übernommen, setzt daher die Nachfrage eine Obergrenze für den Preis, der von einem Anbieter für eine Leistung verlangt werden kann.[876]

Um den finalen Preis festlegen zu können, müssen zusätzliche Faktoren, wie die öffentliche Wahrnehmung berücksichtigt werden. Auch die Anpassung des Preises an die Häufigkeit der Inanspruchnahme, aber auch an geographische Unterschiede in der Nachfrage und den Kosten ist ein möglicher Ansatz.[877] Ein wesentliches Kriterium für die finale Preissetzung ist dabei die Durchsetzbarkeit des Preises im Markt.[878] Erste Hinweise darauf können neben den internationalen Erfahrungen, die jedoch nur eingeschränkt auf Deutschland übertragen werden können, insbesondere die Ergebnisse der empirischen Befragung der Patienten liefern.

Eine andere Ausgangssituation liegt jedoch vor, wenn die Krankenkassen an der Übernahme der Leistungen beteiligt werden.[879] Durch das Einbeziehen von Krankenversicherungen erhöht sich die Komplexität von Überlegungen zur Preisbildung. In diesem Fall sind sowohl die Patienten als auch die Versicherer Kunden für Gesundheitsleistungen. Daher muss genau ermittelt werden, in welchem Ausmaß der Patient an der Übernahme der Kosten beteiligt sein soll. Hierbei bestehen unterschiedliche Möglichkeiten. Eine Möglichkeit ist dabei eine Zuzahlung, die der Patient für jede Inanspruchnahme der Leistung leistet.[880] Auch die Ergebnisse aus der Befragung der bayerischen Apotheker zeigen, dass der Großteil ein Modell mit einer gemeinsamen Kostenübernahme durch Krankenkassen und Patienten präferiert. Der möglichen Umsetzung von Angeboten wie einer Medikationsanalyse und dem in der neuen Apothekenbetriebsordnung festgehaltenen Medikationsmanagement müssen daher weitreichende, theoretische Überlegungen vorausgehen. In Hinblick auf eine langfristige Sicherung von Umsatz- und Ertrag

876 Vgl. Kotler, P., Shalowitz, J., Stevens, R. J. (2008), S. 324-326.
877 Vgl. Kotler, P., Shalowitz, J., Stevens, R. J. (2008), S. 335.
878 Vgl. Witte, A., Zur Mühlen, D. (2013), S. 89.
879 Vgl. Kotler, P., Shalowitz, J., Stevens, R. J. (2008), S. 341.
880 Vgl. Kotler, P., Shalowitz, J., Stevens, R. J. (2008), S. 344.

und letztendlich auch des Unternehmens stehen Apotheker vor der Frage inwiefern die neue Apothekenbetriebsordnung umgesetzt werden soll und ob Leistungen wie eine pharmazeutische Betreuung[881], Medikationsanalyse oder Medikationsmanagement auch unter Berücksichtigung ökonomischer Aspekte realisiert werden können. Für öffentliche Apotheken gibt es zahlreiche Gründe, die dafür sprechen Leistungen wie Medikationsanalyse oder Medikationsmanagement einzuführen. Überlegungen zu ökonomischen Aspekten müssen hierbei nicht der entscheidende Faktor sein, wenn es um die Implementierung der Leistungen geht. Dennoch sollten Auswirkungen auf die Kosten die mit der Entscheidung verbunden sind bekannt sein und abgewogen werden.[882]

Erfahrungen zur Implementierung vergleichbarer Leistungen in UK zeigen, dass die Einführung der MURs noch als eine bedeutende Veränderung für das Berufsbild gesehen wurde. Im Implementierungsprozess konnte ein nur langsames Annehmen der Leistung beobachtet werden. Als Grund hierfür wurde die deutliche Veränderung der Wahrnehmung der eigenen Rolle und des Berufsbildes angesehen. Die Geschwindigkeit des Implementierungsprozesses wurde dabei von den Einstellungen der einzelnen Apotheker geprägt.[883] Eine Befragung von Apothekern zum New Medicine Review als einer weiteren Leistung in diesem Bereich, um die Perspektive der Apotheker in Hinblick auf die NMS vor der Implementierung zu erfassen[884] zeigt, dass die Befragten davon ausgehen, dass die Annahme weiterer neuer Dienstleistungen aufgrund der veränderten Wahrnehmung der eigenen Tätigkeit schneller erfolgen wird.[885] Daher könnte auch in Deutschland nach der Implementierung von Leistungen wie der Medikationsanalyse eine Einführung weiterer, vergleichbarer Dienstleistungen schneller erfolgen.

881 Vgl. Witte, A., Zur Mühlen, D. (2013), S. 33.
882 Vgl. Rupp, M. T. (2011), S. 63.
883 Vgl. Wells, K. M., Thornley, T., Boyd, M. J., Boardman, H. F. (2014), S. 63.
884 Vgl. Wells, K. M., Thornley, T., Boyd, M. J., Boardman, H. F. (2014), S. 60.
885 Vgl. Wells, K. M., Thornley, T., Boyd, M. J., Boardman, H. F. (2014), S. 63.

9 Fazit und Ausblick

Das Medikationsmanagement ist eine patientenorientierte Leistung, die auch die neue ApBetrO vorsieht. Eine wesentliche Komponente eines Medikationsmanagements ist die Medikationsanalyse. Als ein erster Schritt hin zu einem weiteren Ausbau des Leistungsangebots öffentlicher Apotheken hin zu einem Medikationsmanagement wurde daher die Implementierung einer Medikationsanalyse unter Berücksichtigung der Perspektive relevanter Anspruchsgruppen analysiert.

Im Rahmen der empirischen Erhebungen wurden die Perspektiven von Patienten und Anbietern näher analysiert. Obwohl in den zwei empirischen Befragungen von Selbsthilfegruppen und Apothekern deutlich wurde, dass sowohl Patienten als auch Anbieter den Modellen grundsätzlich positiv gegenüberstehen, bestehen noch zahlreiche offene Fragen zur Umsetzung in der Praxis. Auch die hohe Beteiligung von Patienten und vor allem Apothekern an der AOK-Aktion machen deutlich, dass diese Modelle auch in Deutschland eine Zukunft haben können.

Die Ergebnisse zur Perspektive der Patienten legen nahe, dass die Motivation der Patienten Leistungen wie Medikationsanalyse oder Medikationsmanagement in Anspruch zu nehmen dann am höchsten sein kann, wenn sie sich verstärkt der eigenen therapieassoziierten Risiken bewusst sind. Dies kann auch im Zusammenhang mit Änderungen in der Medikation oder Krankenhausaufenthalten stehen. Daher könnte, nach dem Beispiel des New Medicines Service aus Großbritannien, eine Medikationsanalyse vor allem bei Änderungen in der Medikation angeboten werden. Auch der Übergang vom stationären in den ambulanten Bereich wäre ein Ansatzpunkt.

Obwohl bei älteren Patienten davon ausgegangen werden kann, dass diese von Leistungen wie Medikationsanalyse oder Medikationsmanagement am meisten profitieren könnten, ist die Kommunikation der Vorteile der Leistungen gerade in dieser Gruppe mit bedeutenden Herausforderungen verbunden. Dies wird bedingt durch eine Abnahme von Bedenken hinsichtlich Risiken und damit einem reduzierten aktiven Informationssuchverhalten mit zunehmendem Alter.

Die Implementierung einer Medikationsanalyse kann aus der Perspektive der Apotheke zahlreiche Vorteile, wie die Erhöhung der Zufriedenheit mit der eigenen Tätigkeit oder die Weiterentwicklung des eigenen Berufsbildes haben. Dennoch sind aus der Sicht der Apotheker die Vorteile für die Kundengewinnung und die Stärkung der Wettbewerbsfähigkeit der eigenen Apotheke und damit die Kundennachfrage zu treffen weniger klar absehbar. Deutlich wird hingegen, dass eine hohe zusätzliche Belastung in Verbindung mit der Erbringung der Leistungen vermutet wird.

Um Implikationen für eine erfolgreiche Implementierung der Leistungen in Deutschland ableiten zu können, wurden die Zielgruppen und Hürden im Zusammenhang mit einer Umsetzung näher analysiert. Hierdurch wurden Informationen für die Ausgestaltung und Weiterentwicklung eines bedarfsgerechten Medikationsmanagements gesammelt.

Wird die Seite der Apotheker betrachtet, konnten sechs zentrale Hürden identifiziert werden, die sich aus der empirischen Erhebung ergeben und auch für internationale Modelle beschrieben wurden. Hierzu zählen die aktuell noch fehlende aktive Kundennachfrage, die Zusammenarbeit mit den Ärzten, aber auch ein zusätzlicher Zeitbedarf. Auch personelle Fragen und die Vergütung der Leistungen, aber auch Unklarheiten zu den Definitionen und Prozessschritten der Modelle zeichneten sich hierbei ab. Als die wesentliche Hürde wurde eine fehlende aktive Nachfrage durch die Kunden identifiziert. Gerade hier kann ein wesentlicher Ansatzpunkt für eine erfolgreiche Implementierung liegen, um die Bekanntheit der Leistungen durch umfangreiche Kommunikationsmaßnahmen zu erhöhen und auch den Nutzen für die Patienten deutlich hervorzuheben. Auch die Zusammenarbeit zwischen Ärzten und Apotheken muss weiter ausgebaut werden, um insbesondere die Implementierung von Modellen wie einem Medikationsmanagement zu ermöglichen.

Eine hohe Relevanz hat auch die Vergütung der Leistungen. In der quantitativen Befragung der Apotheken wurde deutlich, dass eine angemessene Vergütung für eine nachhaltige Implementierung der Leistungen unumgänglich ist. Alternative Strategien wie eine Marketingunterstützung durch Krankenkassen konnten mit den Medikationschecks der AOK bereits erfolgreich implementiert werden. Hierbei ist jedoch zu beachten, dass es sich bei den Medikationschecks um eine einfache Form der Interaktionsprüfung handelt. Die von der ABDA vorgesehene Medikationsanalyse und insbesondere auch das Medikationsmanagement stellen dabei wesentlich komplexere Interventionen dar, die mit einem deutlich höheren Zeitaufwand und damit auch höheren Kosten für die Apotheken verbunden sind. Eine klare Regelung zur Vergütung der Leistungen, wie sie bereits in Ländern wie den USA, UK und Australien besteht, wird daher für den Erfolg einer breiten Implementierung der Modelle in Deutschland entscheidend sein.

Dennoch können internationale Erfahrungen bedingt durch die Unterschiede in den Gesundheitssystemen nicht uneingeschränkt auf Deutschland übertragen werden. Einige Barrieren, die in internationalen Studien gezeigt wurden, werden von Apothekern in Deutschland nicht zwingend als relevante Barrieren wahrgenommen. Hierbei werden das erforderliche Fachwissen und die Schulung der Mitarbeiter, aber auch ein geeigneter Beratungsplatz oder der Zugang zu Informationen von bayerischen Apothekern, nicht als Hürden für eine Medikationsanalyse wahrgenommen. Andererseits zeichnen sich Barrieren, wie die Unterstützung durch die Kollegen, die notwendige EDV-Ausstattung und die Erfahrung ab, die in Studien zu Modellen aus UK und den USA weniger deutlich wurden. Hieraus ergeben sich Ansatzpunkte, um eine Implementierung der Medikationsanalyse durch eine gezielte Unterstützung der Apotheker in Hinblick auf die wahrgenommenen Barrieren, wie beispielsweise die Vergütung, die Zusammenarbeit mit den Ärzten oder eine aktive Kundennachfrage, zu unterstützen.

Durch die empirische Patientenbefragung können gerade in Hinblick auf die aktive Kundennachfrage Determinanten für die Inanspruchnahme der Leistung abgeleitet werden. Auch auf der Seite der Patienten wurden vier zentrale Hürden für die Inanspruchnahme der Medikationsanalyse deutlich, die auch für internationale Modelle in UK, den USA oder Australien beschrieben wurden. Hierzu zählen ein fehlender Bedarf, aber auch Bedenken hinsichtlich der Beziehung zum behandelnden Arzt. Zudem wurden Bedenken hinsichtlich der Wahrung der Privatsphäre bei der Durchführung der Analyse und fehlende Informationen zu den Leistungsangeboten identifiziert. Weitere Hürden waren die Einbettung der Medikationsanalyse in ein kommerzielles Umfeld der Apotheken und Kosten für die Patienten, die mit der Leistung verbunden sein könnten. Während für internationale Modelle weitere Hürden wie die Zeit der Apotheker und deren Verfügbarkeit beschrieben wurden, konnten diese Hürden für Deutschland nicht gezeigt werden. Aus der empirischen Erhebung wurde jedoch eine Hürde deutlich, die in den Studien aus UK, den USA und Australien weniger präsent war. Die Befragten befürchteten hierbei, dass zu viele Informationen zu den Nebenwirkungen zu einer Verunsicherung führen könnten.

Ein wesentlicher Ansatzpunkt, der in der qualitativen Patientenbefragung, der Apothekerbefragung und den Erkenntnissen aus der AOK-Aktion deutlich wurde ist daher vor allem die noch zu geringe Bekanntheit der Programme bei den Patienten. Auch internationale Erfahrungen verweisen auf diese Hürde. Im Rahmen der empirischen Erhebungen wurde deutlich, dass während die Modelle den Apothekern auf der einen Seite bekannt sind, nicht zuletzt aufgrund der Information die von den Berufsorganisationen zur Verfügung gestellt werden, die Modelle auf Patientenseite noch wenig Beachtung gefunden haben. Ein wesentlicher Schritt muss es daher sein, durch patientenorientierte Kommunikation den Nutzen der Leistung für die Patienten sichtbar zu machen.

Eine wesentliche Fragestellung ist die Wahl der Patienten, denen die Leistungen angeboten werden soll. Bei den im Rahmen der Apothekerbefragung identifizierten Zielgruppen, bei denen Apotheker den größten Nutzen vermuten, konnten die Kategorien „Ältere Patienten", „Polypharmazie", „Komplexe Medikation" und „Chroniker" abgeleitet werden. Diese Zielgruppen könnten daher der Ausgangspunkt einer deutschlandweiten Implementierung der Leistungen sein. Eine spätere Ausweitung auf ein breiteres Patientenkollektiv könnte sich daran anschließen.

Im Rahmen der qualitativen Patientenbefragung wurde deutlich, dass eine Zielgruppe Patienten mit einem Präparatewechsel und den potenziell damit verbundenen Problemen mit der bisherigen Arzneimitteltherapie sein können. Zudem können Patienten mit einem hohen Interesse an der eigenen Arzneimitteltherapie und damit auch an der eigenen Gesundheit als eine Zielgruppe identifiziert werden.

Diese Patientengruppe ist auch eine wesentliche Zielgruppe in der Kommunikation in UK, im Zusammenhang mit einer besseren Einbindung von Patienten in Entscheidungen zur eigenen Arzneimitteltherapie in Hinblick auf ein Patienten-Empowerment.

Die Ergebnisse der Analyse von Perspektiven der unterschiedlichen Stakeholder können durch den starken Fokus auf Bayern und Mittelfranken nicht uneingeschränkt auf Deutschland übertragen werden. Die Ergebnisse der Implementierung des AOK-Modells in den Praxisalltag konzentrierte sich im ersten Jahr der Durchführung ausschließlich auf Nürnberg und auch in den Folgejahren wird die Aktion im Raum Mittelfranken durchgeführt. Auch die Befragten der Selbsthilfegruppen sind Mitglieder aus Gruppen im bayerischen Raum, auch hier mit einem verstärkten Fokus auf Mittelfranken. Die Befragung der Leistungserbringer erfolgte in Zusammenarbeit mit der bayerischen Landesapothekerkammer, daher wurden nur Apotheken aus Bayern in die Befragung mit einbezogen. Weitere Forschung auf diesem Gebiet könnte daher durch eine breitere Befragung und Analyse von bereits bestehenden Programmen in Deutschland generelle Ergebnisse für Gesamtdeutschland ermöglichen. Hierdurch kann ein umfassenderer Einblick in die Präferenzstrukturen der unterschiedlichen Stakeholder ermöglicht werden.

Der Schwerpunt der vorliegenden Arbeit liegt auf der Medikationsanalyse als einem ersten Schritt hin zu einem weiteren Ausbau des Leistungsangebots öffentlicher Apotheken hin zu einem Medikationsmanagement. Daher fokussiert sich die empirische Erhebung auf die beiden Anspruchsgruppen Patienten und Apotheker.

Im Rahmen zukünftiger Forschung zu einem weiteren Ausbau der Leistungen bis hin zu einem Medikationsmanagement sind auch empirische Erhebungen zur Perspektive von Ärzten, dem Pflegepersonal oder Angehörigen erforderlich. In Anlehnung an die im Rahmen der systematischen Literaturrecherche identifizierten Studien zu weiteren Anspruchsgruppen besteht daher ein Forschungsbedarf zur Erfassung der Perspektive von Ärzten, Pflegekräften oder Angehörigen in Deutschland. Das eine Analyse der Perspektive der Ärzte erforderlich ist, zeichnet sich jedoch auch bereits in der empirischen Erhebung zur Medikationsanalyse ab. In der Patientenbefragung wurde die zentrale Rolle der Arzt-Patienten Beziehung deutlich. Auch in der Befragung der Apotheker konnte gezeigt werden, dass Bedenken hinsichtlich einer Kooperation zwischen Ärzten und Apothekern eine bedeutende Hürde für die Implementierung von Modellen wie der Medikationsanalyse und damit letztendlich auch des Medikationsmanagements darstellen. Obwohl die internationalen Erfahrungen eine weitgehend positive Einstellung der Ärzte vermuten lassen sind aufgrund der eingeschränkten Übertragbarkeit der Ergebnisse auf das deutsche Gesundheitssystem weitere Erhebungen zur Perspektive der Ärzte als einer wesentlichen Anspruchsgruppe erforderlich.

Durch den Ausbau von Leistungen wie der Medikationsanalyse oder auch dem Medikationsmanagement können insbesondere Präsenzapotheken weiter gestärkt werden. Wird die besondere fachliche Kompetenz der Apotheken in den Vordergrund gestellt, insbesondere im Vergleich zu Wettbewerbern kann die eigene Position gefestigt werden. Dennoch bestehen Hürden die eine breite Implementierung von Leistungen wie der Medikationsanalyse erschweren können. Diese stehen auch im Zusammenhang mit ökonomischen Faktoren. Obwohl Überlegungen zu ökonomischen Aspekten ein Faktor bei der Entscheidung sind, ob die Leistungen in der Apotheke eingeführt werden sollen und die Auswirkungen auf die Kosten berücksichtigt werden sollten, müssen auch weitere Faktoren in die Entscheidung einbezogen werden. Insbesondere in der Diskussion um die Rolle und die zukünftige Entwicklung des Berufsbilds der Apotheker kann es ein Anreiz für öffentliche Apotheken sein, die mögliche Implementierung von Leistungen wie Medikationsanalyse und Medikationsmanagement zu forcieren.

Literaturverzeichnis

ABDATA Pharma-Daten-Service (2014)
ABDA-Datenbank Interaktionen, URL: http://www.wuv-gmbh.de/abdata-pharma-daten-service/datenangebot/abda-datenbank/interaktionen/ [Stand 07.01.2016].

ADEXA (o.J.)
Tarifpartner ADEXA, URL: http://www.adexa-online.de/tarife/tarifpartner-adexa.html [Stand 03.01.2016].

Ahn, J, Park, J. E., Anthony, C., Burke, M. (2015)
Understanding, benefits and difficulties of home medicines review- patients` perspectives, in: Australian Family Physician 44, 4, S. 249-253.

Alkhateeb, F. M., Clauson, K. A., McCafferty, R., Latif, D. A. (2009)
Physician attitudes toward pharmacist provision of medication therapy management services, in: Pharmacy World & Science 31, 4, S. 487-493.

Allemann, S., Foppe van Mil, J. W., Botermann, L., Berger, K., Griese, N., Hersberger, K.E. (2014)
Pharmaceutical Care – the PCNE definition 2013, in: International Journal of Clinical Pharmacy 36, S. 544-555.

American Pharmacists Association (2008)
Medication Therapy Management Digest, Perspectives on MTM Service Implementation, URL: http://www.pharmacist.com/sites/default/files/files/mtm_2008_digest_2.pdf [Stand 24.10.2015].

American Pharmacists Association, National Association of Chain Drug Stores Foundation (2008)
Medication therapy management in pharmacy practice: core elements of an MTM service model. Version 2.0., in: Journal of the American Pharmacists Association 48, 3, S. 341-353.

American Pharmacists Association (2014)
Medication Therapy Management Digest, URL: https://www.pharmacist.com/sites/default/files/MTM%20Digest_2014%20FINAL.pdf [Stand 09.01.2016].

Ampt, A., Westbrook, J., Creswick, N., Mallock, N. (2007)
A comparison of self-reported and observational work sampling techniques for measuring time in nursing tasks, Journal of Health Services Research & Policy 12, 1, S. 18-24.

AOK Bayern (2014)
Kostenfreie Arzneimittel-Checks für AOK-Versicherte, URL: http://www.aok-gesundheits-partner.de/by/apotheke/meldungen/index_12386.html [Stand 24.10.2015].

Armour, C.L., Taylor, S.J., Hourihan, F., Smith, C., Krass, I. (2004)
Implementation and evaluation of Australian pharmacists` diabetes care services, in: Journal of the American Pharmacists Association 44, 4, S. 455-466.

Arya, V., Pinto, S., Khan, T. (2013)
Understanding awareness of pharmacist-led medication therapy management among primary care physicians in New York City using qualitative methods: part I, in: Journal of Medical Practice Management 29, 2, S. 84-88.

Arzneimittelpreisverordnung (2014)
Arzneimittelpreisverordnung vom 14. November 1980 (BGBl. I S. 2147), die durch Artikel 2b des Gesetzes vom 27. März 2014 (BGBl. I S. 261) geändert worden ist.

Australian Government, Department of Health (2011)
Quality Use of Medicines (QUM), URL: http://www.health.gov.au/internet/main/publishing.nsf/content/nmp-quality.htm [Stand 28.12.2015].

Australian Government, Department of Health (2014a)
Medication management reviews, URL: http://www.health.gov.au/internet/main/publishing.nsf/Content/medication_management_reviews.htm [Stand 28.12.2015].

Australian Government, Department of Health (2014b)
Medication Use Review (MedsCheck) and Diabetes Medication Management Services (Diabetes MedsCheck), URL: http://www.health.gov.au/internet/main/publishing.nsf/Content/fifth-community-pharmacy-agreement-mur [letzter Zugriff 28.12.2015].

Backhaus, K., Erichson, B., Plinke, W., Weiber, R. (2011)
Multivariate Analysemethoden. Eine anwendungsorientierte Einführung, 13. überarbeitete Auflage, Berlin Heidelberg, Springer-Verlag.

Barnett M. J., Frank J., Wehring, H., Newland, B., VonMuenster, S., Kumbera P., Hatterman, T , Perry P. J. (2009)
Analysis of Pharmacist-Provided Medication Therapy Management (MTM) Services in Community Pharmacies over 7 years, in: Journal of Managed Care Pharmacy 15, 1, S. 18-31.

Bayerisches Landesamt für Statistik (2014)
Fortschreibung des Bevölkerungsstandes. Bevölkerung: Gemeinden, Stichtage, URL:https://www.statistikdaten.bayern.de/genesis/online?sequenz=tabelleErgebnis&selectionname=12411-001 [Stand: 07.01.2016].

Beier, F. (2012)
Migration und Gesundheit. Zur gesundheitlichen Situation von Menschen mit Migrationshintergrund in Nürnberg, Nürnberg, Gesundheitsamt der Stadt Nürnberg.

Bell, H., McElnay, J.C., Hughes, C.M. (1999)
A self-reported work sampling study in community pharmacy practice, in: Pharmacy World & Science 21, 5, S. 210–216.

Bender, R., Ziegler, A., Lange, S. (2007)
Multiple Regression, in: Deutsche Medizinische Wochenschrift 132, S. 30-32.

Bissell, P., Blenkinsopp, A., Short, D., Mason, L. (2008)
Patients` experiences of a community pharmacy-led medicines management service, in: Health and Social Care in the Community 16, 4, S. 363-369.

Blake, K. B., Madhavan, S. S. (2010)
Perceived Barriers to Provision of Medication Therapy Management Services (MTMS) and the likelihood of a pharmacist to work in a pharmacy that provides MTMS, in: The Annuals of Pharmacotherapy 44, 3, S. 424-431.

Bluml, B.M. (2005)
Definition of Medication Therapy Management: Development of Professionwide Consensus, in: Journal of the American Pharmacists Association 45, S. 566-572.

Bond C., Blenkinsopp, A., Inch, J., Celino, G., Gray, N. (2008)
The Effect of the New Community Pharmacy Contract on the Community Pharmacy Workforce, London, The Pharmacy Practice Research Trust.

Brosius, F. (2013)
SPSS 21, Heidelberg, mitp Verlagsgruppe Hüthig Jehle Rehm GmbH.

Bulajeva, A., Labberton, L., Leikola, S., Phjanoksa-Mäntylä, M., Geurts, M. M. E., de Gier, J. J., Airaksinen, M. (2014)
Medication reviews in European countries, in: Administrative Pharmacy 10, S. 731-740.

Bundesapothekerkammer (2014)
Leitlinie der Bundesapothekerkammer zu Qualitätssicherung, URL: http://www.abda.de/fileadmin/assets/Praktische_Hilfen/Leitlinien/Medikationsanalyse/LL_MedAnalyse.pdf [Stand 03.01.2016].

Bundesinstitut für Bau-, Stadt- und Raumforschung (2013)
Laufende Stadtbeobachtung – Raumabgrenzungen, URL: http://www.bbsr.bund.de/BBSR/DE/Raumbeobachtung/Raumabgrenzungen/StadtGemeindetyp/StadtGemeindetyp_node.html [08.12.2015].

Bundesvereinigung Deutscher Apothekerverbände (2014)
Arbeitshilfe Arztflyer, URL: http://www.abda.de/fileadmin/assets/Praktische_Hilfen/Leitlinien/Medikationsanalyse/AH_Arztflyer_MedA.pdf [Stand 03.01.2016].

Bundesvereinigung Deutscher Apothekerverbände (2014a)
Arbeitshilfe Patientenflyer, URL: http://www.abda.de/fileadmin/assets/Praktische_Hilfen/Leitlinien/Medikationsanalyse/AH_Patientenflyer_MedA.pdf [Stand 03.01.2016].

Bundesvereinigung Deutscher Apothekerverbände (2014b)
Grundsatzpapier zu Medikationsanalyse und Medikationsmanagement, URL: http://www.abda.de/uploads/media/Grundsatzpapier.pdf [Stand 03.01.2016].

Bundesvereinigung Deutscher Apothekerverbände (2014c)
Techniker Krankenkasse und Deutscher Apothekerverband vereinbaren Medikationsgespräche für Diabetiker, URL: http://www.abda.de/pressemitteilung/artikel/techniker-krankenkasse-und-deutscher-apothekerverband-vereinbaren-medikationsgespraeche-fuer-diabeti/ [Stand 03.01.2016].

Bundesvereinigung Deutscher Apothekerverbände (o. J.)
Leitlinien und Arbeitshilfen, URL:http://www.abda.de/themen/apotheke/qualitaetssicherung0/leitlinien/leitlinien0/[Stand 03.01.2016].

Bunting, B. A., Cranor, C. W. (2006)
The Asheville Project: Long-Term Clinical, Humanistic, and Economic Outcomes of a Community-Based Medication Therapy Management Program for Asthma, in: Journal of the American Pharmacist Association, 46, 2, S. 133-147.

Carter, S. R., Chen, T., White, L. (2012)
Home Medicines Reviews: a quantitative study of the views of recipients and eligible non-recipients, in: International Journal of Pharmacy Practice 20, 4, S. 209-217.

Carter, S. R., Moles, R., White, L., Chen, T. F. (2012a)
Exploring patients´ motivation to participate in Australia`s Home medicines Review program, in: International Journal of Clinical Pharmacy 34, 4, S. 658-666.
Carter, S. R., Moles, R., White, L., Chen, T. F. (2012b)
Patient`s willingness to use a pharmacist-provided medication management service: The influence of outcome expectancies and communication efficacy, in: Research in Social and Administrative Pharmacy 8, 6, S. 487-498.
Dartsch, D., Lim, S., Schmidt, C. (2015)
Medikationsmanagement. Anleitung für die Apothekenpraxis, Eschborn, Govi-Verlag.
Department of Health and Ageing (2012)
Evaluation of the MedsCheck and Diabetes MedsCheck Pilot Program, URL: http://www.health.gov.au/internet/main/publishing.nsf/Content/E6867C9E425DFFF-BCA257BF0001C973F/$File/medscheck-pilot-evaluation-report.pdf [Stand: 19.06.2014].
Desborough, J., Houghton, J., Wood, J., Wright, D., Holland, R., Sach, T., Ashwell, S., Shaw, V. (2011)
Multi-professional clinical medication reviews in care homes for the elderly: study protocol for a randomized controlled trial with cost effectiveness analysis, Trials; 12, S. 218-262.
Deutsche Pharmazeutische Gesellschaft e. V. (2014)
Statement der DPhG und der DPhG-FG Klinische Pharmazie, URL: http://www.dphg.de/news-folder/detailansicht/implementierung-des-medikationsmanagements-als-neue-pharmazeutische-dienstleistung/f196c965646ee2fac82c21c165e1f939/ [Stand 26.05.2014].
Dhillon, A. K., Hattingh, H. L., Stafford, A., Hoti, K. (2015)
General practitioners` perceptions on home medicines reviews: a qualitative analysis, in: BMC Family Practice 16, 16, S. 1-6.
Dormann, H., Criegee-Rieck, M., Neubert, A., Egger, T., Geise, A., Krebs, S., Schneider, T., Levy, M., Hahn, E., Brune, K. (2003)
Lack of awareness of community acquired adverse drug reactions upon hospital admission: dimensions and consequences of a dilemma, in: Drug Safety 26, S. 353-362.
Doucette, W. R., Zhang, Y., Chrischilles, E. A., Pendergast, J. F., Newland, B.A., Farris, K.B., Frank J. (2013)
Factors affecting Medicare Part D beneficiaries' decision to receive comprehensive medication reviews, in: Journal of the American Pharmacists Association 53, 5, S. 482-487.
Edwards, I. R., Aronson, J. K. (2000)
Adverse drug reactions: definitions, diagnosis, and management, in: The Lancet 356, 9237, S. 1255-1259.
Eickhoff, C., Schulz, M. (2006)
Pharmaceutical care in community pharmacies: practice and research in Germany, in: Annals of Pharmacotherapy 40, 4, S. 729–735.
Eickhoff, C., Hämmerlein, A., Griese, N., Schulz, M. (2012)
Nature and frequency of drug-related problems in self-medication (over-the-counter drugs) in daily community pharmacy practice in Germany, in: Pharmacoepidemiology and Drug Safety 21, 3, S. 254-260.
Finkler, S., Knickman, J.R., Hendrickson, G., Lipkin, M., Thompson, W.G. (1993)
A comparison of Work-Sampling and Time- and Motion Techniques for Studies in Health Services Research, in: Health Services Research 28, 5, S. 577- 597.
Fishbein M. (1967)
A behavior theory approach to the relations between beliefs about an object and the attitude toward the object, in: Fishbein, M. (Hrsg.), Readings in Attitude Theory and Measurement, New York, John Wiley, S. 389–399.
Fishbein, M. (Hrsg.) (1967)
Readings in Attitude Theory and Measurement, New York, John Wiley.
Fiß, T., Schaefer, M., van den Berg, N., Hoffmann, W. (2012)
Zeitbedarf und Kosten für die Umsetzung eines Medikamentenreviews und assoziierter pharmazeutischer und medizinischer Evaluation im ambulanten Versorgungssektor, in: Das Gesundheitswesen 74, 5, S. 322-327.
Fiß, T., Meinke-Franze, C., van den Berg, N., Hoffmann, W. (2013)
Effects of a three party healthcare network on the incidence levels of drug related problems, in: International Journal of Clinical Pharmacy 35, 5, S. 763-771.
Fromm, S. (2010)
Datenanalyse mit SPSS für Fortgeschrittene 2: Multivariate Verfahren für Querschnittsdaten, Wiesbaden, VS Verlag für Sozialwissenschaften.
Furniss, L., Burns, A., Craig, S. K. L., Scobie, S., Cooke, J., Faragher, B. (2000)
Effects of a pharmacist`s medication review in nursing homes: randomised controlled trial, in: British Journal of Psychiatry 176, 6, S. 563-567.

Garcia G. M., Snyder, M. E., McGrath, S. H., Smith, R. B., McGivney, M. S. (2009)
Generating demand for pharmacist-provided medication therapy management: Identifying patient-preferred marketing strategies, Journal of the American Pharmacists Association 49, 5, S. 611-616.

Gavaza, P., Brown, C. M., Lawson, K. A., Rascati, K. L., Wilson, J. P., Steinhardt, M. (2011)
Examination of pharmacists` intention to report serious adverse drug events (ADEs) to the FDA using the theory of planned behavior, Research in Social and Administrative Pharmacy 7, 4, S. 369-382.

Gesetz über das Apothekenwesen (2013)
Apothekengesetz in der Fassung der Bekanntmachung vom 15. Oktober 1980 (BGBl. I S. 1993), das zuletzt durch Artikel 1 des Gesetzes vom 15. Juli 2013 (BGBl. I S. 2420) geändert worden ist.

Gesetz über den Verkehr mit Arzneimitteln (2015)
Arzneimittelgesetz in der Fassung der Bekanntmachung vom 12. Dezember 2005 (BGBl. I S. 3394), das zuletzt durch den Artikel 3 des Gesetzes vom 10. Dezember 2015 (BGBl. I S. 2210) geändert worden ist.

Gidman, W. (2011)
Increasing community pharmacy workloads in England: causes and consequences, International Journal of clinical pharmacy 33, 3, S. 512–520.

Gillham, B. (2007)
Developing a Questionnaire, 2. Auflage, London, Continuum.

Glasziou, P. P., Vandenbroucke, J. P., Chalmers, I. (2004)
Assessing the quality of research. The BMJ 328, 7430, S. 39-41.

Godin, G., Kok, G. (1996)
The Theory of Planned Behavior: A review of its applications to health-related behaviors, American Journal of health promotion 11, 2, S. 87-98.

Godin, G., Bélanger-Gravel, A., Eccles, M., Grimshaw, J. (2008)
Healthcare professionals` intentions and behaviors: A systematic review of studies based on social cognitive theories, in: Implementation Science 3, 36, S. 1-12.

Greiner, W., Filonenko, O., Schöffski, O. (2012)
Die Übertragbarkeit internationaler Ergebnisse auf nationale Fragestellungen, in: Schöffski O., Schulenburg, J.-M. Graf v.d. (Hrsg.), Gesundheitsökonomische Evaluationen, 4. vollständig überarbeitete Auflage, Berlin u. a., Springer, S. 481-499.

Guthrie, K. D., Stoner, S. C., Hartwig, D. M., May, J. R., Nicolaus, S. E., Schramm, A. M., DiDonato, K. L. (2015)
Physicians` preferences for communication of pharmacist-provided Medication Therapy Management in community pharmacy, in: Journal of Pharmacy Practice, S. 1-8.

Häder, M. (2015)
Empirische Sozialforschung. Eine Einführung, 3., überarbeitete Auflage, Wiesbaden, VS Verlag für Sozialwissenschaften.

Hämmerlein, A., Griese, N., Schulz, M. (2007)
Survey of drug-related problems identified by community pharmacies, in: Annals of Pharmacotherapy 41, 11, S. 1825–1832.

Hämmerlein, A., Müller, U., Schulz, M. (2010)
Versorgungsmanagement für Menschen mit Asthma- Einbindung der Apotheker, in: Zeitschrift für Evidenz, Fortbildung und Qualität im Gesundheitswesen 104, 2, S. 92-98.

Harding, G., Wilcock, M. (2010)
Community pharmacists` perceptions of medicine use reviews and quality assurance by peer review, in: Pharmacy World & Science 32, 3, S. 381-385.

Hawkey, C. J., Langman, M. J. S. (2003)
Non-steroidal anti-inflammatory drugs: overall risks and management. Complementary roles for COX-2 inhibitors and proton pump inhibitors, in: Gut 52, 4, S. 600–608.

Herbert, K. E., Urmie, J. M., Newland, B. A., Farris, K. B. (2006)
Prediction of pharmacist intention to provide Medicare medication therapy management services using the theory of planned behavior, Research in Social and Administrative Pharmacy 2, 3, S. 299-314.

Higashi, T., Shekelle, P. G., Solomon, D. H., Knight, E.L., Roth, C., Chang, J. T., Kamberg, C. J., MacLean, C. H., Young, R. T., Adams, J., Reuben, D. B., Avorn, J., Wenger, N. S. (2004)
The quality of pharmacologic care for vulnerable older patients, in: Annals of Internal Medicine 140, 9, S. 714–720.

Holland, R., Lenaghan, E., Harvey, I., Smith, R., Shepstone, L., Lipp, A., Christou, M., Evans, D., Hand, C. (2005)
Does home based medication review keep older people out of hospital? The HOMER randomized controlled trial, in: BMJ 330, 7486, S. 393-395.

Hong, S. H., Liu, J., Wang, J. Brown, L., White-Means, S. (2011)
Conjoint analysis of patient preferences on Medicare medication therapy management, in: Journal of the American Pharmacists Association 51, 3, S. 378-387.

Howard, R.L., Avery, A.J., Slavenburg, S., Royal, S., Pipe, G., Lucassen, P., Pirmohamed, M. (2007)
Which drugs cause preventable admissions to hospital? A systematic review, in: British Journal of Clinical Pharmacology 63, S. 136-147.

Hüsgen, U., Strobel, B. (2009)
Apothekenmanagement mit Kennzahlen, Stuttgart, Deutscher Apotheker Verlag.

Hsieh, H. F., Shannon, S. E. (2005)
Three Approaches to qualitative content analysis, in: Qualitative Health Research 15, 9, S. 1277-1288.

Institut für Qualität und Wirtschaftlichkeit im Gesundheitswesen (2015)
Allgemeine Methoden. Version 4.2, URL: https://www.iqwig.de/download/IQWiG_Methoden_Version_4-2.pdf [Stand 03.01.2015].

Jackson, K. M., Trochim, W. M. (2002)
Concept Mapping as an Alternative Approach for the Analysis of Open-Ended Survey Responses, in: Organizational Research Methods 5, 4, S. 307-336.

Kotler, P., Shalowitz, J., Stevens, R. J. (2008)
Strategic Marketing for Health Care Organizations, San Francisco, Jossey-Bass John Wiley & Sons.

Krass, I., Taylor, S.J., Smith, C., Armour, C.L. (2005)
Impact on medication use and adherence of Australian pharmacists`diabetes care services, in: Journal of the American Pharmacists Association 45, 1, S. 33-40.

Krippendorff, K. (1989)
Content analysis, in: Barnouw, E., Gerbner, G., Schramm, W., Worth, T. L., Gross, L. (Hrsg.), International encyclopedia of communication, 1, New York, Oxford University Press, S. 403-407.

Krska, J., Cromarty, J.A., Arris, F., Jamieson, D., Hansford, D., Duffus, P. R .S., Downie, G., Seymour, D. G. (2001)
Pharmacist-led medication review in patients over 65: a randomized, controlled trial in primary care, in:Age Ageing 30, 3, S. 205-211.

Landesapothekerkammer Baden-Württemberg (2016)
Riebsamen MdB informiert sich über Medikationsanalyse in Apotheken, URL: https://www.lak-bw.de/news-einzelansicht/artikel/lothar-riebsamen-mdb-informiert-sich-ueber-medikationsanalyse-in-apotheken.html [Stand 29.01.2016].

Latif, A., Boardman, H. (2008)
Community pharmacists` attitudes towards medicines use reviews and factors affecting the numbers performed, in: Pharmacy World & Science 30, 5, 536-543.

Latif, A., Pollock, K., Boardman, H.F. (2011)
The contribution of Medicines Use Review (MUR) consultation to counseling practice in community pharmacies, in: Patient Education and Counseling 83, 336-344.

Latif, A., Pollock, K., Boardman, H.F. (2013)
Medicines use reviews: a potential resource or lost opportunity for general practice?, in: BMC Family Practice 14, 57, S. 1-8.

Latif, A., Boardman, H.F., Pollok, K. (2013)
Understanding the patient perspective of the English community pharmacy Medicines Use Review (MUR), in: Research in Social and Administrative Pharmacy 9, 6, S. 949-957.

Lauffenburger, J.C., Maihan, B.V., Burkhart, J.I., Weinberger, M., Roth, M.T. (2012)
Design of a medication management program for Medicare beneficiaries: Qualitative findings from patients and physicians, in: The American Journal of Geriatric Pharmacotherapy 10, 2, S. 129-138.

Lauerer, M., Emmert, M., Schöffski, O. (2013)
Die Qualität des deutschen Gesundheitswesens im internationalen Vergleich – Ein systematischer Review, in: Das Gesundheitswesen 75, S. 483-491.

Law, A.V., Okamoto, M.P., Brock, K. (2009)
Ready, willing, and able to provide MTM services?: A survey of community pharmacists in the USA, in: Research in Social and Administrative Pharmacy 5, 4, S. 376-381.

Lea, V. M., Corlett, S. A., Rodgers, R. M. (2012)
Workload and its impact on community pharmacists` job satisfaction and stress: a review of the literature, in: International Journal of Pharmacy Practice 20, 4, S. 259-271.

Lewinski, D., Wind, S., Belgardt, C., Plate, V., Behles, C., Schweim, H.G. (2010)
Prevalence and safety-relevance of drug-related problems in German community pharmacies, in: Pharmacoepidemiology and Drug Safety 19, S. 141-149.

Lounsbery J. L., Green C. G., Bennett, M. S., Pedersen, C. A. (2009)
Evaluation of pharmacists` barriers to the implementation of medication therapy management services, in: Journal of the American Pharmacists Association 49, 1, S. 51-58.

MacIntosh, C., Weiser, C., Wassimi, A., Reddick, J., Scovis, N., Guy, M., Boesen, K. (2009)
Attitudes toward and factors affecting implementation of medication therapy management services by community pharmacists, in: Journal of the American Pharmacists Association 49, 1, S. 26-30.

Mangiapane, S., Schulz, M., Mühlig, S., Ihle, P., Schubert, I., Waldmann, H. C. (2005)
Community pharmacy-based pharmaceutical care for asthma patients, in: Annals of Pharmacotherapy 39, 11, S. 1817–1822.

Mayring P. (2010)
Qualitative Inhaltsanalyse. Grundlagen und Techniken, 11. aktualisierte und überarbeitete Auflage, Weinheim, Beltz.

McCann, L., Hughes, C.M., Adair, C.G. (2010)
A self-reported work-sampling study in community pharmacy practice: a 2009 update, in: Pharmacy World & Science 32, 4, S. 536-543.

McDonald, R., Cheraghi-Sohi, S., Sanders, C., Ashcroft, D. (2010)
Professional status in a changing world: the case of medicines use reviews in English community pharmacy, in: Social Science & Medicine 71, 3, S. 451-458.

McGivney, M. S., Meyer, S. M., Duncan-Hewitt, W., Hall, D. L., Goode, J., Smith, R.B. (2007)
Medication therapy management: its relationship to patient counseling, disease management, and pharmaceutical care, in: Journal of the American Pharmacists Association 47, 5, S. 620- 628.

McGrath, S. H., Snyder, M. E., Dueñas, G. G., Pringle, J. L., Smith R. B., McGivney, M. S. (2010)
Physician perceptions of pharmacist-provided medication therapy management: Qualitative analysis, in: Journal of the American Pharmacists Association 50, 1, S. 67-71.

Miller, M. J., Schmitt, M. R., Allison, J. J., Cobaugh, D. J., Ray, M. N., Saag, K.G. (2010)
The role of health literacy and written medicine information in nonsteroidal antiinflammatory drug risk awareness, in: Annals of Pharmacotherapy 44, 2, S. 274–284.

Moczygemba, L.R., Barner, J.C., Roberson, K. (2006)
Texas pharmacists` opinions about and plans for provision of medication therapy management services, in: Journal of the American Pharmacists Association 48, 1, S. 38-45.

Moher, D., Liberati, A., Tetzlaff, J., Altman, D. G. (2009)
Preferred Reporting Items for Systematic Reviews and Meta-Analyses: The PRISMA Statement, in: International Journal of Surgery, 8, S. 336-341, S. 339.

Montori, V. M., Swiontkowski, M. F., Cook, D. J. (2003)
Methodologic Issues in Systematic Reviews and Meta-Analyses, in: Clinical Orthopaedics and related research 413, S. 43-54.

Nathan, A., Goodyer, L., Lovejoy, A., Rashid, A. (1999)
Brown bag medication reviews as a means of optimizing patients`use of medication and of identifying potential clinical problems, in: Family Practice, 16, 3, S. 278-282.

Nicolas, A., Eickhoff, C., Griese, N., Schulz, M. (2013)
Drug-related problems in prescribed medicines in Germany at the time of dispensing, in: International Journal of Clinical Pharmacy 35, 3, S. 476-482.

Nkanasah, N., Mostovetsky, O., Yu, C., Chheng, T., Beney, J., Bond, C. M., Bero, L. (2010)
Effect of outpatient pharmacists` non-dispensing roles on patient outcomes and prescribing patterns, in: Cochrane Database of systematic reviews 7, S. 1-89 The Cochrane Collaboration Wiley & Sons.

Niehaus, F. Finkenstädt V. (2015)
Die Aussagekraft von Länderrankings im Gesundheitsbereich, Eine Analyse des Einflusses der Altersstruktur auf die OECD-Daten, URL: https://www.pkv.de/w/files/politik/studien/2015.02_aussagekraft_von_laenderrankings_im_gesundheitsbereich.pdf [Stand: 03.01.2016].

Odalap A.O., Rascati K.L. (2012)
Review of survey articles regarding medication therapy management (MTM) services/programs in the United States, in: Journal of Pharmacy Practice 25, 4, S. 457-470.

Organisation for Economic Co-operation and Development (2015)
OECD Health Statistics 2015, URL: http://www.oecd.org/health/health-systems/health-data.htm [Stand: 03.01.2016].

o.V. (2013)
Schwangerenberatung – Können Apotheker das?, URL: https://www.deutsche-apotheker-zeitung.de/daz-az/2013/daz-46-2013/schwangerenberatung-koennen-apotheken-das [Stand 28.12.2015].

Pacini, M., Smith, R. D., Wilson, E. C. F., Holland, R. (2007)
Home-based medication review in older people: is it cost effective?, in: Pharmacoeconomics 25, 2, S. 171-180.
Pharmaceutical Care Network Europe (2016)
PCNE Working group on medication review, URL: http://www.pcne.org/working-groups/1/medication-review [Stand 20.12.2015].
Pharmaceutical Care Network Europe (2010)
Classification for Drug related problems V6.2, URL: http://www.pcne.org/upload/files/11_PCNE_classification_V6-2.pdf [Stand 18.12.2015].
Pharmaceutical Services Negotiating Committee (2015a)
Advanced Services payment, URL: http://psnc.org.uk/funding-and-statistics/funding-distribution/advanced-service-payments/ [Stand: 29.12.2015].
Pharmaceutical Services Negotiating Committee (2015b)
Medicines Use Review (MUR), URL: http://psnc.org.uk/services-commissioning/advanced-services/murs/ [Stand: 29.12.2015].
Pharmaceutical Services Negotiation Committee (2015c)
MUR statistics, URL: http://psnc.org.uk/funding-and-statistics/nhs-statistics/mur-statistics/ [Stand: 29.12.2015].
Pharmaceutical Services Negotiating Committee (2015d)
New Medicine Service (NMS), URL: http://psnc.org.uk/services-commissioning/advanced-services/nms/ [Stand: 29.12.2015].
Raithel, J. (2008)
Quantitative Forschung. Ein Praxisexkurs, 2., durchgesehene Auflage, Wiesbaden, VS Verlag für Sozialwissenschaften.
Ramalho de Oliveira, D., Brummel, A. R., Miller, D. B. (2010)
Medication therapy management: 10 years of experience in a large integrated health care system, in: Journal of the Managed Care Pharmacy 16, 3, S. 185-195.
Rasky, E. (2009)
Gesundheit hat Bleiberecht. Migration und Gesundheit, Wien, Facultas Verlags- und Buchhandels AG.
Renner, K. (2014)
Mit ATHINA in die Praxis, URL: http://www.pharmazeutische-zeitung.de/index.php?id=52634 [Stand 18.12.2015].
Ressing, M., Blettner, M., Klug, S. J. (2009)
Systematic Literature Reviews and Meta-Analyses: Part 6 of a Series on Evaluation of Scientific Publications, in: Deutsches Ärzteblatt International, 106, 27, S. 456-463.
Rose, O., Schaffert, C., Czarnecki, K., Mennemann, H.S., Waltering, I., Haamacher, S., Felsch, M., Herich, L., Käberlein, J. (2015)
Effect evaluation of an interprofessional medication therapy management approach for multimorbid patients in primary care: a cluster-randomized controlled trial in community care (WestGem study protocol), in: BMC Family Practice 16, 84, S. 1-11.
Rupp, M. T. (2011)
Analyzing the costs to deliver medication therapy management services, in Pharmacy Today 17, 4, S. 56-64.
Rutter, P.M., Hunt, A.J., Darracott, R., Jones, I.F. (1998)
A subjective study of how community pharmacists in Great Britain spend their time, Journal of Social and Administrative Pharmacy 15, S. 252–261.
Rutter, P.M., Brown, D., Jones, I.F. (1998)
Pharmacy research: the place of work measurement, in: International Journal of Pharmacy Practice 6, 1, S. 46-58.
Rutter, P. M., Hunt, A. J., Darracott, R., Jones I. F. (1999)
Validation of a subjective evaluation study using work sampling, in: Journal of Social and Administrative Pharmacy 16, S. 174–185.
Savage I. (1995)
Time for customer contact in pharmacies with and without a dispensing technician, in: International Journal of Pharmacy Practice 3, 4, S. 193–199.
Savage, I. (1997)
Time for prescription and OTC advice in independent community practice, in: The Pharmaceutical Journal 258, S. 873–877.

Schneeweiss, S., Hasford, J., Gottler, M., Hoffmann, A., Riethling, A. K., Avorn J. (2002)
Admissions caused by adverse drug events to internal medicine and emergency departments in hospitals: a longitudinal population-based study, in: European Journal of Clinical Pharmacology 58, S. 285-291.

Schöffski O., Schulenburg, J.-M. Graf v.d. (Hrsg.) (2012)
Gesundheitsökonomische Evaluationen, 4. vollständig überarbeitete Auflage, Berlin u. a., Springer.

Schöllkopf, M., Pressel, H. (2014)
Das Gesundheitswesen im internationalen Vergleich, Gesundheitssystemvergleich und die europäische Gesundheitspolitik, 2. Aktualisierte und erweiterte Auflage, Berlin, Medizinisch Wissenschaftliche Verlagsgesellschaft mbH & Co. KG.

Schommer, J. C., Doucette, W. R., Johnson, K. A., Planas, L. G. (2012)
Positioning and integrating medication therapy management, Journal of the American Pharmacists Association 52, 1, S. 12-24.

Schommer, J. C., Planas, L. G., Johnson, K. A., Doucette, W. R. (2008a)
Pharmacist-provided medication therapy management (part 1): Provider perspectives in 2007, in: Journal of the American Pharmacists Association 48, 3, S. 354-363.

Schommer, J. C., Planas, L. G., Johnson, K. A., Doucette, W. R. (2008b)
Pharmacist-provided medication therapy management (part 2): Payer perspectives in 2007, in: Journal of the American Pharmacists Association 48, 4, S. 478-486.

Schroeder, S., Martus, P., Odin, P., Schaefer, M. (2012)
Impact of community pharmaceutical care on patient health and quality of drug treatment in Parkinson`s disease, in: International Journal of Clinical Pharmacy 34, 5, S. 746-756.

Schultz, H., Westberg, S.M., de Oliveira D.R., Brummel, A. (2012)
Patient-perceived value of Medication Therapy Management (MTM) services: a series of focus groups, in: Innovations in pharmacy 3, 4, S. 1-8.

Schulz, M., Verheyen, F., Mühlig, S., Müller, J. M., Mühlbauer, K., Knop-Schneickert, E., Petermann, F., Bergmann, K. C. (2001)
Pharmaceutical care services for asthma patients: a controlled intervention study, in: The Journal of Clinical Pharmacology 41, 6, S. 668–676.

Schwenzer, S. (2015)
AMTS mit ARMIN Sachsen und Thüringen – mehr Arzneimitteltherapiesicherheit durch rationale und evidenzbasierte Arzneimitteltherapie und patientenindividuelles Medikationsmanagement, in: Arzneiverordnung in der Praxis 42, 3, S. 130-137.

Stark, G.R., John, J., Leidl, R. (2011)
Health care use and costs of adverse drug events emerging from outpatient treatment in Germany: A modelling approach, in: BMC Health Services Research 11, 9, S. 1-9.

Stark, M., Voigt, E., Matusiewicz, D. (2014)
Der Apothekenmarkt in Deutschland: zwischen sozialer Marktwirtschaft und Politik, in: Mühlbauer, B. H., Kellerhoff, F., Matusiewicz, D. (Hrsg.), Zukunftsperspektiven der Gesundheitswirtschaft, Gesundheitsökonomie: Politik und Management, Bd. 10, 2. Auflage, Berlin, LIT Verlag, S. 233- 246.

Sixth Community Pharmacy Agreement (2015a)
Home Medicines Review, URL: http://6cpa.com.au/medication-management-programmes/medscheck-diabetes-medscheck/ [Stand 17.10.2015].

Sixth Community Pharmacy Agreement (2015)
Medication Management Programmes, URL: http://6cpa.com.au/ [Stand 17.10.2015].

Sixth Community Pharmacy Agreement (2015b)
Medschek and Diabetes Medscheck, URL: http://6cpa.com.au/medication-management-programmes/medscheck-diabetes-medscheck/ [Stand 17.10.2015].

Statistisches Bundesamt (2014)
Bevölkerung, URL: https://www.destatis.de/DE/ZahlenFakten/GesellschaftStaat/Bevoelkerung/Bevoelkerungsstand/Tabellen_/lrbev01.html#Fussnote1 [Stand 28.12.2015].

Tinelli, M., Bond, C., Blenkinsopp, A., Jaffray, M., Watson, M., Hannaford, P. (2007)
Patient Evaluation of a Community Pharmacy Medications Management Service, The Annals of Pharmacotherapy 41, 12, S. 1962-1970.

Truong H., Layson-Wolf, C., de Bittner, M. R., Own, J.A., Haupt, S. (2009)
Perceptions of patients on Medicare Part D medication therapy management services, in: Journal of the American Pharmacists Association 49, 3, S. 392-398.

Van den Berg, M., Donyai, P. (2010)
How was patient empowerment portrayed in information leaflets describing the community pharmacy Medicines Use Review service in the UK?, in: Patient Education and Counseling, 80, 2 S. 274-276.

Verordnung über den Betrieb von Apotheken (2015)
Apothekenbetriebsordnung in der Fassung der Bekanntmachung vom 26. September 1995 (BGBl. I S. 1195), zuletzt geändert durch den Artikel 2a der Verordnung vom 06. März 2015 (BGBl. I S. 278).

Wang J., Hong, S. H., Meng S., Brown L. M. (2011)
Pharmacists` acceptable levels of compensation for MTM services: a conjoint analysis, in: Research in Social and Administrative Pharmacy 7, 4, S. 383-395.

Wells, K.M., Thornley, T., Boyd, M. J., Boardman, H.F. (2014)
Views and experiences of community pharmacists and superintendent pharmacists regarding the New Medicine Service in England prior to implementation, in: Research in Social and Administrative Pharmacy 10, 1, S. 58-71.

Werbe- und Vertriebsgesellschaft Deutscher Apotheker (2014)
Partner und Kunden, URL: http://www.wuv-gmbh.de/abdata-pharma-daten-service/partner-kunden/ [Stand 18.01.2016].

Renner, K. (2014)
Mit ATHINA in die Praxis, URL: http://www.pharmazeutische-zeitung.de/index.php?id=52634&no_cache=1&sword_list%5B0%5D=athina [Stand 28.12.2015].

White, L., Klinner, C., Carter, S. (2012)
Consumer perspectives of the Australian Home Medicines Review Program: benefits and barriers, in: Research in Social and Administrative Pharmacy 8, 1, S. 4-16.

Witte, A., Zur Mühlen, D. (2013)
Apothekenmanagement. Kosten senken- Ertrag steigern- Zukunft sichern, 2., vollständig überarbeitete Auflage, Stuttgart, Deutscher Apotheker Verlag.

World Health Organization (2009)
WHO Patient Safety Research, URL: http://apps.who.int/iris/bitstream/10665/70145/1/WHO_IER_PSP_2009.10_eng.pdf [Stand 26.05.2014].

Zermansky, A. G., Alldred, D. P., Petty, D. R., Raynor, D. K., Freemantle, N., Eastaugh, J., Bowie, P. (2006)
Clinical medication review by a pharmacist of elderly people living in care homes – randomized controlled trial, in: Age and Aging 35, 6, S. 586-591.

Zermansky, A. G., Freemantle, N. (2007)
Is Medication Review by pharmacists of any use? In: Pharmacoeconomics 25, 2, S. 91-92.

Zermansky, A., Petty, D. R., Raynor, D. K., Freemantle, N., Vail, A., Lowe, C. J. (2001)
Randomised controlled trial of clinical medication review by a pharmacist of elderly patients receiving repeat prescriptions in general practice, in: BMJ 323, 7325, S. 1340-1343.

Anhang

Anhang 1: Befragung der Apotheker

Telefon: 0911-5302-283 Fax: 0911-5302-285

FAU FRIEDRICH-ALEXANDER UNIVERSITÄT ERLANGEN-NÜRNBERG

2 Fragen zur Vertrautheit

Bitte beantworten Sie die folgenden Fragen

	nicht vertraut	weniger vertraut	nicht sicher	vertraut	sehr vertraut	keine Angabe
Wie vertraut sind Sie mit dem Begriff "Medikationsanalyse"?						
Wie vertraut sind Sie mit dem Begriff "Medikationsmanagement"?						

3 Begriffsdefinitionen

Definitionen gemäß Grundsatzpapier zur Medikationsanalyse und zum Medikationsmanagement (ABDA/GB Arzneimittel, Juni 2014)

Medikationsanalyse

Eine Medikationsanalyse ist eine strukturierte Analyse der aktuellen Gesamtmedikation eines Patienten. Sie umfasst die vier Hauptschritte Identifikation von Datenquellen und Zusammentragen der Informationen, Evaluation und Dokumentation von manifesten und potentiellen arzneimittelbezogenen Problemen, Erarbeitung möglicher Lösungen sowie Vereinbarung von Maßnahmen gemeinsam mit dem Patienten und gegebenenfalls mit dem/den behandelnden Arzt/Ärzten. Ziele sind die Erhöhung der Effektivität der Arzneimitteltherapie und die Minimierung von Arzneimittelrisiken.

Medikationsmanagement

Ein Medikationsmanagement baut auf einer Medikationsanalyse auf, an die sich eine kontinuierliche Betreuung des Patienten durch ein multidisziplinäres Team anschließt. Mit der kontinuierlichen Betreuung werden vereinbarte Maßnahmen zu detektierten arzneimittelbezogenen Problemen und deren Ergebnis nachverfolgt sowie gegebenenfalls angepasst. Neu auftretende, manifeste und potentielle arzneimittelbezogene Probleme werden erkannt, gelöst oder vermieden. Ziele sind die fortlaufende und nachhaltige Erhöhung der Effektivität der Arzneimitteltherapie sowie die fortlaufende und nachhaltige Minimierung von Arzneimittelrisiken.

Die Befragung konzentriert sich auf die Stufe 2a der Medikationsanalyse. Diese Medikationsanalyse umfasst neben einer Prüfung auf Interaktionen und Doppelmedikationen auf Basis der Medikationsdaten ein strukturiertes Gespräch mit dem Patienten. Hierdurch können weitere arzneimittelbezogene Probleme (ABP), wie Anwendungsprobleme, oder eine mangelnde Therapie- und Einnahmetreue identifiziert werden. Klinische Daten liegen hierbei nicht vor.

4 Angebot Medikationsanalyse

Wird von Ihrer Apotheke eine Medikationsanalyse angeboten?

- Ja
- Nein, da
- Keine Angabe

4.1.1 Design Medikationsanalyse

Wie häufig bieten Sie eine Medikationsanalyse an?

Fälle pro Monat

Was umfasst die Medikationsanalyse bei Ihnen?

5 Angebot Medikationsmanagement

Wird von Ihrer Apotheke ein Medikationsmanagement angeboten?

- Ja
- Nein, da
- Keine Angabe

5.1.1 Design Medikationsmanagement

Wie häufig bieten Sie ein Medikationsmanagement an?

Fälle pro Monat

Was umfasst das Medikationsmanagement bei Ihnen?

6 Planung Zukunft

Planen Sie zukünftig eine Medikationsanalyse oder ein Medikationsmanagement anzubieten?

- Ja
- Nein, da
- Keine Angabe

Was glauben Sie, aus welchen Gründen würden Ihre Patienten eine Medikationsanalyse in Anspruch nehmen?

Welchen Kunden würden Sie eine Medikationsanalyse anbieten?

7 Durchführung Medkiationsanalyse

Wer würde in Ihrer Apotheke eine Medikationsanalyse durchführen?

- Approbierte/r Apothekenmitarbeiter/in
- Apothekenleiter/in
- Approbierte/r Apothekenmitarbeiter/in und Apothekenleiter/in
- Keine Angabe

Was denken Sie, wie hoch ist die für die Medikationsanalyse benötigte Zeit pro Kunde in Stunden für die nachfolgenden Tätigkeiten?

Datensammlung

Stunden

Erfassung und Dokumentation von Arzneimittelbezogenen Problemen

Stunden

Erarbeitung von Lösungsvorschlägen

Stunden

Arzt-/Patientengespräch

Stunden

8 Vergütung Medikationsanalyse

In welcher Form sollte eine Vergütung für die Medikationsanalyse erfolgen?

- Modell A: € pro Minute mit dem Patienten
- Modell B: € pro Besuch des Patienten
- Keine Angabe

8.1.1 Modell A

Welche Vergütung pro Patient halten Sie für eine Medikationsanalyse für angemessen?

- < 1,00€ pro Minute
- 1,00€ bis 1,50€ pro Minute
- > 1,50€ bis 2,00€ pro Minute
- > 2,00€ bis 2,50€ pro Minute
- > 2,50€ pro Minute
- Keine Angabe

8.2.1 Modell B

Welche Vergütung pro Patient halten Sie für eine Medikationsanalyse für angemessen?

- < 30€ pro Besuch
- 30€ bis 45€ pro Besuch
- > 45€ bis 60€ pro Besuch
- > 60€ bis 75€ pro Besuch
- >75€ pro Besuch
- Keine Angabe

9 Kostenübernahme

Wer sollte Ihrer Meinung nach die Vergütung für eine Medikationsanalyse übernehmen?

- Krankenkassen
- Apotheken
- Patienten
- Sonstige
- Keine Angabe

Haben Sie Fortbildungen zum Thema Medikationsanalyse/-management besucht?

- Ja
- Nein
- Keine Angabe

10 Statements 1

Bitte bewerten Sie die folgenden Statements

Bitte bewerten Sie folgende Statements

	stimme stark zu	stimme zu	teils, teils	lehne ab	lehne stark ab	keine Angabe
Eine Medikationsanalyse anzubieten wird die Arzneimittelversorgung meiner Kunden verbessern.						
Das Apotheker eine Medikationsanalyse anbieten, ist eine große Chance für den Berufsstand der Apotheker.						
Eine Medikationsanalyse anzubieten wird für meine Apotheke lukrativ sein.						
Eine Kooperation zwischen meiner Apotheke und den Ärzten ist eine wesentliche Voraussetzung für die Durchführung einer Medikationsanalyse.						
Es ist unwahrscheinlich, dass durch das Anbieten einer Medikationsanalyse mehr Kunden für meine Apotheke gewonnen werden.						
Eine Medikationsanalyse anzubieten wird meinen Belastungsgrad in der Arbeit erhöhen.						
Die Durchführung einer Medikationsanalyse sollte ein Bestandteil des Pharmaziestudiums sein.						
Ein Engagement im Bereich Medikationsanalyse wird die Zufriedenheit mit meiner Tätigkeit erhöhen.						
Andere Apotheker in meinem Umfeld beabsichtigen eine Medikationsanalyse anzubieten.						
Meine Kunden erwarten, dass ich eine Medikationsanalyse anbiete.						

11 Statements 2

Hier platzieren Sie den Text für Ihre Frage.

Hier erläutern Sie, wie die Frage ausgefüllt werden soll (optional).

	stimme stark zu	stimme zu	teils, teils	lehne ab	lehne stark ab	keine Angabe
Ärzte in meinem Umfeld würden es gutheißen, wenn ich eine Medikationsanalyse anbiete.	○	○	○	○	○	○
Meine Kollegen würden mich unterstützen, wenn ich eine Medikationsanalyse anbiete.	○	○	○	○	○	○
Meine Berufsvertretung erwartet, dass ich eine Medikationsanalyse anbiete.	○	○	○	○	○	○
Ich werde das nötige unterstützende Personal haben, um eine Medikationsanalyse anzubieten.	○	○	○	○	○	○
Eine Medikationsanalyse anzubieten bleibt den Apothekern vorbehalten.	○	○	○	○	○	○
Ich werde eine Medikationsanalyse anbieten müssen, um die Wettbewerbsfähigkeit meiner Apotheke zu sichern.	○	○	○	○	○	○
Mir würde es leicht fallen eine Medikationsanalyse anzubieten.	○	○	○	○	○	○
Es liegt bei mir, ob ich eine Medikationsanalyse anbieten werde.	○	○	○	○	○	○
Ich werde nicht die erforderliche Zeit haben, um eine Medikationsanalyse anzubieten.	○	○	○	○	○	○
Ich habe das erforderliche Fachwissen, um eine Medikationsanalyse anzubieten.	○	○	○	○	○	○

12 Statements 3

Hier platzieren Sie den Text für Ihre Frage.

Hier erläutern Sie, wie die Frage ausgefüllt werden soll (optional).

	stimme stark zu	stimme zu	teils, teils	lehne ab	lehne stark ab	keine Angabe
Ich habe einen geeigneten Beratungsplatz in meiner Apotheke, um eine Medikationsanalyse mit genügend Privatsphäre durchzuführen.	○	○	○	○	○	○
Ich habe nicht die notwendige EDV-Unterstützung, um eine Medikationsanalyse anzubieten.	○	○	○	○	○	○
Ich habe die notwendige Erfahrung, um eine Medikationsanalyse anzubieten.	○	○	○	○	○	○
Apotheker haben Zugang zu den erforderlichen Informationen, um eine Medikationsanalyse anzubieten.	○	○	○	○	○	○
Ich plane Patienten, die einen potenziellen Nutzen davon haben könnten, eine Medikationsanalyse zu empfehlen.	○	○	○	○	○	○
Ich werde mich für eine adäquate Honorierung der Medikationsanalyse einsetzen.	○	○	○	○	○	○
Ich plane mit meinen Kollegen darüber zu sprechen, eine Medikationsanalyse anzubieten.	○	○	○	○	○	○
Ich werde versuchen, eine Medikationsanalyse in meiner Apotheke anzubieten.	○	○	○	○	○	○
Ich werde mich dafür einsetzen, dass die Medikationsanalyse von Apothekern durchgeführt wird.	○	○	○	○	○	○
Ich beabsichtige eine Medikationsanalyse in meiner Apotheke anzubieten.	○	○	○	○	○	○

13 Demographische Daten

Geschlecht

○ männlich

○ weiblich

○ keine Angabe

Geburtsjahr

○

○ Keine Angabe

Tätigkeit in einer Apotheke

Anzahl der Jahre

○

○ Keine Angabe

Anzahl an Mitarbeitern des pharmazeutischen und nichtpharmazeutischen Personals in Ihrer Apotheke (Sie eingeschlossen)

○ 1

- 2-4
- 5 und mehr
- Keine Angabe

Regierungsbezirk Ihrer Apotheke

Lage der Apotheke

- Landapotheke (unter 5000 Einwohner)
- Kleinstadtapotheke (5000-20.000 Einwohner)
- Mittelstadtapotheke (über 20.000-100.000 Einwohner)
- Großstadtapotheke (über 100.000 Einwohner)
- Keine Angabe

Ich bin

- Apothekenleiter/in
- Leiter/in einer Filialapotheke
- Approbierte/r Apothekenmitarbeiter/in
- Keine Angabe

14 Endseite

Herzlichen Dank für die Teilnahme!

Ihre Antworten geben uns wertvolle Hinweise, um Chancen und Hürden im Zusammenhang mit einer Umsetzung von flächendeckenden/Medikationsmanagement-Aktivitäten zu identifizieren.

Wir bedanken uns bei der Bayerischen Landesapothekerkammer für die Unterstützung bei der Befragung!

Mit freundlichen Grüßen,

Apothekerin Stefanie Hessemer (Universität Erlangen-Nürnberg)

Anhang 2: Befragung der Selbsthilfegruppen

Selbsteinschätzung

Haben Sie Bedenken hinsichtlich Ihrer Medikamente?

Wie empfinden Sie die Handhabung Ihrer Medikamente. Wie kommen Sie mit Ihren Medikamenten zurecht?

Vorstellung des Modells

Sie erhalten nun einige Informationen zu einer speziellen Medikationsanalyse:

Medikationsanalyse für Patienten mit Diabetes – Was ist das?

Apotheker bieten eine Medikationsanalyse für Patienten an. Der Arzt kann dem Patienten eine Empfehlung für eine strukturierte Analyse der gesamten Medikation ausstellen. Diese Analyse erfolgt dann im Rahmen eines persönlichen Beratungsgesprächs mit einem Apotheker, um die aktuelle Medikation des Patienten und die Erfahrungen und Probleme der Patienten mit allen Arzneimitteln zu erfassen und zu analysieren. Mögliche Lösungen werden erarbeitet und Maßnahmen werden gemeinsam mit dem Apotheker und gegebenenfalls mit dem/den behandelnden Arzt/Ärzten vereinbart. Die Beratung wird dokumentiert und die Patienten erhalten persönliche, schriftliche Unterlagen zu Ihren Medikamenten.

Bewertung des Programms

Würden Sie die gerade vorgestellte Medikationsanalyse nutzen? (Bitte erklären Sie Ihre Antwort)

Welche Rolle spielt bei Ihrer Entscheidung die Empfehlung des Arztes?

Was würde Sie daran hindern an dieser Analyse teilzunehmen?

Was glauben Sie, wie würden Sie persönlich von dieser Medikationsanalyse profitieren?

Schriften zur Gesundheitsökonomie

HERZ

Health Economics Research Zentrum
Buchweizenfeld 27
31303 Burgdorf
Fax: +49(0)5136/976187
email: herz@schoeffski.de

Bisher erschienen:

Band 1 *Steininger-Niederleitner, M., Sohn, S., Schöffski, O. (2003)*
Managed Care in der Schweiz und Übertragungsmöglichkeiten nach Deutschland
ISBN 3-936863-00-8, 172 S., 18 Abb., Geb. EUR 19,90

Band 2 *Esslinger, A. S. (2003)*
Qualitätsorientierte strategische Planung und Steuerung in einem sozialen Dienstleistungsunternehmen mit Hilfe der Balanced Scorecard
ISBN 3-936863-01-6, 276 S., 36 Abb., 50 Tab., Geb. EUR 29,90

Band 3 *Lindenthal, J., Sohn, S., Schöffski, O. (2004)*
Praxisnetze der nächsten Generation: Ziele, Mittelverteilung und Steuerungsmechanismen
ISBN 3-936863-02-4, 216 S., 16 Abb., 19 Tab., Geb. EUR 24,90

Band 4 *Steinbach, H., Sohn, S., Schöffski, O. (2004)*
Möglichkeiten der Kalkulation von sektorenübergreifenden Kopfpauschalen (Capitation)
ISBN 3-936863-03-2, 312 S., 22 Abb., 28 Tab., Geb. EUR 29,90

Band 5 *Glock, G., Sohn, S., Schöffski, O. (2004)*
IT-Unterstützung für den medizinischen Prozess in der integrierten Versorgung
ISBN 3-936863-04-0, 208 S., 22 Abb., Geb. EUR 24,90

Band 6 *Hagn, D., Schöffski, O. (2005)*
Orphan Drugs. A Challenge for the Pharmaceutical Industry in Europe
ISBN 3-936863-05-9, 160 S., 37 Abb., 20 Tab., Geb. EUR 19,90

Band 7 *Pelleter, J., Sohn, S., Schöffski, O. (2004)*
Medizinische Versorgungszentren. Grundlagen, Chancen und Risiken einer neuen Versorgungsform
ISBN 3-936863-06-7, 196 S., 18 Abb., Geb. EUR 24,90

Band 8 *Sohn, S. (2006)*
Integration und Effizienz im Gesundheitswesen. Instrumente und ihre Evidenz für die integrierte Versorgung
ISBN 3-936863-07-5, 288 S., 26 Abb., 28 Tab., Geb. EUR 29,90

Band 9 *Hämmerle, P., Estelmann, A., Schwandt, M., Schöffski, O. (2006)*
Moderne Verfahren der Qualitätsberichterstattung im Krankenhaus
ISBN 3-936863-08-3, 140 S., 33 Abb., Geb. EUR 19,90

Band 10 *Marschall, D. (2007)*
Positionierung einer erfolgreichen Arzneimittelmarke
ISBN 978-3-936863-09-3, 244 S., 54 Abb., 24 Tab., Geb. EUR 24,90

Band 11 *Haarländer, S., Bühner, A., Schwandt, M., Schöffski, O. (2007)*
Public Private Partnership (PPP) im Krankenhausbereich
ISBN 978-3-936863-10-9, 192 S., 32 Abb., 3 Tab., Geb. EUR 24,90

Band 12 *Schmitt-Rüth, S., Esslinger, A. S., Schöffski, O. (2007)*
Der Markt für Medizintechnik – Analyse der Entwicklungen im Wandel der Zeit
ISBN 978-3-936863-11-6, 172 S., 20 Abb., 6 Tab., Geb. EUR 19,90

Band 13 *Sauer, F. (2007)*
Erfolgsfaktoren für das marktorientierte Management patentgeschützter Arzneimittel
ISBN 978-3-936863-12-3, 388 S., 54 Abb., 29 Tab., Geb. EUR 34,90

Band 14 *Emmert, M. (2008)*
Pay for Performance (P4P) im Gesundheitswesen – Ein Ansatz zur Verbesserung der Gesundheitsversorgung?
ISBN 978-3-936863-12-3, 460 S., 41 Abb., 77 Tab., Geb. EUR 39,90

Band 15 *Patzak, M. (2009)*
Alternative Finanzierungsinstrumente für Krankenhäuser
ISBN 978-3-936863-14-7, 320 S., 340 Abb., 28 Tab., Geb. EUR 39,90

Band 16 *Heil, A., Schwandt, M., Schöffski, O. (2009)*
Darstellung ärztlicher Weiterbildungskosten im Krankenhaus
ISBN 978-3-936863-15-4, 156 S., 9 Abb., 8 Tab., Geb. EUR 24,90

Band 17 *Held, S., Bolte, C., Bierbaum, M., Schöffski, O. (2009)*
Impact of Big Pharma organizational structure on R&D productivity
ISBN 978-3-936863-16-1, 160 S., 22 Abb., 29 Tab., Geb. EUR 24,90

Band 18 *Lauerer, M., Emmert, M., Schöffski, O. (2011)*
Die Qualität des deutschen Gesundheitswesens im internationalen Vergleich
ISBN 978-3-936863-17-8. 204 S., 14 Abb., 27 Tab., Geb. EUR 24,90

Band 19 *Scheppach, M., Emmert, M., Schöffski, O. (2011)*
Pay for Performance (P4P) im Gesundheitswesen: Leitfaden für eine erfolgreiche Einführung
ISBN 978-3-936863-18-5, 184 S., 23 Abb., 18 Tab., Geb. EUR 24,90

Band 20 *Pelleter, J. (2012)*
Organisatorische und institutionelle Herausforderungen bei der Implementierung von Integrierten Versorgungskonzepten am Beispiel der Telemedizin
ISBN 978-3-936863-19-2, 675 S., 67 Abb., 10 Tab., Geb. EUR 49,90

Band 21 *Kloep, M. (2012)*
Managed Equipment Services as a Conceptual Business Opportunity Model for the GCC with Focus on UAE - An Institutional and Economic Analysis
ISBN 978-3-936863-20-8, 212 S., 17 Abb., 22 Tab., Geb. EUR 24,90

Band 22 *Wolf Sussman, J. (2013)*
Key Considerations for Successful Biotechnological and Pharmaceutical Product Launches
ISBN 978-3-936863-21-5, 268 S., 47 Abb., 26 Tab., Geb. EUR 29,90

Band 23 *Bierbaum, M. (2013)*
Budget Impact Analysen für pharmazeutische Innovationen in Deutschland
ISBN 978-3-936863-22-2, 288 S., 30 Abb., 32 Tab., Geb. EUR 29,90

Band 24 *Eisenreich, S. (2014)*
Identifikation von Erfolgsfaktoren und Ableitung von Handlungsempfehlungen für die Implementierung eines Qualitätsmanagementsystems in der Apotheke
ISBN 978-3-936863-23-9, 364 S., 67 Abb., 48 Tab., Geb. EUR 34,90

Band 25 *Amler, N. (2016)*
Produktivität, Präsentismus und Arbeitsfähigkeit - Konzepte und Instrumente
ISBN 978-3-936863-24-6, 464 S., 44 Abb., 27 Tab., Geb. EUR 39,90

Band 26 *Hessemer, S. (2016)*
Die Implementierung des Medikationsmanagements in Deutschland - Zielgruppen und Hürden aus der Perspektive relevanter Anspruchsgruppen unter Berücksichtigung ökonomischer Aspekte
ISBN 978-3-936863-25-3, 332 S., 31 Abb., 44 Tab., Geb. EUR 34,90